肝癌的诊断与多学科治疗研究

陈 钢 著

U0253708

天津出版传媒集团

天津科学技术出版社

图书在版编目（CIP）数据

肝癌的诊断与多学科治疗研究 / 陈钢著. —— 天津：
天津科学技术出版社, 2021.12
    ISBN 978-7-5576-9152-3

Ⅰ. ①肝… Ⅱ. ①陈… Ⅲ. ①肝癌 – 诊疗 Ⅳ.
①R735.7

中国版本图书馆CIP数据核字(2021)第234681号

肝癌的诊断与多学科治疗研究
GANAI DE ZHENDUAN YU DUO XUEKE ZHILIAO YANJIU

责任编辑：李　彬
责任印制：兰　毅
出　　版：天津出版传媒集团
　　　　　天津科学技术出版社
地　　址：天津市西康路35号
邮　　编：300051
电　　话：（022）23332490
网　　址：www.tjkjcbs.com.cn
发　　行：新华书店经销
印　　刷：定州启航印刷有限公司

开本 710×1000　1/16　印张 12　字数 214 000
2021年12月第1版第1次印刷
定价：59.00元

前言
preface

　　肝癌是我国目前排在第4位的常见恶性肿瘤及第2位的肿瘤致死病因，严重威胁我国人民的生命和健康。根据世界卫生组织（WHO）估算，2018年全球肝癌新发病例约为84.1万例，我国肝癌发病人数占全球病例的46.7%。

　　近年来，肝癌的外科治疗、介入治疗、药物治疗、放射治疗等均取得了显著的进步，但单一的治疗方法已出现"天花板效应"，难以进一步大幅度提高疗效，亟须联合和应用多学科治疗方法来提高疗效。随着靶向药物、免疫检查点抑制剂在肝癌治疗中不断取得突破，系统性药物治疗对肝癌各种传统的局部治疗手段及其联合治疗模式产生了巨大影响。

　　本书共分为五章，从肝癌的基础理论入手，随后重点阐述其多学科治疗方法。第一章为肝脏的解剖与功能，主要介绍了肝脏的解剖结构、肝癌的组织形态、肝脏的生理功能；第二章为现代医学对肝癌的认识，主要介绍了肝癌的流行情况、病因及病理学；第三章为肝癌的临床表现，主要介绍了肝癌的症状与体征、并发症以及临床分期；第四章为肝癌的辅助检查与诊断，主要介绍了肝癌的实验室检查、肝癌的影像学检查、肝癌的诊断标准、肝癌复发和转移的诊断、肝癌的鉴别诊断；第五章为肝癌的多学科治疗，主要阐述了肝癌的手术治疗、放射治疗、化学治疗、生物治疗、靶向治疗以及中医治疗方法。

　　本书读者对象为肝胆外科及其相关专业人员，以及广大基层医疗机构，包括县级医院、乡镇医院以及社区医疗服务中心的临床医生；同时还包括广大研究生、进修生、医学院校学生等，可作为其工作和学习的工具书及辅助参考资料。

目录
contents

第一章　肝脏的解剖与功能

第一节　肝脏的解剖结构

肝脏属于消化系统的实质性器官，一般平均左右径（长）约 25cm，前后径（宽）15cm，上下径（厚）6cm，成人肝的重量为 1200～1500g。由肝细胞、细胞间质及其所属的胆管、血管、淋巴管、神经等组成。一般认为肝脏是人体最大的消化腺，其分泌的胆汁经胆道输入十二指肠，参与脂类物质的消化和吸收；其为重要的物质代谢器官，消化管吸收的营养物质需经肝门静脉输入肝进行分解、合成、转化与解毒；肝脏具有巨噬细胞，尚参与机体免疫防御等。

一、肝的位置与毗邻

肝大部分位于右季肋区、腹上区，小部分位于左季肋区，其前面大部分被胸廓掩盖，仅在腹上区的左、右肋弓间直接与腹前壁相邻。

肝上界与膈穹窿一致，右锁骨中线平第 5 肋或第 5 肋间隙，左锁骨中线平第 5 肋间隙，前正中线平胸骨体下端；其下界即肝下缘，右锁骨中线与右肋一致，腹上区居于剑突下 3cm。成人和 7 岁以上儿童肋缘下不应触到肝，左、右肋弓间的剑突下可触及肝 3cm。3 岁以下的健康幼儿由于肝的体积相对较大，肝下缘常低于右肋缘下 1～2cm。

肝上面紧邻膈，并借膈与心包、心下壁以及左、右膈胸膜，右膈肋窦和肺底、部分左肺底相邻，故肝癌可侵犯膈，波及右胸腔及右肺；其下（脏）面与上腹部器官相邻，并形成相应的压迹。肝静脉韧带沟的后端左缘与食管相邻，左叶脏面的大部分与胃前壁和贲门相接触；方叶近肝门处与胃幽门相接触。肝右叶中部，肝门右侧与十二指肠上部相邻；右叶前部与结肠右曲及横结肠右端相邻；右叶后部紧邻右肾、右肾上腺等。

二、肝的形态

肝呈楔形，左端窄薄，右端宽厚，依据其方位和毗邻可将其各面、缘分别称为上（膈）、下（脏）两面和前（下）、后两缘。正常肝在活体或新鲜时呈红褐色，质地柔软，表面有致密结缔组织构成的被膜，且富含弹性纤维，除其上面的裸区和下面的胆囊窝之外，各部均被覆腹膜，表面光滑。

（一）膈面

光滑而隆凸向上，与膈穹窿相一致，通过矢状位的双层腹膜即镰状韧带与膈相连。镰状韧带向前至肝前缘连于腹前壁，沿肝圆韧带延续至脐；向后上方延伸至下腔静脉前缘，再向左、右分开形成冠状韧带。冠状韧带继续向左、右伸展而成为左、右三角韧带。在右冠状韧带前层与后层之间无腹膜附着的区域，即为肝裸区，该区略呈三角形，尖部指向右三角韧带，底为腔静脉窝，裸区的形状与大小因冠状韧带附着线的不同而有个体差异。裸区借疏松结缔组织直接与膈相连，此区是临床上行肝穿而不经腹膜腔的路径（肩胛线第11肋以下进针），其左侧有一纵行的深沟（部分可呈穿过肝实质的管道），称腔静脉沟。腔静脉沟上端有肝左、中、右3条静脉出肝经此注入下腔静脉，称第二肝门，其肝外标志是沿镰状韧带向上后方的延长线，此线正对肝左静脉或肝左、中静脉的合干至下腔静脉汇入处。因此，手术显露第二肝门时，可借此标志寻找。腔静脉沟下段区称为第三肝门，此处有来自右半肝脏面及尾状叶的多支小静脉，统称为肝小静脉，注入下腔静脉。

（二）脏面

肝的脏面朝向后下方，与腹腔器官相毗邻。脏面中部有一前后方位的"H"形沟，其中连于两纵沟中部的横沟称肝门，即第一肝门，目前向后有肝左、右管，肝固有动脉左、右支，肝门静脉左、右支以及神经和淋巴管等出入，这些出入肝门的结构组成肝蒂。左纵沟窄而深，其前部为肝圆韧带沟，内含肝圆韧带，为胎儿时期脐静脉闭合的遗迹；后部为静脉韧带沟，内有静脉韧带，为胎儿时期静脉导管闭合的遗迹。右纵沟的前部为胆囊窝，其内容纳胆囊；后部为腔静脉沟，内有下腔静脉通过。肝脏面的沟裂可作为术中分离肝的血管与肝胆管的途径，也是肝脏面分叶、分段的重要标志。

（三）肝的各缘

肝有前、后两缘，其前缘是肝的脏面与膈面之间的分界线，薄而锐利，一般有两个切迹：左侧是肝圆韧带沟向前的延续，即肝圆韧带切迹，居于前正中线稍偏左，内有肝圆韧带通过，是肝左叶间裂的表面标志；右侧钝圆，为胆囊窝前端，即胆囊切迹。胆囊切迹有时缺如，胆囊底位于此处，其体表投影为腹直肌外侧缘与右侧肋下缘的交点处，即为胆囊疾患触诊区（Murphy 点），也是肝正中裂的定位标志，由此偏右侧有时尚可见一右下缘切迹，我国出现率占75%，吴孟超等研究认为可作为右叶间裂的标志。肝的后缘钝圆，朝向脊柱，在左、右叶的后缘移行处有毗邻脊柱而形成的脊柱凹窝，静脉韧带裂左侧有较浅凹的食管切迹，尾状叶右侧有深陷腔静脉沟。

三、分叶与分段

根据肝内管道结构的生理功能和解剖分布特点，以肝门静脉、肝动脉和胆管三者伴行的 Glisson 系统为依据，结合肝静脉三大支主干及主要属支分别穿行于肝门静脉分支之间，其经过之处正相当肝门静脉分支分布的间隙。这种形态学上的分布情况正是肝脏分叶、分段的良好标志。

（一）肝的主要裂隙

肝内的四套管道形成两个系统即 Glisson 系统和肝静脉系统，通过对肝内各管道的研究，发现肝脏内部存在一些自然的缺乏管道的裂隙，概述如下：

1. 正中裂

正中裂或称主裂，此裂的表面投影即 cantlie 线。此裂在肝膈面相当于肝下缘胆囊切迹中点与腔静脉窝上缘左侧（肝左静脉汇入下腔静脉处）。在肝脏面则经第一肝门右侧端过尾状叶中份，将肝分为右半肝和左半肝两部分，尾状叶亦被分为左、右两半分别属于左半肝与右半肝。肝中静脉经过此裂中，但裂中几乎无门静脉和肝动脉分支或胆管分支越过。

2. 右叶间裂

右叶间裂位于正中裂右侧，此裂相当于肝下缘的肝右下角和胆囊切迹中点处，斜向左上方至下腔静脉右侧缘的连线平面，裂中有肝右静脉经过。将右半肝分为右前叶和右后叶。

3. 左叶间裂

左叶间裂位于正中裂左侧，起自腔静脉窝上缘左侧（肝左静脉汇入下腔静脉处），沿肝的膈面行向前下，到脐切迹处转至肝的脏面，循左纵沟延续至此裂起始处。此裂将肝左半叶分为左外侧叶和左内侧叶。方叶（左叶外侧段，IV段）和大部分尾状叶包括在左内侧叶内。肝左静脉只部分行经此裂中。

4. 左段间裂

左段间裂于肝左静脉汇入下腔静脉处与肝左缘中点的连线延伸，至脏面止于左纵沟中点处的相应平面，将肝左外侧叶分为上、下两段。

5. 右段间裂

右段间裂于肝脏面横沟右侧端向右延伸至肝右缘中点处的连线，绕至膈面经肝右面中部连至右叶间裂。此裂将右后叶分为上、下两段。

6. 背裂

背裂为额状位裂隙，位于肝的后上部，相当尾状叶前界。亦有学者提出右前叶和左内侧叶中叶有段间裂分别将此两叶分为上、下两段，而裂隙均呈横位。

（二）肝的分叶和分段

现将我国和国际上通常采用的肝分叶、分段方法综述如下：

1. 我国统一的分叶、分段法

将肝分为左、右半肝；右半肝分为肝右前叶和右后叶；左半肝分为肝左外侧叶和内侧叶。肝右后叶和肝左外侧叶各分为上、下两段；尾状叶分为左、右两半分别属于左叶和右叶。从而将肝脏概括分为两半肝、五叶、六段。

2. Couinand's 分法

是为国际上通用的肝脏分叶、分段法。此法亦将肝分为右半肝和左半肝；同样分为右前叶、右后叶和左内侧叶、左外侧叶以及尾状叶；再将右前叶和右后叶与左外侧叶分为上、下两段；左内侧叶不分段，尾状叶视为一整体。这样将肝脏分为八段，并标以顺序编号。从膈面看顺时针方向标示 $S_2 \sim S_8$ 段；从脏面看逆时针方向标示 $S_1 \sim S_7$ 段。前者不见尾状叶 S_1，后者不见右前叶上段 S_8，将尾状叶标示为 S_1。在外科临床上还可进一步将 S_4 分为上部的 IV a 亚段和下部 IV b 亚段。

四、肝的血管和胆管

肝的血管和胆管包括肝固有动脉系、肝门静脉系、肝静脉系和胆道系统。

（一）肝的血管

1. 肝动脉（即肝固有动脉）

由腹腔干的分支肝总动脉主干发出胃十二指肠动脉后延续而来，并发出胃右动脉至胃小弯，继而其主干行于肝十二指肠韧带内，位于肝门静脉前方、胆总管的左侧，在近肝门处分为肝左、右动脉，分别经肝管后方进入肝左、右叶，其中肝右动脉支入肝前发出胆囊动脉，经胆囊三角至胆囊。

肝动脉及其分支变异较多，正常解剖型占 75.7%，常见变异有：①副肝左动脉从胃左动脉发出；②迷走肝右动脉起于肠系膜上动脉；③迷走肝左动脉从胃左动脉发出；④迷走肝左动脉直接从腹腔干发出；⑤迷走肝左动脉从脾动脉发出；⑥肝右动脉从肠系膜上动脉发出；⑦副肝右动脉从胃左动脉发出；⑧迷走肝总动脉，其可从肠系膜上动脉发出等。另外，肝右动脉行程不恒定，多数经肝总管的后面，少数经其前方，也可行于左、右肝管的前方或后方，尚有迷走肝右动脉出现，在肝外胆管手术时应避免误损而造成的严重后果。

2. 门静脉

肝门静脉主干的长度 6 ～ 8cm（平均 6.75cm），管径 1.0 ～ 1.2cm，收集除肝以外腹腔内不成对器官胃肠和脾的静脉血，其主干由肠系膜上静脉和脾静脉在胰颈后方汇合而成，继而经小网膜游离缘行于肝十二指肠韧带内，伴行肝固有动脉在肝门处分为左、右支入肝，亦有 3 支或单干型。肝门静脉和肝动脉的血液入肝后，共同汇入肝小叶，此后由肝静脉收集，经第二、三肝门回流入下腔静脉。有关肝门静脉血肝内流向的研究显示，其血输入肝内具有偏向分配现象，即来自肠系膜上静脉的血液由门静脉右侧汇入门静脉，入肝后以注入右半肝为主；而来自脾静脉的血液由门静脉左侧汇入门静脉，则以注入左半肝为主，此可能是某些感染性疾病易发生于右半肝的基础。

（1）肝门静脉汇合及其属支的变异

较为常见，如脾静脉和肠系膜上静脉汇合后，肠系膜下静脉注入脾静脉（约52%），或注入肠系膜上静脉（约 35%），或注入两者的汇合处（约 13%）；另有少数肝门静脉呈双支或网状，罕见肺静脉汇入肝门静脉者，应注意其对肝与胆道疾病诊治可能产生的影响。

（2）肝门静脉的重要结构特点

其起（胃、肠、脾、胰等）和止（肝）两端均为毛细血管网，构成体循环途径中独特的肝门静脉循环系统；该系统的血管缺乏阻止血液逆流的静脉瓣，因而肝本身或下腔静脉肝上段血液回流障碍时，可导致血液逆流向起端，造成胃、肠黏膜水肿和吸收障碍等病理改变；肝门静脉与体循环系统之间存在着广泛静脉丛的吻合交通，主要有胃左静脉 – 食管静脉丛 – 奇静脉、肠系膜下静脉 – 直肠静脉丛 – 直肠下静脉、附脐静脉 – 脐周静脉网 – 胸腹壁静脉、肠系膜下静脉属支 – 腹膜后静脉网（Retzius 静脉）– 椎静脉丛 – 膈腰静脉等。正常情况下，其各部吻合支细小，则无临床意义；而当病理使门静脉回流障碍而致门脉高压时，可导致吻合管淤血扩张，大量的门脉血经扩张的吻合管直接回流至体循环，特别是胃 – 食管下端和直肠黏膜静脉丛出现静脉曲张，继而易于破裂而发生消化道大出血，或腹膜后静脉网 – 椎静脉丛淤血，致脊髓静脉回流障碍，可成为肝性脊髓病的基础。

3. 肝静脉

肝静脉有大的肝静脉，还有中、小肝静脉，后者统称肝短静脉，均直接回流入下腔静脉。肝静脉三大支分别为肝左静脉、肝中静脉和肝右静脉。按照文献的分类方法归纳如下：Ⅰ型：即二支型，肝中静脉和肝左静脉合干（约占56%）。Ⅱ型：即三支型，三大肝静脉分别开口汇入下腔静脉。Ⅲ型：为具有粗大的肝左、右后下静脉直接开口入下腔静脉。肝中静脉和肝右静脉多为主干型而肝左静脉分散型较多。

三大肝静脉均从肝的前下缘区域弯曲行向上越过肝门静脉主要分支上方，呈扇形状向下腔静脉方向汇集，肝右静脉从下腔静脉右侧或右前壁汇入，肝中静脉和肝左静脉均从下腔静脉左前壁汇入，开口处均位于下腔静脉肝后段上1/4处。

（1）肝右静脉

引流右前叶上段和右后叶全部静脉血，多呈主干型，行于右叶间裂中，多由肝右侧前下缘处两支静脉起始，于右叶间裂前上部汇合成肝右静脉，行向左上多与肝门静脉右后上支重叠交叉，两者管径均较粗，为1cm左右。一般情况下肝右静脉是较粗长的一支，本干长9cm，外径1.34cm。其可因肝右后静脉的出现或肝中静脉的粗细相对增减对分布范围产生影响。

（2）肝中静脉

引流右前叶和左内侧叶静脉血，起始常有左、右两支，汇合后越过肝门静脉左支，经主裂行向后汇入下腔静脉。主干长约5.55cm，外径1.08cm。根据诸少侠的报道，成人的肝中静脉多与cantlie线重叠，而新生儿或幼儿肝中静脉多位于cantlie线的右侧。

（3）肝左静脉

主要引流左外侧叶静脉血。肝左静脉起源主要有上、下两支，上支收集左外上段静脉，下支较粗，收集左外下段静脉，上、下两支行至肝门静脉左支囊部左侧1.5cm处汇合成肝左静脉，行经左外侧叶段间裂，至左叶间裂并接受部分左内侧叶的部分静脉支，行向右后上方经第二肝门入下腔静脉。肝左静脉在汇入下腔静脉之前有部分管壁裸露于肝实质外。肝左静脉主干较肝右静脉和肝中静脉短细，主干长约3.28cm，外径粗1.03cm。

（4）其他

肝中、小静脉各家描述不一，有学者统称为肝小静脉或肝短静脉，但其口径可有大至1cm者，均经第三肝门汇入下腔静脉，最常见的是肝右后下静脉，其次是左、右后上静脉或是尾状叶静脉。

关于肝门静脉系和肝静脉系的解剖关系有下述几点值得提出：①三大肝静脉于膈下约1cm和右心房下界2cm处汇入下腔静脉，其与下腔静脉的方位关系如下所述：以下腔静脉为中心作前后轴和左右轴，以左右轴为标准则肝左静脉在下腔静脉的左前方，肝中静脉在右前方，肝右静脉在右侧偏后；②三大肝静脉与肝内各裂隙的位置关系：肝中静脉主干多行于主裂中，是左、右半肝分界标志。肝右静脉主干行于右叶间裂中，右叶间裂标志分界右前叶和右后叶。肝左静脉后段行于左叶间裂中亦可标示左内侧叶与外侧叶的分界，应说明的是肝中静脉和肝左静脉有 80% 的个体是合干汇入下腔静脉的；③肝门静脉系的分支和肝静脉系的属支是呈插指状交叉配布；④门静脉和肝静脉管道的结构上具有各自的特点：肝门静脉系的分支在肝内与肝动脉、胆管共同包被于致密的纤维结缔组织鞘中形成 Glisson 系统；而肝静脉的管壁薄，在超声学上管壁显像不明显而呈现坠道状的肝实质内的潜在管道。

（二）胆道系统

肝外胆道由肝左、右管及肝总管、胆囊和胆总管组成。

1．胆囊

其功能为贮存和浓缩胆汁，位于肝下面的胆囊窝内，上面借疏松结缔组织与肝相连，下面覆以腹膜。胆囊呈长梨形，容量 40 ～ 60ml，可分为胆囊底、体、颈和管四部。胆囊底钝圆，朝向前方紧贴腹前壁，其体表投影点相当于右锁骨中线与右肋弓的交点处。临床上胆囊疾患如结石、炎症等时，此处可出现压痛，称为墨菲（Murphy）征阳性。胆囊体与底无明显分界，体向后逐渐变细为胆囊颈。胆囊颈细而弯曲，转向后下方延续为胆囊管。胆囊管近胆囊颈段的黏膜突起形成螺旋状皱襞，称螺旋襞，可控制胆汁的出入，较大的胆结石亦常被其阻挡而嵌顿于此处。

2．肝管及肝总管

肝内胆管出肝门前汇合成左、右肝管，两者出肝后汇合，形成 1 条肝总管。肝总管长度为 2.6 ～ 4cm，管径大小活体内镜造影显示，近似胆总管。左肝管与肝总管之间的上方夹角大于右肝管，故左肝管结石不易排出。肝总管向下与胆囊管汇合形成胆总管。胆囊管、肝总管和相应的肝脏面围成的三角形区，称胆囊三角（Calot 三角），是术中寻找胆囊动脉的标志。胆囊管的行程及其与肝管的汇合形式变异较多，或与肝右管汇合，或可绕经肝总管前面或后面与肝总管的左侧壁相连等，术中应予注意，特别是要避免将右肝管误认为延续的胆囊管结扎而造成的严重后果。

3．胆总管

由胆囊管和肝总管汇合而成，其长度 4 ～ 8cm，管径 0.3 ～ 0.6cm，经肝十二指肠韧带下行，至胰头与十二指肠降部之间和胰管相遇，两者并行穿入在十二指肠后内侧壁内汇合，形成略呈梭形膨大的肝胰壶腹（Vater 壶腹），开口于十二指肠大乳头。肝胰壶腹周围有增厚的肝胰壶腹括约肌，其舒缩对胆汁的排出和贮存起调控作用。该括约肌平时保持收缩，胆囊则处于舒张状态，肝细胞分泌的胆汁经左、右肝管及肝总管、胆囊管进入胆囊贮存与浓缩。进食后，尤其是高脂类食物，受食物和消化管分泌物的刺激，反射性引起胆囊收缩，Oddi 括约肌舒张，使胆囊内的胆汁经胆囊管、胆总管排入十二指肠，参与食物消化。由于胆总管下行中需经胰头后方，或穿经薄层胰腺组织，故胆道可常受其管内结石、肿瘤，或胰头癌或慢性胰腺炎的累及，而导致阻塞性黄疸。一般认为胆总管的直径超过 1cm 时，可视作病理性变化，如胆总管下端梗阻等。

肝内肝管起始于肝细胞间的毛细胆管，即胆小管，经逐级汇合而形成左、右肝管。肝内胆管包括胆小管、Hering 管（又称闰管，位于肝小叶周缘，穿过肝小叶界板，连于小叶间胆管）、小叶间胆管、段肝管、叶肝管及其汇合而成的左、右肝管。肝内胆管可划分为具有临床外科意义的三级分支，即一级左、右肝管，二级左内、外叶肝管和右前、后叶肝管，三级各段肝管。国内有关对左、右肝管汇合部位的研究资料显示，多数（82.5%）在肝门外，仅少数（17.5%）在肝门深部的肝组织内。由于胆管由肝外的肝总管至肝内胆管随 Glisson 系分支，与肝的分叶、分段基本一致，故左半肝和右半肝的胆汁分别经左、右肝管引流。

五、肝的淋巴管与神经

（一）肝的淋巴管

肝的淋巴管较为丰富，有研究表明肝内淋巴来源于肝细胞与肝血窦内皮细胞之间的窦周隙（Disse 间隙），其生成以起于小叶间组织间隙的毛细淋巴管内皮细胞转运作用（质膜小泡的运输）为主，经浅淋巴管（位于肝浆膜下）和深淋巴管（伴随肝静脉和门静脉）回流，且浅、深两部淋巴管在接近肝表面处相互吻合。

肝的淋巴流向：①肝浅淋巴管：其向上可经冠状韧带穿膈注入膈上淋巴结和纵隔后淋巴结，经镰状韧带穿膈注入胸骨旁淋巴结；或向下注入肝淋巴结、腹腔淋巴结；②肝深淋巴管：其向下出肝门注入沿肝固有动脉和胆总管配布的肝淋巴结，或直接注入腹腔淋巴结，或经肝胃韧带注入胃左、右淋巴结及贲门淋巴结等；尚有部分淋巴管向上或向下沿肝静脉和下腔静脉注入膈上淋巴结或下腔静脉淋巴结。

浅、深淋巴回流过程中，其膈上淋巴结、纵隔后淋巴结、胸骨旁淋巴结输出管的淋巴可直接汇入胸导管下段；肝门淋巴结、贲门淋巴结和胃左、右淋巴结的输出管注入腹腔淋巴结，再经其输出管形成肠干，汇入乳糜池至胸导管。由肝门静脉、肝静脉周围淋巴管导出的淋巴约各占 80% 和 20%。肝的淋巴量甚大，占胸导管引流淋巴总量的 25% ～ 50%，且含有大量蛋白质，有实验证明，其排出量的大小不仅与体内水分的多少有关，而且受肝静脉压的影响，任何增加肝内静脉压的因素均可使肝的淋巴生成增多。由于肝浅、深淋巴管相互吻合，且其注入的淋巴结群较多，故对肝癌的转移或扩散有临床意义。

（二）肝的神经

肝的神经来自内脏神经和右膈神经，含有内脏运动和感觉纤维。

1. 内脏运动纤维

肝内脏运动的副交感纤维主要来自左、右迷走神经的肝支和腹腔支，分别伴随肝的血管经肝门至肝内；其交感纤维来自胸交感干（$T_{4\sim9}$）的内脏大神经，经腹腔神经节－腹腔神经丛的分支，形成神经束或丛（肝丛）伴随肝的血管经肝门入肝。肝血管只接受交感神经纤维的支配；胆管、胆囊、肝管、肝血窦及肝细胞接受交感和副交感神经纤维双重支配。

2. 感觉神经

肝内脏感觉纤维随交感和迷走神经传入至脊髓或脑干；肝被膜、韧带、胆囊和部分胆管的感觉纤维伴随右膈神经传入至颈髓（$C_{4\sim5}$）。此与颈神经皮支分布区右侧肩背部的感觉传入节段相应，故临床上常有肝胆疾病患者出现右肩背不适、疼痛或者触痛的牵涉性痛现象。

第二节　肝癌的组织形态

一、正常肝组织学

（一）肝实质细胞

肝实质细胞占肝细胞总数的 65% 及肝容积的 80%。肝实质细胞偏嗜碱性，切片中的肝细胞索和界板的实质细胞不相连，碎屑样坏死常发生于此。婴儿肝细胞常为双细胞层，以后变成成人型的单细胞层，成人细胞有双细胞层则提示再生。在切片上，肝细胞仍呈多角形，约 $30\mu m$，边缘清楚，有细胞核，年龄增长可有双核，老年人有多倍体核，细胞体积也增大。细胞内的 RNA 表现为嗜酸性胞质中的嗜碱颗粒。肝实质和肝窦的关系是海绵的基质和孔隙。肝细胞内可有大小均匀、棕黄色、折光的脂褐素颗粒，有过多的这种色素即为病理性。

组织化学染色还可见糖原、白蛋白及一些酶和毛细血管网。

（二）肝血窦

肝血窦位于肝板之间。血窦宽大而不规则，通过肝板孔连成血管迷路。小叶间静脉和小叶间动脉的终末支穿过界板与血窦相通，血液经肝血窦汇入中央静脉。血窦壁由内皮细胞和库普弗细胞组成。

1. 内皮细胞

细胞扁平，与一般毛细血管内皮相似。内皮细胞是构成肝血窦壁的主要成分，细胞扁而薄，含核的部分凸向窦腔。扁薄的胞质有许多大小不等的窗孔，小者直径 0.1 μm，大者直径达 1～2 μm，小窗孔常聚集成群，形成筛样结构，孔上无隔膜。胞质内细胞器较少，但吞饮小泡较多。内皮外无基膜，可见散在的网状纤维。内皮细胞间常有 0.1～0.5 μm 宽的间隙。因此肝血窦通透性大，血浆中除乳糜微粒外，其他大分子物质均可自由通过，肝细胞产生的脂蛋白等也可通过血窦壁进入血窦，这有利于肝细胞摄取血浆物质和排泌其分泌产物。

2. 库普弗细胞

库普弗细胞是肝内的巨噬细胞。细胞体积较大，形态不规则、多样，胞体大部分凸入腔内，或完全游离于腔内。有时可见库普弗细胞游离于窦周间隙内，说明细胞的变形游走能力很强。库普弗细胞来源于血单核细胞，具有活跃的吞噬能力，尤其在吞噬、清除从胃肠道进入门静脉的细菌和异物方面起关键性作用；还可监视、抑制和杀伤体内的肿瘤细胞，尤其是肝癌细胞。

3. 肝星状细胞

肝星状细胞原称 Ito 细胞、贮脂细胞。形态不规则，附于内皮细胞外表面，肝细胞表面或伸入相邻肝细胞间。常规染色切片中不易辨认，可通过氯化金浸染法显示。肝星状细胞是肝小叶内的一种间质细胞，有摄取和贮存维生素 A 的功能。电镜下，肝星状细胞的结构特征是胞质内含有许多大小不一的脂滴，粗面内质网和高尔基复合体也较发达。实验证明，肝星状细胞的脂滴内含有维生素 A，当给动物以大量维生素 A 后，贮脂细胞及其脂滴显著增多，细胞体积增大，脂滴内贮有维生素 A。贮脂细胞还有产生胶原的功能，在肝纤维化病变中，贮脂细胞增多，结构类似于成纤维细胞，并产生大量网状纤维。故认为贮脂细胞是一种特殊的成纤维细胞，它在肝正常微环境中，细胞内形成脂滴，以摄取和贮存维生素 A 功能为主，而合成胶原功能表达受抑制；在病理状况下，贮脂细胞增多并转化为成纤维细胞，合成胶原的功能增强，与肝纤维增生性病变的发生有关，是近年来研究的热点。

4. 隐窝细胞

隐窝细胞又称肝自然杀伤细胞，首先由 Wisse 命名，嗣后由 Kenada 证实为 NK 细胞。隐窝细胞黏附于内皮细胞，偶尔也与库普弗细胞接触，每 10 个库普弗细胞有 1 个隐窝细胞，注射 IL-2 可使之增加 43 倍。1 区肝窦内隐窝细胞多于 3 区，其形态和血内及其他器官的 NK 细胞相同，其胞质含嗜苯胺蓝大颗粒。它有低密度和高密度两种，迁徙入肝窦依赖黏附分子，一旦在肝内定居即被活化，能杀伤肿瘤细胞及感染病毒的细胞，其颗粒富含穿孔素，损伤细胞膜；也介导 ADCC 反应；能调节造血组织及骨髓移植物的功能。有库普弗细胞存在时，隐窝细胞杀灭肿瘤细胞能力增加。

（三）树突状细胞

树突状细胞是体内抗原呈递功能最强的细胞，在肝组织及外周血中很少；多数以其前体细胞形式存在，具有激活 CD_8^+、CTL 和 CD_4Th 细胞的能力，并刺激幼稚型 T 细胞增殖，控制着体内免疫反应的过程，是机体免疫反应的始动者，也是其中的中心环节。应用肿瘤抗原刺激树突状细胞，可诱导出针对多种不同肿瘤抗原簇的细胞毒性 T 淋巴细胞克隆（CTL），树突状细胞与肿瘤细胞的融合细胞瘤苗，可用于抗肿瘤及抗 HIV 病毒的治疗。有报道称将外周血单核细胞与 GM-CSF 及 IL-4 共同培养 5 ～ 7d，可获大量树突状细胞。

（四）汇管区

汇管区是由结缔组织包围的脉管在肝门组成肝汇管进入肝内，以后就呈树枝样分支的分布，并在肝小叶间的结缔组织中结伴而行，在切片中所见的脉管切面称汇管区（门脉区、门管区），其内有少量 I 型胶原束、淋巴管和神经纤维，以及少许淋巴细胞和巨噬细胞。如有中性粒细胞和浆细胞则属于不正常。肝小动脉终末支分出包绕胆管的毛细血管丛，又称胆管周围血管丛，有调节胆汁的作用。小动脉管径细，腔小壁厚。门静脉终末支的切面呈衬有内皮的空腔，腔大壁薄并欠规则。胆管是由单层立方上皮组成，下有含"I 型胶原的基膜层"，这种基膜的抗原性和毛细血管基膜的不同。小叶间胆管通过 Hering 小胆管与肝细胞间的毛细胆管相通。淋巴管位于肝门区肝小动脉与门静脉支周围，也见于肝静脉较大分支的静脉壁上。神经束只见于楔形活检切片较大的汇管区。汇管区周围有肝细胞界板。

（五）毛细胆管

毛细胆管位于肝板内，由两个相邻的肝细胞膜凹陷而成，在小叶内互相连接成网。毛细胆管与小叶间胆管之间的细小胆管称赫令管（Hering's canal），此管很短，位于肝小叶的边缘，其上皮细胞呈单层立方形，细胞浆较透明。肝细胞分泌出来的胆汁，不断由毛细胆管经赫令管输入小叶间胆管，后汇合成左、右肝管（即一级胆管）出肝，在肝门内汇合成一根总肝管。正常情况下，毛细胆管在 HE 染色切片中不易观察到，可用银染法清楚显示。在早期胆汁淤积伴胆栓时毛细胆管可扩张。

二、肝的超微结构

（一）肝实质细胞

肝实质细胞的平均直径为 $20 \sim 30\,\mu\text{m}$，多数只含一个胞核，少数有双核。

1. 细胞膜

细胞膜厚约 $10\,\mu\text{m}$，是双层磷脂，中间镶嵌多种蛋白质分子的膜状结构。这些蛋白质具有多种功能，包括转运物质的载体、激素、药物和细胞因子、脂蛋白等的受体，各种酶、决定个体特异性和组织移植的抗原簇，以及能量转换器等。细胞膜通过其表面受体胞吞或胞饮作用，将细胞外物质内移到胞内传递信息，调控细胞功能。细胞膜上有 Ca^{2+}、K^+、Na^+ 的离子通道和水通道，根据膜两侧的浓度差或跨膜电位差而转运，或通过载体如氨基酸与胆红素的转运，还有经耗能的主动转运，例如，钠泵（Na^+、K^+-ATP 酶）将 K^+ 泵出细胞外，将 Na^+ 泵入细胞内。

细胞膜表面覆有一层黏多糖称多糖被，具有黏着、支持和吸收的功能。肝细胞膜由三部分组成，反映了它们不同的功能以及和周围环境的关系。

（1）细胞间膜

细胞间膜系相邻肝细胞间的膜，其紧贴部分较直，其细胞间隙之间有连接复合体，包括紧密连接、中间连接和桥粒，将相邻的细胞膜紧粘在一起，有时细胞膜有指状突起，插入间隙像栓钉样相互连接。

（2）肝窦膜

肝窦膜面向肝窦，有很多微绒毛，长 $0.1 \sim 1.0\,\mu\text{m}$，使物质交换面积增大。其中有 Na^+-K^+-ATP 酶、5- 核苷酸酶和碱性磷酸酶等。当膜结构通透性发生改变时，可使肝细胞内的转氨酶及其他酶类逸入血液，表现为血内酶增高。肝窦壁有内皮细胞和库普弗细胞。血窦内皮细胞与肝细胞之间有宽约 0.4um 的狭窄间隙，称窦周间隙或 Disse 间隙。肝窦的内皮不连续，上有许多窗孔，呈筛板状，它有利于肝细胞的物质交换。窗孔的大小受细胞骨架纤丝调节：肝窦压力骤增、低氧可使窗孔增大，去甲肾上腺素、血清素使之收缩，乙醇使之减少。肝窦底侧膜有摄取结合胆汁酸及有机阴离子的转运器（NTCP 及 OATP），在胆汁流形成中有重要作用。

（3）毛细胆管膜

毛细胆管膜亦有微绒毛，但比肝窦膜的少而短。正常毛细胆管管腔为 $0.5 \sim 0.8\mu m$，每一毛细胆管的剖面含 24 ~ 25 根微绒毛。毛细胆管的两侧端有紧密连接和纽扣样桥粒，阻止胆汁流向 Disse 间隙及肝窦。毛细胆管膜含有 5-核苷酸酶及碱性磷酸酶外，还有 Mg^{2+}-ATP 酶通过此膜，肝细胞将胆汁内各成分泌入管腔。毛细胆管周围的细胞质还有微丝网，这种微丝含有肌动蛋白和肌球蛋白丝，维持毛细胆管张力和协助微绒毛蠕动，促进胆汁的分泌。毛细胆管膜上有许多转运蛋白，转运谷胱甘肽、胆盐、其他有机阴离子、有机阳离子、磷脂等。

2. 细胞质

内含线粒体 1000 个，占 15% 肝细胞容积的内质网、溶酶体 300 个，过氧化酶微体 300 个，高尔基体 500 个。

（1）线粒体

肝细胞内有 400 ~ 800 个线粒体，直径 $0.5 \sim 1.5\mu m$，长 $1.5 \sim 4.5\mu m$，平均容积 $0.42\mu m^3$。饥饿时呈圆形或椭圆形，饱食后呈杆形。它有一双层界膜，外膜光滑，内膜向内折叠成许多嵴，嵴上有一定排列的酶，嵴间腔充满基质，嵴膜上有很多球形小体，即氧化体。其主要功能有：①供应能量。糖、氨基酸、脂肪的最终分解产物乙酰辅酶 A，都在线粒体内进入三羟酸循环，进行彻底氧化，产生 ATP；②脂酸的氧化与合成；③氨基酸的氨基转换作用；④尿素合成（鸟氨酸循环）等都在线粒体内进行。线粒体功能失常时，水分进入引起线粒体肿胀，缺氧、中毒或其他疾病时，线粒体可发生肿胀、嵴断裂、消失。老年人有巨线粒体而数目减少。

（2）内质网

在电镜下肝细胞质内有许多双层膜状结构的囊泡和细管，排列成网状，称内质网。有的呈扁平形或扩张形。双层膜厚 7 ~ 10nm，由细胞内陷折叠成连续的管状系统，利于物质交换，位于细胞核邻近的囊泡与细胞核的外膜连接。内质网分两种类型：①粗面内质网囊泡表面附有富含核糖核酸（RNA）的核蛋白颗粒，称核糖体，电镜下呈电子致密颗粒，光学显微镜下为嗜碱性颗粒物质，是蛋白质合成的场所。核糖体直径 15 ~ 25nm，附着于内质网膜表面，有的游离于胞质内，核糖体由一大一小的两个亚单位组成，是细胞内与蛋白质合成的主要结构。粗面内质网在 1 区肝细胞中比 3 区肝细胞的多；②滑面内质网囊泡表面光滑无颗粒，在 3 区肝细胞中较多，它与糖原合成和分解有关，葡萄糖 -6-磷酸酶集中于此。缺乏此见于 vonGierke 病（糖原贮积症 I 型）。胆固醇合成和胆汁酸代谢的部分酶系也在此处。滑面内质网还含有细胞色素 P450 的混合氧化功能酶系，或称药物转化酶，使脂溶性药物或毒物转变成极性水溶性化物，再经过结合作用从肾脏或胆汁排出体外。药物、类固醇、胆红素结合的酶类，如 UDP- 葡萄糖醛酸转移酶也在滑面内质网内，因此滑面内质网是肝细胞进行生物转化和解毒的主要场所。

（3）高尔基体

电镜下呈重叠在一起的膜性囊状结构，或呈扁平囊，其末端扩大成大小不等的囊泡，膜厚 6 ～ 7nm，大多位于毛细胆管的邻近或核周围，每个肝细胞含 50 个高尔基体，其内腔小，宽 6 ～ 9nm，囊腔中含 30nm 的极低密度脂蛋白颗粒，在扁平囊周围还有一些小囊泡，有的位于 Disse 间隙的肝细胞间隙内侧，也有位于细胞核邻近的，有的面向毛细胆管及肝窦，其平行的双层膜与内质网的双层膜一致。高尔基体的主要成分为脂类、蛋白质，还含有酶类及 RNA 等，起积聚物质、加工、转运和分泌作用，在粗面内质网内生成的蛋白质在此加工为脂蛋白和糖蛋白，分泌至血浆中。高尔基体也参与胆红素、胆盐等的分泌，它对于细胞膜表面的抗原决定簇形成也有关。

（4）溶酶体

溶酶体呈圆形，直径 1μm，由一层 6nm 厚的膜包裹而成，内含 30 ～ 40 种以上的水解酶类，其最适 pH 均为酸性，包括酸性磷酸酶、酸性 DNA 酶、酸性 RNA 酶、组织蛋白酶、β 葡萄糖苷酸酶、芳香硫酸酪酶、磷蛋白磷酸酶、甘露糖苷酶、β -N- 乙酰葡萄糖胺酶及 β 半乳糖苷酶等，这些酶类的作用底物几乎包括了细胞内所有重要的化学成分。正常情况下，它们被溶酶体的脂蛋白膜包围，限制它与胞质内其他成分发生作用，在肝细胞溶解或坏死过程中，溶酶体膜破裂，内中酶释出，溶解肝细胞内其他成分。溶酶体具有分解异物，清除病菌及衰老或遭破坏的细胞器的作用。

（5）过氧化酶微体

过氧化酶微体为圆形，为较溶酶体小的致密小体，由一层界膜包围，常见于滑面内质网周围，也见于毛细胆管附近。它含有 L- 氨基酸氧化酶、α 羟基酸氧化酶、过氧化氢酶，有调节 H_2O_2 产生和分解作用。

（6）细胞骨架

细胞骨架包括微丝、中间微丝、微管等，仅在高倍电镜下见到，它们与维持细胞结构的形状、运动、转运及分泌等功能有关。

微丝由肌动蛋白微丝、肌球蛋白微丝和辅助蛋白组成。它遍布于肝细胞内，但在胞膜附近、毛细胆管周围最为丰富。在毛细胆管处，它插入微绒毛膜、紧密连接和中间连接，对胆汁的生成和转运有重要作用，它们的功能是稳定毛细胆管结构和调节管腔大小，推动胆汁流动。中间丝 6 ～ 10mm 大小，与微丝交织在一起，在毛细胆管周围起支撑作用。

微管为细管结构，外径 25nm，长度不等，其亚单位为小管蛋白，是细胞内运动器官，运送蛋白质、脂类，影响胆汁生成。

（7）胞质小泡

液态蛋白质通过细胞膜内陷的胞饮作用成为胞质小泡，也可通过胞吐作用将胞内物质排出细胞外。靠近肝窦面数量很多，它将胆汁成分转运至毛细胆管腔。

（8）糖原颗粒

糖原颗粒分布在滑面内质网附近的胞质内，是热量的贮藏场所。

（9）胞质液

胞质液内含可溶性蛋白质，超速离心下，它存在于肝匀浆的上清液中，内有许多重要的酶系，包括糖酵解、磷酸戊糖通路、氨基酸激活、脂酸合成、胆固醇合成等反应中的酶类，还有与蛋白质合成有关的转运 RNA（tRNA）。

（10）缝隙连接和紧密连接

缝隙连接主司肝细胞间和细胞内传送信号及生长调节，紧密连接构成毛细胆管 - 肝窦屏障并阻止胆汁反流，同时也是胆汁分泌的细胞旁途径，只允许钠离子和水分通过。

3. 细胞核

肝细胞内有 1 ～ 2 个核位于细胞中央，含染色质和核仁。染色质主要由螺旋状的脱氧核糖核酸（DNA）和蛋白质（组蛋白为主）组成，在分裂期的染色质即染色体，DNA 的代谢很慢，只是在分裂前核内 DNA 才大量合成并增加 1 倍。再生和肝肿瘤的肝细胞摄取单核苷酸，合成 DNA 活跃，可见多核细胞，表示生长、分裂异常迅速。肝细胞质和核仁中的 RNA 是胞核的 DNA 所形成，通过胞核对细胞的代谢和遗传进行调控。老年肝细胞核多倍体是细胞分裂减慢，DNA 继续合成之故。核仁主要含 RNA 和蛋白质，细胞核内有 1 ～ 2 个大的核仁，电镜下其电子密度较高，边界清晰，无界膜。核仁和 RNA 合成与积累有关，核糖体 RNA（rRNA）即在核仁处形成，故核仁与蛋白质合成有关。

细胞核由两层膜构成，每层厚 6 ～ 9nm，两层间有 20 ～ 30nm 的间隙，核膜上有孔，核内、外物质经此孔交换，核膜的外层与内质网相连，也可附着核糖体颗粒。核内还可见脂滴、色素颗粒和糖原等包涵物，一般见于病理情况。

肝细胞内各种微器之间关系密切。细胞膜、内质网、线粒体、高尔基体及胞核的膜是一个统一的体系，只是由于不同的生理功能表现为不同的形式。各微器间既相互分工又密切联系，协同完成肝细胞完整的生理功能。

（二）肝窦和一些非实质细胞

肝窦位于肝细胞板之间，联结成网状的血液流通管道，它组成肝内的微循环系统。肝窦壁薄，仅一层内皮细胞内衬，相邻的内皮细胞不连续，其下也无基膜。血浆能通过窦壁与肝细胞接触。

1. 内皮细胞

内皮细胞呈扁平梭行，胞核部分膨大含较多胞质，两边薄，胞核呈扁圆形，胞质含少量细胞器，但有丰富的饮泡，内皮有许多窗孔。相邻内皮细胞间有 $0.1 \sim 0.5\mu m$ 的空隙，只能通过血浆，不能通过血细胞。

2. 库普弗细胞

库普弗细胞有静止和活化两型，后者体积较大，有许多伪足和微绒毛，其外衣呈绒毛状促颗粒黏附，便于吞噬，它位于肝窦腔内以其伪足锚住内皮细胞的窗孔，便于吞噬血流中的物质细菌、病毒、食物抗原。

细胞核大而圆，内含溶酶体和自噬体。高尔基体和线粒体也多，粗面内质网则多少不均匀。

3. 肝星状细胞

肝星状细胞位于 Disse 间隙内，含维生素 A 脂滴与粗面内质网，活化后所含维生素脂滴减失而富含粗面内质网与高尔基体，提示有旺盛的蛋白质合成能力，胞体展开，突触伸长，核增大，核仁增多，可见分裂、增殖，变成肌成纤维细胞。

4. 隐窝细胞

隐窝细胞在肝窦黏附于内皮细胞，偶尔也与库普弗细胞接触。胞质含嗜苯胺蓝大颗粒，内含酸性磷酸酶等溶酶体酶，细胞核偏位，呈肾形，直径有伪足，多数微器位于一侧，高尔基体周围有棒形核心囊泡，它可能含细胞毒物质。它又称肝NK淋巴细胞，5%～25%有管状平行排列的特征，它定居肝内即可活化，能杀伤瘤细胞与感染病毒的细胞。

（三）肝脏的干细胞

被认为藏匿在胆管终末细分支内或在 Hering 小胆管内，类似胆管细胞。肝脏的干细胞可能属于祖细胞，受激活而增殖，可沿不同的细胞系如肝细胞、胆管上皮细胞、肠细胞、胰腺腺泡细胞分化。有研究发现骨髓源性祖细胞可演化为肝细胞，提示在 Hering 小胆管外还存在肝脏干细胞的另一来源，在胚胎期骨髓本身是肝脏祖细胞的存在场所。它的激活为治疗人类疾病提供了新的途径。

　　肝的干细胞在成年肝中以卵圆形细胞存在，称肝卵圆细胞，其核大，染色质形态多变，游离核糖体多但无其他微器，可分化为肝细胞或胆管上皮细胞，具增殖潜能，被认为是肝多能干细胞的前身。部分肝切除后，它可增殖分化为肝细胞。卵圆细胞表达多种标志如细胞角质素、波形蛋白、白蛋白、AFP、γ–GT、OV6、OC2、OC3 等，还表达造血干细胞的标志物 c–kit、CD34。

　　肝卵圆细胞也可来源于骨髓的造血干细胞，受激活后能表达几种造血细胞的标志物。成年人体内分离出的骨髓干细胞在体外定向分化培养，可分化成肝细胞，其获取率比肝的干细胞获取率更容易，可成为肝细胞移植及生物人工肝的干细胞来源。急性和亚急性暴发性肝炎时，肝卵圆细胞可增生、分化。当增生发生变异时，也可发生肝细胞瘤、肝细胞癌和胆管上皮细胞癌。

第三节　肝脏的生理功能

一、肝脏的代谢功能

（一）能量代谢

1. 糖代谢

　　饮食中的淀粉和糖类消化后变成葡萄糖，经肠道吸收后，由门静脉到达肝脏：一部分由肝脏合成肝糖原储存，另一部分则经肝静脉进入血液循环被运输到全身组织。糖原是糖在体内的储存形式，在正常情况下，肝糖原的合成和分解保持动态的平衡。一般成人肝内约含 100g 肝糖原，达肝重的 5%。肝脏通过糖原的合成和分解、糖原异生等途径来维持糖类代谢平衡，是体内调节血糖的主要器官。肝脏疾病导致肝功能异常，常可干扰葡萄糖的代谢，引起低血糖或高血糖。

　　（1）糖的分解代谢

　　同体内其他组织细胞一样，肝脏内糖的分解代谢主要有 4 种类型：无氧条件下进行的糖酵解途径、有氧条件下进行的有氧氧化、生成磷酸戊糖的磷酸戊糖通路、生成葡萄糖醛酸的糖醛酸代谢。这一系列过程所产生的能量和其他反应产物，可保证肝细胞内核酸和蛋白质的代谢，促进肝细胞的再生和肝功能的恢复。

（2）糖原的合成与分解

葡萄糖是生物体能利用的能源，但这种小分子物质不能在细胞内储存，需以糖原的形式储存在胞浆内。糖原是由许多葡萄糖分子聚合而成的大分子，可作为能量的储备，在有需要时（禁食、创伤、外科手术等），可在相关酶的作用下迅速转变为小分子的葡萄糖，释放到血液中供组织利用。糖原的合成与分解受肾上腺素和胰高血糖素的调节。长期以来，餐后肝糖原储备被认为是肝脏直接利用葡萄糖合成糖原，现在认为，进食后肝糖原增多，不仅是直接从葡萄糖合成糖原，而大部分是葡萄糖先在周围组织分解成三碳化合物，再转运到肝内合成糖原，实际上是糖异生途径合成糖原。

（3）糖异生

当肝糖原迅速耗尽时，肝脏可从其他非糖物质转变为葡萄糖或糖原，主要包括生糖氨基酸、乳酸、甘油、丙酮酸等，这对维持血糖水平至关重要。当慢性肝病如肝硬化时，肝内糖原储量减少，糖异生增强，可加重负氮平衡和低白蛋白血症。糖异生受胰岛素、胰高血糖素和肾上腺皮质激素的调节。

2. 蛋白质代谢

从食物来源的外源性氨基酸和机体组织蛋白分解产生的内源性氨基酸，共同构成了肝脏内氨基酸库的来源。肝细胞不停地利用氨基酸合成蛋白质和将蛋白质分解成氨基酸，故肝内蛋白质的代谢极为活跃，更新速度较快，半衰期仅约 10 天。一方面可以清除异常的蛋白质，另一方面可以通过酶或调节蛋白来调节蛋白质的合成和分解，进而调节细胞代谢。

（1）氨基酸的分解与生物合成

肝脏是氨基酸代谢的重要器官，大部分氨基酸都在肝脏进行分解代谢。氨基酸分解代谢的主要途径是脱氨基生成氨和相应的酮酸，脱氨基作用可有四种类型：氧化脱氨基作用、转氨基作用、联合脱氨基作用和非氧化脱氨基作用。脱下的氨主要依靠肝脏合成尿素排出体外，酮酸可进一步氧化分解生成 CO_2 和 H_2O，也可转变生成糖或脂肪储存于体内。另一途径则是脱羧基生成 CO_2 和胺，如谷氨酸的产物 γ-氨基丁酸、组氨酸的产物组胺和色氨酸的产物 5-羟色胺，均具有非常重要的生理功能。

在组成人体蛋白质的氨基酸中，必需氨基酸必须从食物中摄取，而其他非必需氨基酸则可利用某些代谢中间产物合成，如丙酮酸、草酰乙酸、α-酮戊二酸和 3-磷酸甘油等，从而满足人体的需要。

（2）蛋白质的合成与分解

除维生素外，氨基酸几乎可以转变为体内各种含氮物质，如蛋白质、肽类激素、肌酸、辅酶等，进入血循环供全身器官组织需要。肝脏可利用氨基酸合成蛋白质，还可利用糖、脂肪转化为蛋白质。肝脏旺盛的蛋白质代谢，不仅表现在其本身结构性酶的迅速更新，还表现在它不断地合成多种血浆蛋白。特别是白蛋白，作为体内各种组织蛋白更新的重要来源，肝脏是其体内合成的唯一场所。肝细胞均具有合成白蛋白的功能，但正常肝内只有约15%的肝细胞合成并分泌白蛋白，故只有当肝细胞广泛受损时，临床上才出现明显的低白蛋白血症。此外，个体的营养状态、血管内胶体渗透压、甲状腺激素、肾上腺皮质激素、创伤及手术均会影响白蛋白的水平。

肝脏在血浆蛋白质的分解代谢中也起重要作用。肝脏表面有特异性受体可识别某些血浆蛋白质，如铜蓝蛋白、α_1-抗胰蛋白酶等，经胞饮作用被吞入肝细胞内，再被溶酶体水解酶降解。降解后的氨基酸又可在肝脏进行转氨基、脱氨基、脱羧基等进一步分解。除了支链氨基酸在肌肉中分解外，其余氨基酸特别是芳香族氨基酸主要在肝脏分解。故严重肝病时，血浆中支链氨基酸与芳香族氨基酸的比值下降。

3. 脂肪酸代谢

肝脏在脂类的消化、吸收、分解、合成及运输等代谢过程中有重要作用。首先，脂类只有依赖肝脏分泌的胆汁方可被消化和吸收。消化吸收后的一部分脂肪进入肝脏，以后再转变为体脂而储存。饥饿时，储存的体脂可先被运送到肝脏，然后进行分解。其次，肝脏是氧化分解脂肪酸的重要场所，也是体内生成酮体的主要场所。β 氧化过程释放的能量可供肝脏自身需要，而酮体经血液循环到其他组织（心、肾、骨骼肌等）方可氧化利用，是这些组织的良好供能原料。

（1）脂肪酸的分解

脂肪酸是机体的主要能量来源之一，在氧气充足的情况下，可通过 β 氧化分解产生 CO_2、H_2O 和大量能量，其中约有 40% 可为机体利用合成高能化合物。脂肪酸 β 氧化也是脂肪酸的改造过程，可将长链脂肪酸改造成长度适宜的脂肪酸而为机体代谢所需。脂肪酸分解产生的乙酰辅酶 A 还是许多重要化合物合成的原料，如胆固醇、胆汁酸和类固醇激素等。

（2）脂肪酸的合成

人体内的脂肪酸大部分来源于食物，即外源性脂肪酸，在体内被加工利用。同时肝脏还可利用糖和蛋白质转变为脂肪酸及内源性脂肪酸，用于三酰甘油的生成和能量储存。胰岛素、胰高血糖素、肾上腺素及生长素等均参与对脂肪酸合成的调节，其中胰岛素是调节脂肪代谢的主要激素，能诱导乙酰辅酶 A 羧化酶、脂肪酸合成酶和柠檬酸裂解酶的合成，以及乙酰辅酶 A 羧化酶的去磷酸化而使之活性增强，从而促进脂肪酸的合成。当脂肪代谢紊乱时，可使脂肪堆积于肝脏内形成脂肪肝。

（二）物质代谢

1. 胆固醇

肝脏是体内合成胆固醇最旺盛的器官，每天合成 $1.0 \sim 1.5g$，约占全身总合成量的 80%。肝内胆固醇的代谢主要包括以下几个方面：①内源性胆固醇的合成受激素调控，其中胰高血糖素减少胆固醇合成，胰岛素增加其合成；而甲状腺素同时具备促进胆固醇合成和促进胆固醇转变为胆汁酸的作用，后者的作用更强，故甲亢时患者血清胆固醇含量下降。②胆固醇在卵磷脂胆固醇酰基转移酶（LCAT）的作用下形成胆固醇酯，在正常人空腹血清中占胆固醇含量的 50% ~ 70%。肝病患者体内 LCAT 活力减低，故血浆内胆固醇酯与游离胆固醇的比值降低。③胆固醇在肝脏进行降解，可分解成为胆汁酸，还原为双氢胆固醇或未经转化即从胆汁中排出。④血液中胆固醇浓度升高可反馈抑制肝脏中胆固醇的合成，而且周围组织内的胆固醇转运至肝脏需要肝脏合成的脂蛋白的协助。

2. 胆汁酸

胆汁酸是由胆固醇在肝内转化而来，是胆汁的重要组成成分。胆汁酸可促进食物内脂类的消化和吸收，而且胆汁酸的分泌是形成胆汁流的主要推动力，并可抑制胆固醇在胆汁中析出。胆汁酸按照化学结构可分为两类：游离型胆汁酸，包括胆酸、脱氧胆酸、鹅脱氧胆酸和少量的石胆酸；结合型胆汁酸为上述游离型胆汁酸与甘氨酸或牛磺酸结合的产物。胆汁酸的合成量远不及肠道内食物消化所需的量，故排出的胆汁酸约 95% 可通过肠肝循环回收。胆汁酸的合成受核受体的调节和通过肠肝循环回吸收到肝脏的胆汁酸的负反馈调节。在胆汁淤积性疾病患者中，胆汁酸从胆道排出障碍，改从肾脏排出。

3. 胆红素

血红蛋白、细胞色素和肌红蛋白中的血红素是胆红素的主要来源。结合胆红素在外周血中含量很低，游离胆红素因可透过血脑屏障和肝窦的肝细胞膜对组织造成损伤，故需通过血浆白蛋白运载至肝脏；经肝细胞摄取后反应形成结合胆红素，后经肝细胞排入胆道。任何一个过程的障碍都可致胆红素积聚于血液内而出现黄疸。结合胆红素在小肠内基本不能被重吸收，在回肠末端和结肠内被细菌分解成尿胆原后，可有小部分被重吸收至肝脏。

4. 磷脂

肝脏是合成磷脂的重要器官，不仅满足本身的需要，还合成血浆中的磷脂。肝内磷脂的合成速度可因摄取胆固醇、膳食内缺乏胆碱、甲硫氨酸或肌醇而减慢，从而使肝内脂肪代谢紊乱，造成脂肪肝。而胆碱、胆胺、半胱氨酸和甲状腺激素可加速磷脂的合成。

5. 脂蛋白

脂蛋白是由不同分子的脂类与载脂蛋白结合而成，有利于运输和代谢。根据其密度的大小，可分为乳糜微粒、极低密度脂蛋白、低密度脂蛋白和高密度脂蛋白。它们可将食物中的脂类运载至周围组织和肝脏，并可将肝脏合成的三酰甘油和胆固醇从肝脏释出。

6. 维生素

肝脏可贮存脂溶性维生素，约95%的维生素 A 都储存在肝内，维生素 C、D、E、K、B_1、B_6、B_{12}，烟酸，叶酸等多种维生素均在肝内贮存和代谢。肝脏实质性疾病或是胆道阻塞时，可继发维生素 A 缺乏而出现夜盲或皮肤干燥综合征，维生素 D 缺乏而出现骨质营养不良，维生素 K 缺乏而导致出血倾向等。

7. 激素代谢

正常情况下，各种激素的生成与灭活处于相对平衡状态，许多激素如醛固酮、肾上腺皮质激素、抗利尿激素、各种性激素、胰岛素、甲状腺激素、类固醇激素等，在肝内灭活，然后随胆汁或尿液排出体外。如胰岛素是通过肝脏产生的特异性谷胱甘肽胰岛素转氢酶水解而灭活；雄激素在肝脏有两个主要代谢途径：60% ～ 70% 的睾酮在肝脏降解后经尿排出，其余形成两种有活性的代谢物，即经还原酶作用被还原的双氢睾酮和经芳香化酶作用转变而来的雌激素。肝功能长期受损时可出现激素灭活障碍：胰岛素降解障碍，出现高胰岛素血症，从而影响糖代谢，造成低血糖及糖耐量降低；雌激素灭活障碍，且外周芳香化酶活性增高使雄激素向雌激素转化，女性患者可产生月经失调、闭经、不孕等，男性患者常有性欲减退、睾丸萎缩、乳房发育等表现，此外雌激素过多引起小动脉扩张，患者可出现蜘蛛痣、肝掌；醛固酮和抗利尿激素的灭活障碍可引起钠和水在体内潴留，对腹腔积液的形成及加重起重要的作用。

二、肝脏的生物转化功能

（一）生物转化的概念

人体内经常存在一些非营养物质，既不能构成组织细胞的结构成分，又不能氧化供能，其中一些对人体有一定的生物学效应或毒性作用，机体在排出这些物质以前常将其进行各种代谢转变，这一过程称为生物转化。肝是机体内生物转化的主要器官。

生物转化的生理意义在于它对体内的非营养物质进行转化，使其生物学活性降低或消除（灭活作用），或使有毒物质的毒性减低或消除（解毒作用）。更为重要的是生物转化作用可将这些物质的溶解性增高，变为易于从胆汁或尿液中排出体外的物质。

（二）生物转化反应的主要类型

生物转化过程包括氧化、还原、水解等反应，使非营养物质分子中某些非极性基团转变为极性基团，亲水性增强。但有些化合物还必须进一步与葡萄糖醛酸、硫酸或氨基酸等极性更强的物质相结合，以得到更大的溶解度。实际上，许多物质的生物转化反应非常复杂，往往需要经历不同类型的转化反应。同一类物质可因结构的差异而经历不同类型的生物转化反应，甚至同一物质可经过不同的生物转化途径产生不同的生物转化产物。

1. 氧化反应

（1）微粒体依赖 P450 的加单氧酶系

氧化反应是最多见的生物转化反应，由肝细胞中多种氧化酶系所催化，其中最重要的是存在于微粒体内依赖细胞色素 P450 的加单氧酶，在该系统所催化的反应中，由于氧分子中的一个氧原子掺入到底物中，而另一个氧原子使该酶 NADPH 氧化生成水，即一种氧分子发挥了两种功能，故又称混合功能氧化酶，从底物的角度来看，只掺入一个原子的氧，故称加单氧酶。催化许多脂溶性物质从分子氧中接受一个氧原子，生成羟基化合物或环氧化合物。这是肝中非常重要的代谢药物与毒物的酶系统。进入人体的外来化合物约一半以上经此系统氧化。

（2）线粒体单胺氧化酶系

存在于线粒体内的单胺氧化酶（MAO）是另一类参与生物转化的氧化酶类，它是一种黄素蛋白，可催化胺类氧化脱氨基生成相应的醛，后者进一步在胞液中醛脱氢酶催化下氧化成酸。肠道细菌作用于蛋白质、多肽和氨基酸所生成的各种胺类，如组胺、酪胺、色胺、尸胺和腐胺等在肠壁细胞与肝细胞内均按此氧化脱氨方式处理，使之丧失生物活性。

（3）醇脱氢酶与醛脱氢酶系

肝细胞内含有非常活跃的醇脱氢酶（ADH），可催化醇类氧化成醛，后者再经醛脱氢酶（ALDH）的催化生成酸。

人类摄入的乙醇可被胃（吸收 30%）和小肠上段（吸收 70%）迅速吸收。

吸收后的乙醇 90% ～ 98% 在肝代谢，2% ～ 10% 经肾和肺排出体外。人类血中乙醇的清除率为 100 ～ 200mg/（h·kg），70kg 体重的成人可代谢 7 ～ 14g/h 乙醇，大量饮酒除经 ADH 氧化外，还可诱导微粒体乙醇氧化系统（MEOS）。MEOS 是乙醇 –P450 加单氧酶，其催化的产物是乙醛。只有血液中乙醇浓度很高时，此系统才显示出催化作用。乙醇的持续摄入或慢性乙醇中毒时，MEOS 活性可诱导增加 50% ～ 100%，代谢乙醇总量的 50%。值得注意的是，乙醇诱导 MEOS 活性不但不能使乙醇氧化产生 ATP，还可增加对氧和 NADPH 的消耗，造成肝内能量的耗竭，加大肝细胞区域带的氧耗梯度。乙醇经上述两种代谢途径氧化均生成乙醛，后者在 ALDH 的催化下进行氧化。

2. 还原反应

肝细胞微粒体中有 NADPH 和还原型细胞色素 P450 供氢的还原酶类，主要是硝基还原酶类和偶氮还原酶类。硝基还原酶是 FAD 型还原酶，可使对 – 硝基苯甲酸、硝基苯、氯霉素等的 $-NO_2$ 还原成 $-NH_2$，反应在厌氧条件下进行，由 NADH 供氢。偶氮还原酶由 NADPH 供氢，中间经氢偶氮复合物最后生成胺，反应可在有氧条件下进行。

3. 水解反应

肝细胞的胞液与微粒体中含有多种水解酶类，可将脂类（普鲁卡因）、酰胺类（异丙异烟肼）和糖苷类化合物（洋地黄毒苷）水解，以减低或消除其生物活性。这些水解产物通常还需进一步反应，以利排出体外。

4. 结合反应

肝细胞内含有许多催化结合反应的酶类。凡含有羟基、羧基或氨基的药物、毒物或激素均可与葡萄糖醛酸、硫酸、谷胱甘肽、甘氨酸等发生结合反应，或进行酰基化和甲基化等反应。其中，与葡萄糖醛酸、硫酸和酰基的结合反应最为重要，尤以葡萄糖醛酸的结合反应最为普遍。

（1）葡萄糖醛酸结合反应

肝细胞微粒体中含有非常活跃的葡萄糖醛酸基转移酶（UGT），它以尿苷二磷酸 α – 葡萄糖醛酸（UDPGA）为供体，催化葡萄糖醛酸基转移到多种含极性基团的化合物分子（如醇、酚、胺、羧基化合物等）。

（2）硫酸结合反应

3'– 磷酸腺苷 5–'– 磷酸硫酸（PAPS）是活性硫酸供体，在肝细胞胞液硫酸转移酶的催化下，将硫酸基转移到多种醇、酚或芳香族胺类分子上，生成硫酸酯化合物。例如，雌酮就是通过形成硫酸酯进行灭活的。

（3）酰基化反应

肝细胞胞液中含有乙酰基转移酶，催化乙酰基从乙酰辅酶 A 转移到芳香族胺化合物，形成乙酰化衍生物。

此外，大部分磺胺类药物在肝内也通过这种形式灭活。但应指出，磺胺类药物经乙酰化后，其溶解度反而降低，在酸性尿中易于析出，故在服用磺胺类药物时应服用适量的小苏打，以提高其溶解度，利于随尿排出。

（4）谷胱甘肽（GSH）结合反应

谷胱甘肽在肝细胞胞液谷胱甘肽 S-转移酶催化下，可与许多卤代化合物和环氧化合物结合，生成含 GSH 的结合产物。此酶在肝中含量非常丰富，占肝细胞可溶性蛋白质的 3%。生成的谷胱甘肽结合物主要随胆汁排出体外，不能直接从肾排出。然而，肾和肝胆小管上皮均含有 γ-谷氨酰转移酶，可分解谷胱甘肽结合物，并在其他酶的协助下，进而生成硫醚氨酸，并随尿排出体外。

（5）甘氨酸结合反应

甘氨酸在肝细胞线粒体酰基转移酶的催化下可与含羧基的外来化合物结合。首先含羧基的物质在酰基 CoA 连接酶催化下生成活泼的酰基 CoA，后者在酰基转移酶的催化下，其酰基转移到甘氨酸的氨基上。

（6）甲基化反应

体内一些胺类生物活性物质和药物可在肝细胞胞液和微粒体中甲基转移酶的催化下，通过甲基化灭活。S-腺苷甲硫氨酸（SAM）是甲基的供体。

（三）影响生物转化作用的因素

肝的生物转化作用受年龄、性别、疾病、诱导物、抑制物等体内、外因素的影响。新生儿肝中酶体系还不完善，对药物及毒物的耐受性较差；老年人肝的重量和肝细胞数量明显减少，肝微粒体代谢药物的酶不易被诱导，对许多药物的耐受性下降，服用药物后，易出现中毒现象。

肝功能低下可影响肝的生物转化功能，使药物或毒物的灭活速度下降，药物的治疗剂量与毒性剂量之间的差距减小，容易造成肝损害。对肝病患者用药应当慎重。药物或毒物本身可诱导相关酶的合成，长期服用某种药物可出现耐药性。由于许多物质的生物转化反应常受同一酶体系的催化，因此同时服用几种药物时可发生药物之间对酶的竞争性抑制作用，影响其生物转化。

三、肝脏的吞噬及免疫功能

肝脏中吞噬和非特异免疫功能主要与枯否细胞有关，肝脏固定的巨噬细胞即枯否细胞位于肝血窦内，具有最活跃和强力的枯否细胞能吞噬胶体颗粒、某些染料、衰老或损坏了的红细胞及白细胞、微生物以及抗体抗原复合物等，未被血流中粒性白细胞吞噬的细菌进入肝脏后亦可被枯否细胞所吞噬。

巨噬细胞在不同的脏器内具有各自的特点：例如，肺泡的巨噬细胞依靠氧化磷酸化作用而得到能量，其他脏器的巨噬细胞则依靠糖原酵解作用而得到能量。肝脏、脾脏以及骨髓中的固定巨噬细胞的数量维持动态平衡。

巨噬细胞的吞噬作用包括识别附着、内吞以及消化分解等三个相互联系的过程。对某些细菌、病毒、异体细胞等，则需要 IgG、IgM 先与细菌或病毒表面的抗原结合，形成抗原抗体复合物，或抗原抗体补体复合物，才易被巨噬细胞识别和吞噬，这是由于巨噬细胞表面膜上有能与 IgG 分子的 Fc 段相结合的受体，称 Fc 受体。同样还有补体的受体，即 C_3 受体。这些受体有利于颗粒性抗原的附着。当异物颗粒等附着于巨噬细胞表面时，可见巨噬细胞伸出伪足，包围异物颗粒并内吞入细胞质内，形成一个由细胞膜包围异物的小体，称为吞噬体。在这吞噬过程中尚能产生过氧化氢（H_2O_2），有杀菌作用。多余的过氧化氢可被还原型谷胱甘肽还原而消失。在消化分解过程中，先由初级溶酶体与吞噬体靠拢，并且两者的膜合并，溶酶体将水解酶释入吞噬体形成吞噬溶酶体，也称为次级溶酶体，然后被吞噬的异物颗粒在其中被酸性水解酶等消化分解，最后残余的物质形成残余体，可被排出到巨噬细胞外面或积存在巨噬细胞内。

枯否细胞除吞噬功能外，还有特异免疫应答和调节的作用，归纳如下：①在免疫过程的感应阶段：提供抗原，实现抗原信息的传递。②在免疫过程的反应阶段：枯否细胞分泌白细胞介素 –1（IL–1），对 Th 细胞和 B 淋巴细胞均有促增殖作用。③在免疫过程的效应阶段：枯否细胞表面的 Fc 受体与亲细胞型 IgG 特异抗体结合，从而更有效地杀伤靶细胞或起吞噬调理作用。

五、肝脏的再生功能

肝脏是成年人体内唯一在损伤后具有明显再生能力的重要器官。肝部分切除术后，啮齿类肝脏可在 l0d 内长大至接近原来的重量，而人类需要数周至数月。肝脏移植后，新的肝脏可按照宿主的身体尺度而生长（有丝分裂）或缩小（细胞凋亡）。

肝脏再生的启动是由于肝损伤后肝脏微环境发生改变，增强了对严重受损细胞的清除和对轻度受损细胞的修复，以及通过存活细胞的增殖来取代死亡细胞，最终使肝脏恢复到原有的健康状态。而且，为了保证组织的完整性，需要平衡肝脏重建的各种细胞群：肝细胞、胆管上皮细胞、内皮细胞、星状细胞、淋巴细胞、巨噬细胞以及支持以上细胞的细胞外基质。但是这种再生常被干扰，或是难以发生，或者是以一种无序或不完全的方式再生。这种再生异常对肝硬化、肝癌的病理发生过程及暴发性肝衰竭起着促进作用。

目前关于参与再生的肝细胞的来源尚有争议，多认为有三个来源：①原来静止的正常肝细胞增殖，这种代偿性机制可见于部分肝切除和实验动物四氯化碳中毒时。②肝内干细胞的激活，形成肝细胞或胆管细胞，可见于毒物如氨基半乳糖对鼠肝的损害或人类的肝大块性坏死。③来自骨髓的干细胞，一般不会生成肝实质细胞，而是生成如肝窦内皮细胞、Kupffer 细胞和胆管细胞等非主质细胞。

目前公认的启动肝细胞周期的信号包括：肝细胞生长因子（由所有主要的非实质性肝细胞合成）、表皮生长因子（在唾液腺及肝细胞合成）、转化生长因子 $-\alpha$（TGF-α，由肝细胞合成）和肿瘤坏死因子。一般认为肝再生包括 3 个阶段：启动、增殖和终止。在启动阶段，信号通路 / 蛋白包括转录激活蛋白 -1（AP-1）、核因子 $-\kappa B$（NF-KB）、信号转导与转录激活因子（STAT3）、细胞外信号调节激酶（ERK）等，参与这个阶段的各种细胞因子和生长因子的活动都是经过精细调控的。再生过程中，肝细胞可表达多种引导复制过程的细胞周期蛋白，包括细胞周期蛋白 D1（cyclin-D_1）和细胞周期蛋白 E（cyclin-E），还可表达表皮生长因子（EGF）和肝细胞生长因子（HGF）等多种生长因子，同时肝细胞也可以表达多种炎性因子，如肿瘤坏死因子（TNF-α）和白细胞介素 -6（IL-6）等。在肝切除术后体现为：肝切除术后 48h 内，残肝的重量增加不明显，肝细胞 DNA 合成不活跃，增殖系数相对较低，即为启动状态；48h 后，残肝的重量增加较快，DNA 的合成在 48～72h 达到高峰，是肝细胞增殖最活跃的时期。

肝细胞再生的复杂过程尚未被充分了解，但显然多种细胞来源的细胞因子和生长因子参与此过程。此外，肠源性内毒素、胰腺激素、活化的 Kupffer 细胞及肝窦血流均对肝细胞的再生有影响：内毒素刺激 TNF 分泌，而 TNF 刺激 Kupffer 细胞分泌 IL-6，是肝细胞再生的重要介质。HGF 及 TGF-β 结合于细胞外基质。胰岛素和胰高血糖素支持肝细胞在培养基和体内生长。

四、肝脏的凝血和造血功能

（一）凝血

血液凝固是酶催化的过程。血浆中的凝血因子在血小板、Ca^{2+} 等的作用下，使纤维蛋白原转变成纤维蛋白——血液凝固。近年来研究的结果认为人体的止血机制并不单纯由血液凝固来完成，它包括血管、血小板、凝血及抗凝系统等方面互相关联因素的作用，最后达到血液凝固。

正常血液凝固过程可以分为三个阶级：凝血活酶或称凝血原酶形成期、凝血酶形成期及纤维蛋白形成期。许多凝血因子在肝脏内合成。凝血可以通过内源性凝血系统及外源性凝血系统两条途径进行：

1. 内源性凝血系统

在体内血管内皮损伤后，带负电荷的胶原纤维暴露，它与因子Ⅻ分子中的精氨酸残基反应，改变其空间结构，而使因子Ⅻ被激活（Ⅻ a）。同时前激肽释放酶转变为激肽释放酶和高分子量的激肽原（即 Fitzgerald 因子）一起促使更多的Ⅻ a产生，进而 PTA（因子Ⅺ）被激活成Ⅺ a，与 AHG（因子Ⅷ）、Ca^{2+}、磷脂（血小板因子 –3）四者形成复合物，促使因子Ⅹ激活成Ⅹ a。因子Ⅹ a与Ⅴ、Ca^{2+}、PF–3 形成凝血活酶。

2. 外源性凝血系统

组织凝血活酶（因子Ⅲ）广泛存在于各种组织细胞的内质网中，当它进入血循环中即可激发外源性凝血系统。在因子Ⅲ、Ⅶ、Ca^{2+}的作用下促使因子Ⅹ转变为Ⅹ a。Ⅹ a、因子Ⅴ、Ca^{2+}、磷脂形成复合物称为凝血活酶。在凝血活酶作用下使凝血酶原转变为凝血酶，在凝血酶作用下，使纤维蛋白原形成纤维蛋白，血液便发生凝固。因子Ⅷ主要亦在肝内合成，又名抗血友病球蛋白，所以称为Ⅷ：AHG（Ⅷ：C）。近年来研究又观察到它的高分子部分是抗原性部分，故又称为Ⅷ：Ag，最近又观察到它附着于血管壁，又称为Ⅷ：VWF。肝脏能合成大多数凝血因子，所以当肝脏疾患时，其血液凝固因子均可产生代谢方面的改变，故测定血液凝固因子可作为一项肝功能检查。

（二）造血

胎儿时期肝脏为主要造血器官，至成人时由骨髓取代。在某些病理情况下肝脏造血功能可恢复，如慢性失血所致的小红细胞；危重肝病在严重贫血与溶血的同时，可出现棘细胞（齿轮细胞）；肝炎时嗜酸细胞增多，此时肝脏释放出大量嗜酸细胞趋化因子以吞噬抗原 – 抗体复合物。正常时肝内静脉窦可以储存一定量的血液，在机体失血时，从肝内静脉窦排出较多的血液，以补偿周围循环血量的不足。

第二章 现代医学对肝癌的认识

第一节 肝癌的流行情况

原发性肝癌（PLC，以下简称肝癌）是全球第六大常见高发癌症，也是癌症相关死亡的第三大原因，仅次于肺癌和结直肠癌。原发性肝癌包括肝细胞癌（HCC）和肝内胆管癌（ICC）以及其他罕见类型，其中 HCC 占 75% ~ 85%。据统计，2020 年全球肝癌新发患者为 905 677 例，死亡患者为 830 180 例。其中我国的肝癌患者数量约占全球肝癌患者的一半以上，是肝癌负担最重的国家之一。

全球范围内肝癌的发病率存在明显差异。据估计，72.0% 的病例发生在亚洲（其中我国超过 50.0%），10.0% 发生在欧洲，7.8% 发生在非洲，5.1% 发生在北美，4.6% 发生在拉丁美洲，0.5% 发生在大洋洲。肝癌在经济转型期国家发病率最高，主要集中在东亚、东南亚、北非和西非。肝癌也是蒙古、泰国、柬埔寨、埃及、危地马拉男性和女性癌症死亡的主要原因。

一、肝癌发病率和死亡率

肝癌的年龄标准化发病率（ASIRs）在东亚、东南亚和北非最高，北美、中欧、北欧、东欧居中，西亚、南美和中南亚最低；肝癌年龄标准化死亡率（ASMR）在东亚、北非、东南亚最高，北美、中欧、北欧、东欧居中，西亚、南美和中南亚最低。在所有国家中，蒙古和埃及的 ASMR 最高，而摩洛哥和尼泊尔的 ASMR 最低。在世界范围内，肝癌的 ASMR 与 ASIR 接近，也反映了肝癌是一种高度致命的疾病。

近年来，东亚和东南亚许多高风险国家的肝癌发病率和死亡率有所下降，包括中国、韩国和菲律宾等。自 1995 年以来，日本和意大利的肝癌发病率也有所下降。但由于超重和糖尿病发病率上升，此前部分低风险国家和地区，如欧洲、北美洲、澳大利亚 / 新西兰和南美洲等大多数国家和地区的肝癌发病率却有所上升。

二、地理分布

国际抗癌联盟曾规定年发病率大于 5/10 万的地区为肝癌高发区，小于 3/10 万的地区为低发区。非洲撒哈拉大沙漠以南的地区，东南亚及我国、日本等国和地区皆为肝癌的高发区，而欧美、大洋洲等地区则皆为肝癌的低发区。

在我国以东南沿海一带，特别是一些江河出海口处的肝癌发病率最高。如广西扶绥、江苏启东、浙江嵊泗、福建同安等地皆是著名的肝癌高发区。江苏启东地处长江出口处，在这一地区的，上海市、崇明县、江苏海门门县等肝癌发病率亦高。浙江嵊泗地近钱塘江出口处，其附近的岱山肝癌发病率亦高。福建省晋江口的泉州、闽江口的福州等地亦都是肝癌的高发区。

三、人口统计学特征

（一）年龄

肝癌的发病率与年龄密切相关。在美国，男性肝癌诊断的中位年龄在 60 ～ 64 岁之间，而女性的中位年龄在 65 ～ 69 岁之间。非洲埃及（58 岁）和其他非洲国家（46 岁）的诊断年龄中位数与美国存在显著差异。中国肝癌年龄别发病率随年龄增长而逐渐增加，30 岁以下年龄组发病率保持较低水平，30 岁及以后开始快速升高，80 ～ 84 岁年龄组发病率达到高峰。

（二）性别

肝癌男性发病率和死亡率是女性的 2 ～ 3 倍。据统计，2020 年全球男性肝癌估计发病率为 14.1/10 万，女性肝癌估计发病率为 5.2/10 万；全球男性肝癌估计死亡率为 12.9/10 万，女性肝癌估计死亡率为 4.8/10 万。在美国，2016 年按年龄调整的男性发病率为 10.4/10 万，女性为 2.9/10 万。欧洲男性的发病率较女性高 4 倍多（法国男女比率 = 5.0）。我国肝癌发生按性别统计，男性发病率（38.98/10 万）也明显高于女性（14.2/10 万）。部分国家男女之间的发病率基本一致，如乌干达（男女比率 = 1.1）和厄瓜多尔（男女比率 = 1.0）报告的男性和女性肝癌发病率几乎相等。

（三）种族

不同民族 / 种族的肝癌发病率差异较大。2017 年，美国国家卫生统计的数据显示，美洲印第安人 / 阿拉斯加原住民的肝癌发病率最高（11.9/10 万），其次是西班牙裔（9.8/10 万）、亚裔（9.1/10 万）、非西班牙裔黑人（8.1/10 万）

和非西班牙裔白人（4.6/10 万）。一项调查显示，不同人种中韩裔美国人的肝癌发病率最高（男性 20.7/10 万，女性 10.4/10 万），白人的发病率最低（男性 3.8/10 万，女性 1.4/10 万），黄色人种介于两者之间（男性 16.2/10 万，女性 10.4/10 万）。不同种族间发病率的差异反映了遗传因素在肝癌发生中起一定作用。

第二节 肝癌的病因

一、HBV

HBV 感染是肝癌发病的重要危险因素，但是 HBV 致癌机制仍未完全清楚。大量研究证据表明，HBV 是一种 DNA 病毒，通过整合到宿主基因组后引起染色体不稳定，进而引起关键位点发生杂合性缺失；HBV 也可以整合入宿主基因组一些特定区域，造成插入突变从而导致原癌基因激活和抑癌基因失活；此外，HBV X 基因编码的 X 蛋白是一种重要的调节蛋白，参与调节病毒复制，影响肝细胞信号传递以及参与调控肝细胞增殖与凋亡等生物过程，在 HBV 诱导肝癌的过程中发挥重要作用。HBV 感染者发生肝癌的终身风险为 10% ～ 25%。因此，乙肝疫苗接种是预防肝癌的关键策略。中国、新加坡和西班牙等实施新生儿乙肝疫苗接种计划的国家，肝癌发病率均呈不同程度下降。抗病毒治疗也是降低肝癌发生风险的有效措施。有研究表明，抗病毒治疗可以降低 HBV 感染者罹患肝癌的风险，且抗病毒治疗较癌症筛查更具成本效益。此外，接受恩替卡韦或替诺福韦抗病毒治疗可以降低肝硬化患者 5 年内的肝癌发生风险，但肝硬化患者肝癌发生总体风险仍高于非肝硬化患者。因此，即使 HBV 感染者接受抗病毒有效治疗，仍存在肝癌发生风险。综上，慢性 HBV 感染者坚持长期规范化的抗病毒治疗将更多获益，同时综合评估抗病毒治疗患者的多种肝癌风险相关因素亦有助于准确有效识别肝癌高风险及高危人群，将肝癌防治的关口前移。

二、HCV

HCV 是一种 RNA 病毒，由于不能整合到宿主基因组中，其致癌机制与 HBV 不同。大量研究显示，HCV C 基因编码的 C 蛋白可以激活原癌基因（ras 和 C-myc）的启动子活性和抑制抑癌基因（p53）的启动子活性，打破癌基因与抑癌基因的动态平衡；C 蛋白也可以通过抑制 TVF2 及 Fas 介导的凋亡抑制机体的免疫防御机制，使肿瘤细胞逃避免疫系统的攻击；此外，HCV

感染可引起肝细胞反复坏死和再生，增殖亢奋状态下的细胞染色体不稳定性增加，基因突变率增高，极易启动肝细胞癌变。HCV 感染人群肝癌发生风险较普通人群高 10～20 倍，其中约 90% 的患者在肝硬化出现之前罹患肝癌。HCV 感染者通过抗病毒治疗获得持续病毒学应答（SVR）是降低 HCV 相关肝癌发生风险的有效措施。研究显示，在 SVR 患者中，肝癌的发生风险降低了50%～80%。长期随访显示，无肝硬化的 SVR 患者 1 年、2 年和 3 年肝癌累积发生风险分别为 1.1%、1.9% 和 2.8%，这些数值处于或低于具有成本效益的肝癌监测阈值，因此不建议对无肝硬化的 SVR 患者进行肝癌持续监测。

三、黄曲霉毒素

黄曲霉毒素 B1（AFB1）是致癌性最强的黄曲霉毒素，一方面，AFB1 需要在肝脏中解毒，高水平 AFB1 暴露可诱导急性肝坏死，最终导致肝硬化或肝癌；另一方面，AFB1 的代谢物可通过环氧化物代谢物结合 DNA 和烷基化碱基，诱导细胞周期紊乱和 DNA 保护型 p53 基因突变，增加肝癌的发生风险。我国部分地区用大米代替玉米作为主食被认为是中国肝癌的发病率下降的重要原因之一。一项荟萃分析显示，AFB1 暴露会使肝癌发生风险增加约 6 倍（OR = 5.91，95%CI：3.66～9.55），HBV 感染可使风险增加约 11 倍（OR = 11.20，95%CI：7.48～16.70），而慢性 HBV 感染与 AFB1 暴露的协同作用则使肝癌的发病风险增加约 54 倍（OR = 54.10，95%CI：21.30～137.70）。因此，在 HBV 流行率比较高且适于霉菌生长繁殖的地区，如我国的长江沿岸以及长江以南地区，乙肝疫苗接种、规范化的抗病毒治疗以及利用黄曲霉毒素生物防治手段（如利用非产毒菌株对产毒菌株进行竞争性排斥等）等是降低当地居民肝癌发生风险的有效措施。

四、过量饮酒

过量饮酒是肝癌的重要危险因素。一项前瞻性研究的荟萃分析结果显示，大量饮酒（≥ 3 杯/d，相当于乙醇 37.5g）可以使肝癌的发生风险增加 16%。另一项研究显示，与不饮酒者相比，当饮酒量 ≥ 7 杯/d 时则使肝癌发生风险增加 87%（HR = 1.87，95%CI：1.41～2.47）。此外，女性饮酒者较男性更容易罹患肝癌，当饮酒量 > 4 杯/d 时，女性的肝癌发生风险增加了近 4 倍，但男性的发生风险仅增加了 59%。酒精及其代谢物乙醛促进肝癌发生的潜在机制主要包括：①增加氧化应激，损伤 DNA 并阻碍其修复；②诱导肝损伤，促进纤维化和肝硬化；③乙醛直接结合 DNA，导致 DNA 突变或染色体变异；④引起一碳单位代谢中断，导致 DNA 甲基化受损和基因表达改变。

五、糖尿病

糖尿病增加肝癌发生风险的潜在机制包括胰岛素抵抗（持续高血糖状态下体内产生大量自由基，氧化损伤 DNA）、代偿性高胰岛素血症（引起代谢紊乱，造成脂肪肝和肝纤维化）和胰岛素生长因子（恶性肿瘤的重要触发因子）分泌增加。在不同人群中的研究表明，糖尿病使肝癌发生风险增加 2～3 倍，且男性的相对风险显著高于女性。最近一项在中国成年人群中开展的前瞻性队列研究结果显示，糖尿病患者罹患肝癌的风险是非糖尿病患者的 1.49 倍（HR = 1.49，95%CI：1.30～1.70），糖尿病和非糖尿病者的高血糖水平与肝癌高发风险相关。近期一项研究也显示，无糖尿病史男性中，较高的葡萄糖和胰岛素水平与罹患肝癌和慢性肝病死亡风险有关。

六、肥胖

肥胖会增加罹患肝癌的风险。目前的研究表明，脂肪堆积过程中会产生无痛性炎症，诱发促炎性 M1 巨噬细胞增加，而增加的 M1 巨噬细胞可分泌多种促炎性细胞因子。当这一过程发生在肝脏时，促炎性细胞因子可以引起肝细胞坏死和肝纤维化，长期炎症会导致肝硬化，最终发展为肝癌。丹麦的一项研究报告显示，在 7～13 岁时，体质指数（BMI）Z 评分增加一个单位，成人后罹患肝癌的风险将增加 20%～30%。来自美国和瑞典的研究也发现，成年早期的肥胖与 2～3 倍的肝癌发生风险增加有关。欧洲和美国的队列研究报告显示，腰围大的个体罹患肝癌的风险增加 2 倍，在校正 BMI 或臀围后，这一风险仍保持不变。

七、非酒精性脂肪性肝病（NAFLD）

NAFLD 是代谢综合征的肝脏表现。对人体肝癌组织和 NAFLD 相关肝癌动物模型的研究表明，NAFLD 诱发肝癌不仅与肝脏生物学的显著改变有关，还与局部和系统免疫、内分泌和代谢途径的深刻变化有关。NAFLD 诱导肝癌的病理过程涉及慢性炎症反应、脂质储存和脂质毒性增加、胰岛素抵抗和高胰岛素血症等；分子机制主要包括肝脏修复过程中肝祖细胞群的异常激活和脂质代谢失调引起肝内 CD_4^+ 淋巴细胞的选择性丢失等。最近的研究表明在 NAFLD 相关肝癌患者中有 70%～80% 的患者存在肝硬化。一项大型队列研究结果显示，NAFLD 患者发生肝癌的风险高于一般人群（HR = 7.62，95%CI：5.76～10.09）；此外，有肝硬化的 NAFLD 患者肝癌年发病率（10.6/1 000 人年）远远高于无肝硬化的 NAFLD 患者（0.08/1 000 人年）。一项大型荟萃分析再次验证了这一结果，有肝硬化的 NAFLD 患者肝癌 10 年累计发病率为 15.0%，而无肝硬化的 NAFLD 患者 10 年累计发病率仅为 2.7%。一项探讨代谢特征对 NAFLD 患者肝癌发生风险的研究显示，糖尿病会显著增加 NAFLD 患者的肝癌发生风险，伴有糖尿病的 NAFLD 患者进展为肝癌的风险是非糖尿病患者的 2.77 倍（95%CI：2.03 ～ 3.77），提示伴有糖尿病的 NAFLD 患者是肝癌连续监测的重点人群。

八、铁过量

铁在肿瘤形成、肿瘤细胞增殖和正常细胞癌变中起着重要作用，人体内铁的含量与肿瘤的发生发展密切相关。研究显示，高铁摄入量与肝癌发生风险增加有关。最近一项对亚洲、欧洲和美国的前瞻性研究的荟萃分析也发现，血清铁蛋白水平升高与肝癌发生风险增加有关。当肝素缺乏时，循环铁过量会引起肝细胞铁沉积。铁沉积主要发生于肝细胞、Kupffer/ 窦状内皮细胞中。肝细胞铁沉积会导致氧化应激、细胞毒性和遗传毒性，Kupffer/ 窦状内皮细胞中的铁沉积会降低其免疫调节能力、对病原体和病毒感染的防御能力以及免疫监测等，从而增加肝癌的发生风险。

九、其他因素

蓝藻分泌的微囊藻毒素（MC）是最常见的肝毒素，MC 可以通过丝氨酸 /苏氨酸磷酸酶抑制、氧化应激诱导和遗传毒性等机制诱导肝癌的发生发展。由于蓝藻普遍存在于淡水湖泊和社区饮用水中，世界卫生组织已将 $1.0\,\mu g/L$ 的 MC 定为人群饮用水的安全界值。大量研究显示，蓝藻毒素引发肝癌与其剂量大小密切相关。最新一项研究显示，长期低剂量暴露于 MC 不会增加小鼠肝肿瘤发生或生长的风险。

肝脏寄生虫感染也是肝癌发生的危险因素。研究证实，华支睾吸虫病（也称肝吸虫病）可诱发肝内胆管癌。其致癌机制主要通过蠕虫引起的直接物理损伤和排泄分泌产物引起的化学刺激引起肝脏慢性炎症、上皮增生、导管周围纤维化，最终引发胆管癌。目前，我国约有 1 300 万例肝吸虫病患者，主要分布在广东、广西、湖南、黑龙江和吉林等地，这也是当地胆管癌高发的主要原因。由于目前尚无针对华支睾吸虫感染的疫苗，切断传染源和传播途径是防控的主要措施，也是控制华支睾吸虫病流行地区胆管癌高发的重要途径。一方面，华支睾吸虫感染患者可以使用吡喹酮或阿苯达唑治疗，这可以治愈患者的同时有效切断传染源；另一方面，公共卫生部门应通过健康宣教改变当地居民生吃或半生吃鱼虾的习惯，切断传播途径。

流行病学证据和最近的荟萃分析报告了当前吸烟与肝癌发生风险之间的正相关关系（RR = 1.55，95%CI：1.46 ~ 1.65），提示吸烟在肝癌发展中具有因果关系。香烟中含有尼古丁等 4 000 多种有害物质，苯并芘、尼古丁等烟草致癌物的代谢产物可与 DNA 结合或引起遗传毒性，引发基因突变，增加癌症发生风险。一项在我国人群开展的研究显示，吸烟者和不吸烟者之间的校正 OR 值为 1.43（95%CI：1.20 ~ 1.70），证实吸烟与肝癌发生呈正相关。

此外，咖啡与降低肝癌发生风险也有关。2017 年对队列研究和病例对照研究的荟萃分析报告显示，每天多喝 2 杯咖啡可以降低 35% 的肝癌发生风险。咖啡是生物活性分子的复杂混合物（包括咖啡因、绿原酸和二萜等），这些化合物具有抗氧化、抗炎、抗纤维化和抗癌特性，有助于预防肝纤维化和肝硬化，从而起到降低肝癌发生风险的作用。

第三节　肝癌的病理学

一、肝癌的具体分型

我国肝癌病理研究协作组将肝癌大体形态分为以下几种类型。

（一）块状型

肿瘤直径超过 5cm。大于 10cm 者称为巨块型。全国肝癌病理协作组收集的 500 例肝癌中有 370 例，占 74%。

根据瘤体的形态又可分成三个亚型。①单块型：单个癌块，边界清楚或不规则，包膜完整或不完整。②多块型：由多个肿块或融合癌肿形成。本型合并肝硬化的程度较轻，或不伴有肝硬化，肝肿大明显。此型最常见。③融合块型：相邻肿瘤融合成块，周围肝组织中常有散在的"卫星"结节。

（二）结节型

肿瘤直径 3 ~ 5cm，呈圆形或椭圆形。

根据瘤体的形态也可分成三个亚型。①单结节型：单个癌结节边界清楚，有包膜，周边常见小的"卫星"结节。②多结节型：分散于肝脏各处，边界清楚或不规则。本型常伴有明显的肝硬化。③融合结节型：边界不规则，周围"卫星"结节散在。

（三）弥漫型

肿瘤直径为 0.5 ~ 1.0cm，遍布全肝，相互间不融合，常伴肝硬化，肉眼形态与肝硬化易混淆。肝体积可明显增大，此型并不少见。

（四）小肝癌型

单个癌结节直径 ≤ 3cm，或相邻两个癌结节直径之和 ≤ 3cm。

小肝癌具有以下四个基本特点：①以膨胀性生长为主，多有包膜形成；②以 DNA 二倍体为主，生长缓慢；③病灶局限，分化好，少有卫星结节和癌栓；④局部切除后极少复发。但是，其良性行为是相对而言。26.7% 的小肝癌出现 DNA 异倍体和明显侵犯行为，甚至 0.8cm 的小肝癌可见血管侵犯，故手术切除应有一定的边界。

（五）特殊型

除了上述四种基本类型外，尚有两种特殊类型的肝细胞癌。①外生型，肿瘤发生在肝被膜下，带蒂或无蒂向肝外突出生长，形成巨大肝细胞癌。个别肿瘤发生在副肝叶或异位肝叶，此型少见。②以门静脉癌栓为突出表现而无明确主瘤的肝细胞癌，此型罕见。

二、肝细胞型肝癌

（一）肝细胞型肝癌的组织学特点

不同肝细胞癌标本或同一标本的不同部位，肝细胞癌的组织学结构不尽相同。肝细胞癌有模拟正常肝组织结构的一些特点。根据组织学特点可分为以下 6 种类型：

1. 细梁型

癌细胞排列成 1 ～ 3 层细胞厚度的梁索状，梁索之间为血窦，癌细胞之间仍可见毛细胆管存在，并有胆汁分泌。通常为分化较好的肝细胞肝癌。

2. 粗梁型

癌细胞厚度达于 3 层厚度，梁索间仍有血窦存在，癌细胞有明显的异型性。

3. 假腺管型

由肝细胞肝癌组织梁索内部或毛细胆管呈腺管样高度扩张而成，腺管衬覆呈单层立方上皮样的癌细胞，可与转移性腺癌或肝内胆管癌十分相似，管腔内可含有胆汁或嗜酸性物质，甚至出现类似于甲状腺滤泡样的吸收空泡，但不含黏液，腺管之间仍可见血窦结构。

4. 致密型

癌细胞排列紧密成片，毛细胆管和血窦结构因受挤压而数量减少。

5. 硬化型

癌组织内出现大量杂乱的纤维间质，将癌组织分割成大小不等的癌巢。

6. 纤维板层型

大嗜酸颗粒状癌细胞间出现大量平行排列的板层状纤维组织为特点。

（二）肝细胞型肝癌的细胞学特点

肝细胞癌除了上述典型的组织类型外，尚有如下的细胞学特点：

1. 透明细胞型

癌细胞胞浆因富含糖原和/或脂肪，普通染色制片过程中，糖原或脂肪被溶解而致胞浆透亮，宛如肾透明细胞癌的胞浆。肿瘤的 2/3 以上区域由此种细胞组成方可诊断为肝透明细胞癌。此型约占肝细胞癌的 9%。

2. 肉瘤样型

癌细胞大小及形状不一，可呈多核瘤巨细胞或破骨细胞样。此型癌组织已丧失了模拟肝组织结构的特征，既没有梁索状排列，也没有腺泡样结构。癌组织多为实体片块或弥散排列，少数区域可见癌细胞带有肝细胞的性状，可作为诊断此型肝细胞癌的证据。

3. 肝细胞型

癌细胞与正常细胞相似，呈多边形，胞浆呈嗜伊红性细胞颗粒状。分化差的癌细胞体积明显增大，胞浆嗜碱性增加，核体积及核/质比值增大，核形状不规则，染色加深，核分裂多见。

4. 巨细胞型

癌细胞呈多形性，大小不一，形状极不规则，出现巨核、马蹄状排列的多核或怪状核，核分裂多见，缺乏肝细胞分化特征，免疫组化染色显示仍具有上皮细胞的性质。

5. 其他

肝细胞癌有时出现因严重的脂肪变性而与脂肪细胞相似，也可因化生出现大片骨样组织。

（三）肝细胞癌细胞内的特殊结构和成分

肝细胞癌细胞内除常见有胆色素、糖原或脂肪外，尚可见有如下特殊结构：

1. 核内假包涵体

癌细胞核增大，呈空泡状，核膜清晰，核内见嗜伊红包涵体。此为嗜伊红色的胞浆内陷而成。

2. 玻璃小体

位于细胞内或细胞外，大小不等，呈球状；位于细胞内者多在核周胞浆中，均质，嗜伊红色，周边往往有一空晕。PAS 染色呈阳性。

3. Mallory 小体

类似于酒精性肝炎中的 Mallory 小体，位于胞浆内，形状不规则，嗜酸性，中央淡染，PAS 染色呈阴性。

4. 苍白小体

位于细胞浆内，圆形或椭圆形，略嗜酸性的透亮小体，免疫组化证实其由纤维蛋白原组成，故又称纤维蛋白原小体。

（四）肝细胞型肝癌分级

目前，肝细胞癌的病理分级主要根据 Edmondson 分组法。《中国常见恶性肿瘤诊治规范》中也基本采用此分级法。该分级标准的主要依据包括：癌细胞胞浆嗜酸性着色程度、胞核大小、核浆比例、核着色深度、细胞功能及组织结构等。具体标准如下：

1. Ⅰ级

癌细胞形态似正常肝细胞，胞浆明显嗜酸性，易见胆汁颗粒；核圆而规则，核仁明显，核分裂像少；核浆比例接近正常；细胞排列成索状，索间血窦明显，衬以单层内皮细胞。

2. Ⅱ级

癌细胞略异型，胞浆嗜酸性和颗粒性强；胞核较大，核着色深浅不一，核仁明显；核浆比例接近正常或略增大；细胞多见腺泡状排列，胞浆中有较多胆汁小滴。

3. Ⅲ级

癌细胞异形明显，胞浆呈嗜碱性着色，胆汁小滴少见；核大而不规则，核染色质粗，着色不一致，核仁明显；核分裂像多；细胞排列较不规则，偶见索状排列。

4. Ⅳ级

癌细胞形态变异大，可呈梭形或多形性巨细胞或小细胞；细胞排列松散，无一定结构；偶见血窦；核大，核仁不规则，核浆比例明显增大；偶见胆汁或无胆汁颗粒。

上述肝细胞癌分级中，Ⅰ、Ⅱ级分化高，Ⅲ、Ⅳ级分化低。Ⅰ级罕见，Ⅳ级少见，多为Ⅱ级和Ⅲ级，其中以Ⅱ级最多见。通常病程晚、肿瘤体积大者，分化差，级别也高。同一肿瘤标本的不同区域，癌细胞分化可不一致，需多取材制片，以上要分化进行定级，但Ⅰ级肝细胞癌与肝腺瘤或交界性增生有时甚难鉴别，甚至是不可能鉴别。Ⅰ级癌与Ⅱ级癌的划分也较困难。

三、胆管细胞型肝癌

胆管细胞癌也叫肝内胆管癌，为自肝内胆管上皮发生的癌。肉眼观可为巨块型、结节型或弥漫型，但以主癌局限于肝右叶的巨块型多见。肿瘤多无包膜，呈灰白色，因肿瘤内多含有较多纤维组织而致肿瘤质地硬韧。肿瘤周围多无肝硬化。很少出现 HCC 样大片出血坏死，而更多表现为散在出血点样坏死，常伴有黄色斑块。肿瘤中央可出现纤维瘢痕，周边无纤维包膜，呈明显浸润性边界，一般无肝硬化。

有的肿瘤可发生于肝门处肝内胆管，称肝门型胆管细胞癌。此型呈环状、块状或结节状，易导致明显淤胆。

病理组织学上，95% 以上的胆管癌为分化型腺癌。胆管细胞癌细胞可分泌黏液，黏液染色几乎总是阳性，有时黏液分泌很旺盛或形成印戒细胞。但胆管细胞瘤细胞不分泌胆汁。癌细胞呈立方形或柱状围成腺管状结构。有时可见筛状结构。胆管细胞癌的间质结缔组织特别丰富，而大多数肝细胞癌的间质几乎只是毛细血管。此外，侵犯神经也是其常见表现，容易经淋巴管、血路及胆管转移至肝内外，预后较肝细胞肝癌更差。

胆管细胞癌可经血管和淋巴管转移或直接浸润生长至肝门，同样，肝门部胆管癌也可转移或直接侵犯至肝脏外围区，此时，两者难以鉴别。主要应与假腺管型肝细胞肝癌及转移性腺癌相鉴别，当 HCC 呈假腺管样排列时，或胆管细胞癌呈腺管样排列时，容易混淆。免疫组化有助于鉴别诊断。

四、肝细胞、胆管细胞型混合型肝癌

混合细胞型肝癌甚为少见。我国仅为 0.97%，国外可达 2% ～ 4%。同一肿瘤内肝细胞癌和胆管细胞瘤并存时，称肝细胞胆管细胞混合癌或混合性肝癌。许多混合性肝癌的诊断实际上多为肝细胞癌伴灶性管状分化，可能是重复 Hering 管的结构，形成管状结构的细胞，无论是光镜下还是电镜下都与肝细胞相似，而非胆管细胞，且腺腔内容物黏液染色阴性。

大致分为三型：

Ⅰ型：同一结节内有两种肿瘤成分区域存在，界限清楚，又称碰撞癌。

Ⅱ型：同一结节内有两种肿瘤成混合存在，相互之间有移行过渡，又称移行癌。

Ⅲ型：两种肿瘤成分分别存在于两个孤立的瘤结节中，具有多原发癌的性质。

无论哪一种类型，肝细胞肝癌的症状和体征均存在。

五、肝母细胞瘤

肝母细胞瘤主要见于 3 岁以下的婴幼儿，男孩比女孩多见。因其发生于肝脏的胚胎组织，肿瘤内可含有软骨或骨样组织，不同于一般的肝细胞癌，故称之为肝母细胞瘤。多位于肝右叶内，主要为单发结节状，境界清楚，其血浆 AFP 亦常阳性。预后一般不良，但较婴幼儿原发性肝癌要好；且胎儿型较胚胎型要好。

（一）上皮性肝母细胞瘤

肿瘤组织内只含有胚胎型和 / 或胎儿型肝细胞成分，而不含有间叶性组织成分。上皮性组织成分内常含胎儿型及胚胎型两种细胞。

1. 胎儿型

肝母细胞瘤细胞很像出生前胎儿肝细胞，远小于正常肝细胞，呈多边形，境界清楚，比较一致；胞浆较少，嗜酸性；核呈圆形，较一致，瘤细胞排列成两个细胞厚度的不规则的肝索，瘤组织内常见髓外造血灶。

2. 胚胎型

胚胎型的瘤细胞分化更低，像胚胎发育早期的肝细胞。瘤细胞小而浓染，胞浆很少，境界大多模糊，有的甚至如裸核，易见核分裂像，瘤细胞多排列成实性细胞巢，亦可有条带状、菊形团或乳头形成。胎儿型和胚胎型之间常有过渡。

（二）混合型肝母细胞瘤

同时含有上皮性和间叶性组织成分。间叶性成分可为未分化间叶组织，亦可形成骨或软骨。混合型肝母细胞瘤约占 1/4。

六、纤维板层型肝细胞癌

纤维板层型肝细胞癌（FLC）也称伴有纤维间质的多角细胞型肝癌或大嗜酸颗粒细胞性肝细胞肿瘤，是一种特殊类型的肝细胞癌，由于其独特的临床及病理特征，近年来越来越引起人们的注意。

纤维板层瘤多见于无肝硬化的年轻人，高峰年龄为 20 ～ 30 岁。据报道，在美国，FLC 占全部 HCC 的 1% ～ 5%，35 岁以下的肝癌患者几乎一半为纤维板层癌。我国该肿瘤发病率甚低，在肝癌高发区更罕见。

纤维板层癌的肉眼形态颇有特征，FLC 的瘤体积一般比较大，3 ～ 25cm，平均 13cm，有完整的纤维包膜。切面上呈多结节状，瘤体中心见有纤维疤痕并向外辐射，酷似局灶性结节性增生（FNH）。大多发生于无硬化的肝脏，

2/3 肿瘤位于肝左叶，肿瘤呈单结节或单块状，境界清楚，边缘呈扇形，肿瘤内可有钙化灶。

组织形态的特殊性包括间质和细胞两方面。间质中的胶原纤维和纤维母细胞平行排列呈板层状，包绕、分隔呈巢状、假腺管状、索状或片状分布的肿瘤细胞群。癌细胞呈多角形，胞浆丰富，强嗜酸性。细胞核呈空泡状，核仁明显，多为单个，较为一致，核分裂像罕见。细胞浆内可见圆形或椭圆形、略嗜酸性的苍白小体，为本型肝癌细胞内的特殊小体。

电镜下见癌细胞胞浆内有丰富的线粒体，这与光镜下的大嗜酸性胞浆是一致的。曾有报道纤维板层癌合并肝细胞局灶性结节状增生，提示二者在起源上可能有某些关系。

患者血清 AFP 及 HBsAg 常阴性，其预后明显好于普通型肝细胞癌，平均存活期为 44 个月。50%～70% 的肿瘤可手术切除，治愈率高达 50%，5 年生存率 63%。

七、转移性肝癌的病理生理

肝脏是极为适宜于肿瘤细胞生长的器官，其中又以胃肠道肿瘤最易发生肝转移，这与肝脏接受门静脉系统的血液灌流有关。至于肝脏如何成为转移癌最常发生的器官，绝不仅是血液丰富和淋巴引流所致，其内在机制尚未明了。

癌细胞的转移是多步骤的复杂过程，包括原发灶癌细胞脱落、透过脉管壁、进入血循环或淋巴系统后的生存、选择着床组织或器官、着床后癌细胞生长分裂形成转移灶等。肝脏的细微结构亦可能对发生肿瘤产生影响，肝脏血流经肝窦，肝窦内皮细胞和 Kupffer 细胞起到将癌细胞驻留的作用；肝脏丰富的双重血液供应亦有助于转移癌细胞栓子取得营养供应，而肝窦内皮细胞的特点是具有大小不一的孔隙；肝窦内尚有 Kupffer 细胞，它的特点是善于捕捉肝窦血流中的颗粒性物质，拦阻血流中肿瘤细胞的去路。伴随着 Kupffer 细胞的血小板更有助于将肿瘤细胞捕捉。肿瘤细胞若要能生存下来，必须穿过肝窦内皮细胞层到达 Disse 间隙，否则便会被 Kupffer 细胞包围和消灭。在 Disse 间隙，该处为肿瘤细胞的生长提供了优良生长条件，既有从肝窦血流来的富于营养素的滤过液，又无其他细胞的对抗和干扰，因而肝脏内转移灶的发展往往比其他部位的转移灶快得多。当发生肝转移时，患者亦往往首先由于肝转移而危及生命。

肿瘤细胞经过约 20 次倍增，可达到直径 1mm，约 100 万个细胞数时，即具有转移的能力。此时肿瘤结节还难于被现代先进影像检查所发现。可见要发现一个真正的原位癌，特别是像肝脏那样深在的器官是十分困难的。当肿瘤结节再行 20 ～ 80 次的倍增时，才可能被现代的检查方法所发现。因而当早期发现肿瘤结节时，实际上肿瘤已存在数月至数年的时间，在这段时间内肿瘤已具备转移的能力。

动物实验提示，每克肿瘤组织，每 24h 内可有 400 万个肿瘤细胞脱落，可成为转移的源泉。但是其中 90% 的肿瘤细胞很快便在循环中消失，99% 以上会很快死亡，故转移亦非均为有效，它取决于身体的防御能力、局部条件、肿瘤细胞生物学特性等多种因素。脱落至循环中的肿瘤细胞，大部分是分散的，不到 0.1% 有可能聚合形成细胞团块或瘤栓，后者能在新的部位建立起转移灶的机会要比分散的细胞高得多。在建立转移灶之际，肿瘤细胞需要穿过微血管内膜至血管周围，当肿瘤结节达到 1 ～ 3mm 时，就须建立其自身的血管供应，以维持不断增殖的需要，并且转移灶又可成为新的转移源泉。若无足够的血循环建立，肿瘤细胞仅靠营养素的扩散来维持时，则肿瘤细胞在繁殖与死亡间取得平衡，肿瘤即保持 1 ～ 3mm 的大小而不致增大。

肿瘤细胞转移站是引流该部的毛细血管网或淋巴结，故内脏肿瘤转移时首站是肝脏，但有些转移灶保持"潜伏"而不发展成为大块的转移，这可能与肿瘤细胞的潜伏性有关；细胞的潜伏性是指转移肿瘤细胞处于细胞分裂的 G_1 期，但保持其随后分裂的能力。此可解释为何临床上所见原发肿瘤切除多年后又出现转移灶。有不少实验证明，手术、激素作用、免疫功能受损均可使潜伏的转移瘤细胞活化、生长；临床上一些刺激因素如放射、手术创伤、妊娠、应激状态、感染也会激发潜伏的肿瘤细胞活化、生长成为大的肿瘤。肝脏接受门静脉和肝动脉的双重血流供应，肝转移可来自门静脉循环和体循环，即瘤细胞通过肺毛细血管进入体循环。肝转移瘤血液供应的研究提示，当转移瘤生长增大时，有新的血管生成，而原有的血管或正常的血管发生闭塞。早期的转移，当肿瘤小于 1mm 时，营养主要来自周围循环的扩散；瘤体达 1 ～ 3mm 时，动脉、门静脉、混合的毛细血管网在肿瘤的周围形成；当肿瘤进一步增大时，血流供应情况即复杂化，约有 90% 主要血供来自肝动脉；故有人提出用肝动脉结扎以治疗转移性肝癌；一旦肿瘤体积达 1.5 ～ 3.0cm 时，血流供应亦更为复杂。从血管造影等影像学观察，血流仍然主要来自肝动脉。由于肝血供的双重性，在肝内的转移瘤有的可在动脉 CT 扫描时显示为高密度影，有的可能不显示；同样，在门静脉 CT 扫描时，亦可以有类似的效应。

第三章 肝癌的临床表现

第一节 肝癌的症状与体征

一、常见的临床表现

肝癌常见的临床表现：在较早阶段，我国肝癌的症状出现频率顺序为腹胀、腹痛、发热、体重减轻、乏力、厌食、消瘦、呕吐等。近年来，随着生活水平的提高和公民健康意识的增加，以上腹部不适、食欲差、饮食习惯或喜欢的食谱改变、乏力、体重减轻等为首发症状就诊的比例逐渐增高，而疼痛、消瘦、腹胀不适仍为高出现频率的症状。

（一）常见症状

1. 腹痛

疼痛的性质因肿瘤的大小及肿瘤在肝脏的位置不同而存在差别。可呈持续隐痛、阵痛、刺痛、钝痛或在劳累后痛。有部分患者因进食不当或饮酒后痛。疼痛性质和部位的不确定给诊断带来困难。右上腹阵发性痛应注意与胆囊结石、胆囊炎引发的痛区别，并注意与十二指肠溃疡进行鉴别，上腹正中和左上腹痛有时很难与胃部病变区别。疼痛的原因：因为肿瘤迅速增长，牵扯包膜；突发的剧烈痛，有可能为肝癌破裂，腹腔内出血可出现腹膜刺激征。

2. 消化道症状

食欲不振、腹胀、恶心、呕吐、腹泻等。此类症状无特征性，但若症状顽固，则应考虑为肿瘤的代谢产物或肿瘤压迫胃肠道引起。肿瘤增大引起肝功能异常，也是出现消化道症状的原因之一。

3. 乏力、渐进性消瘦

早期不明显，随着病情加重，体重下降明显，部分患者因短期内体重下降明显就诊。消瘦可由肿瘤代谢产物引起，也可因患者原有肝病食欲差进食少引起，部分患者因情绪低落引起胃肠道功能不好，引起食欲降低，致进食少引起。晚期患者可因疼痛或情绪异常导致休息不好，腹水、腹胀、胃肠道功能障碍导致营养吸收不良等，最后表现恶病质症状。

4. 发热

发热是肝癌较为少见的临床表现之一，以发热为主要表现的肝癌预后较差。发热多为低热，由于缺乏对其认识，易误诊为肝脓肿，延误病情。肝癌发热的热型多不规则，温度多在 37.5 ～ 38.5℃之间，有时可高达 39℃以上。其特点是：白细胞不高，应用抗生素无效，吲哚美辛可以退热。发热间隙，患者精神状态良好，食欲正常。发热时血培养结果均阴性。

发热的具体原因不清，可能为：①肿瘤迅速生长，中心坏死毒素吸收，也可能因肿瘤代谢产物而致发热，临床上称之为"肿瘤热"。②肿瘤的代谢产物、肿瘤坏死合并感染。③肿瘤压迫胆道、肝内胆管引流不畅合并胆道感染。④腹水、呼吸道、泌尿系感染等引起。后两类情况抗生素治疗可使体温下降。

对于该类患者，治疗上首先要控制体温。吲哚美辛栓（非甾体类抗炎药的一种）退热效果好，临床应用较多。治疗过程中同时注意排除肝外感染病灶的存在。控制体温的同时，应加强支持治疗。发热时间较长，机体消耗明显，营养状况差，如进一步治疗肝脏肿瘤，提升患者营养状态刻不容缓。

5. 腹泻

肝癌合并腹泻称为肝源性腹泻。此症状不常见，但可作为原发性肝癌的首发症状出现，往往误诊为胃肠炎。腹泻可不伴有腹痛，往往是进食后马上腹泻，内容物多为不消化的食物残渣，多不伴有脓血，药物不能控制，腹泻可致病情迅速恶化。肝癌引起腹泻的机制不完全清楚，可能的原因：①患者抵抗力下降，肝脏解毒功能下降，肠黏膜在有害化学物质的刺激后产生肠毒素，促使肥大细胞增殖，释放组胺，使肠黏膜变性、水肿，通透性增加对水分的吸收下降，分泌增加，致大量水分排入肠腔而引起腹泻。②肝癌常伴肝硬化、门静脉高压、消化吸收不良等，从而导致胆汁分泌减少、胆盐缺乏，有关的肠脂肪吸收障碍，以及与慢性肝病有关的小肠内细菌过度繁殖，进而引起腹泻。对于肝癌合并门脉高压患者，肠道通透性升高，其机制可能是肝硬化门静脉高压时，肠血流缓慢，黏膜下毛细血管和静脉扩张淤血，使氧和营养物质输送到黏膜的时间延长，代谢产物不能及时运走；肠微循环障碍，黏膜出现缺血性改变。有资料证明，肝硬化门静脉高压时，肠壁小静脉和毛细血管扩张达 70%，总血流量增加，但肠黏膜的有效血流量减少。肠黏膜血流量的改变致其发生充血、水肿、糜烂等，黏膜上皮细胞和黏膜下毛细血管呈病理性改变，从而削弱了肠道屏障功能，使通透性增加。肝硬化患者肠道通透性的升高是因为门静脉高压症、低蛋白血症或营养不良导致的肠壁水肿。③肝癌产生异位激素如胃泌素、血管活性肠肽等，使肠蠕动及分泌增加，易致腹泻。④肝癌伴门静脉高压可致肠黏膜缺血、缺氧，肠道细菌繁殖过多，菌群失调及细菌分泌的毒素影响消化酶的作用，导致腹泻。李昊等曾报道 1 例肝癌合并顽固性腹水患者多种治疗措施不能缓解腹泻症状，经 TIPS 治疗后腹泻明显好转，故认为门静脉压力增高是患者腹泻的主要原因。[1]但有些患者影像学检查无癌栓发现，另有很多检查显示明显门静脉癌栓的患者并无腹泻症状出现，故腹泻的原因有待进一步研究。

（二）体征

早期肝癌可无任何阳性体征，如果有肝硬化会有相应肝硬化背景的体征如蜘蛛痣、脾大、腹壁静脉曲张等。肿瘤发展到一定阶段，会出现相应的体征。

1. 肝肿大、肝脏肿块

肝肿大、肝脏肿块可表现在剑突下、右季肋下，形态不规则、肿大的肝脏可随呼吸上下移动，但肿块巨大时，或肿物与周围粘连时，活动受限。肝表面可触及高低不平的结节，质地较硬，有触痛或叩痛。弥漫性肝癌可表现为肝下缘钝厚感。若肿块位于肝顶部可致膈肌抬高，检查时肝浊音界上升，肿物较大可使膈肌固定，活动受限，合并胸腔积液时，积液侧叩诊浊音。

2. 黄疸

皮肤、巩膜不同程度黄染。肝癌出现黄疸多数属晚期表现。肿瘤广泛侵犯肝脏致肝细胞性黄疸，多见于弥漫性肝癌及肝内胆管癌。肿瘤侵犯肝内主要胆管或形成胆管癌栓可致梗阻性黄疸，肿瘤压迫或转移淋巴结压迫肝外胆管也可致梗阻性黄疸。

3. 腹水

肝癌腹水可为草黄色或血性腹水。肝癌的背景病变为肝硬化、腹水为草黄色。少量腹水体检无法检查到，腹水较多时，体检可查到移动性浊音。大量腹水可出现相应腹水的体征，如平卧时腹壁松弛，液体下沉于腹壁两侧形成"蛙状腹"；侧卧或站立时液体移动可使腹下部膨出，有时可使脐膨出。叩诊可检查到液波震颤，或称波动感。

4. 下肢水肿

早期可只有踝部水肿，严重者水肿范围可增大，并有可能与腹水、胸水并存。

---

① 李昊，林涛，李惠明，等.肝癌合并顽固性腹泻误诊误治 1 例 [J]. 实用医学杂志，2010，26（19）：3641.

5. 肝硬化相关的体征

肝硬化背景的相应体征有蜘蛛痣、脾大、腹壁静脉曲张等。肝硬化基础上发生肝癌会使上述体征更明显。

6. 出血倾向

出现刷牙时牙龈出血，或有损伤时出血不易止住等。肝硬化、门静脉高压、脾亢、血小板减少，再加上肝功能损害引起凝血因子减少或缺乏，加重出血倾向。

7. 转移相关的体征

不同部位的转移可出现不同的体征：锁骨上转移可于锁骨上窝触及肿大的淋巴结或肿物；骨转移局部压痛明显等。髂窝转移尽管不常见，但肝癌患者发现髂窝肿物应考虑髂窝转移的可能。

二、少见的首发症状

（一）肩背部痛

对右肩背痛为首发症状的原发性肝癌认识不够。右肩痛可由于膈顶部肝癌刺激横膈肌所致。右肩部痛为主的患者最容易误诊，原因是：① 50 岁以上的患者易误诊为右肩周炎；②有胆囊结石史或检查提示有胆囊结石者易误诊为胆囊炎；③有其他病史时，病情变得更为复杂，更易误诊；④有右肩外伤史误认为是外伤所致。故有右肩痛的患者，临床医生应考虑到有肝癌的可能，提示检查科室医生应注意膈顶部原发性肝癌的可能。

（二）以阵发性低血糖及低血糖昏迷为首发症状

原发性肝肿瘤伴低血糖症，多数认为是伴癌综合征之一。少数患者以反复低血糖昏迷为首发症状。起病急慢及病程长短不一，以空腹发生多见，禁食或延迟进食均可诱发，发作频率和严重程度多呈进行性加重。可分为 A、B 两型：A 型常见于巨大肿瘤，组织破坏严重，晚期出现低血糖症；B 型发生率低，较早出现低血糖症。

发生低血糖的主要机制可能为：①肝癌患者肝组织广泛受损，导致肝糖原异生障碍，肝糖原储备严重不足，但是尚没有证据表明低血糖与肝细胞损害成正比关系。②肝癌细胞糖原酵解增加，糖原消耗过多。③由于肝细胞破坏，雌激素在肝中灭活减弱，引起血浓度相对偏高，对生长激素和胰高血糖素有拮抗作用。④由于葡萄糖 –6– 磷酸酶缺乏或磷酸烯醇式丙酮酸羧激酶和丙酮酸羧化酶缺乏引起肝糖异生缺陷。⑤由于肝癌细胞可以产生胰岛素样生长因子类物质，使肝癌细胞大量利用葡萄糖，与此同时抑制肝糖的输出。以低血糖昏迷为首发症状的原发性肝癌易误诊为癫痫等疾病。尤其是 AFP 阴性的患者，更是给诊断造成困难。因为不是常见症状，更易误诊，而原发性肝癌诊断成立后出现低血糖昏迷易误诊为肝昏迷或颅内转移。

（三）以转移病变为首发症状

肝癌以转移灶为首发症状的不多见，但正因为不多见，更容易被忽视。①发现颈部肿物就诊的患者，此为首发就诊的患者比例未见有报道。②骨转移引起相应的疼痛或其他相应的症状，甚至骨折等症状。③腰椎转移以引起腰背部痛或截瘫症状。④盆壁转移引起的下腹部痛及一侧下肢痛。⑤盆腔转移引起大便困难或肠梗阻症状。⑥脑转移引起的头痛、眼部症状、视力改变及其他颅内高压症状。⑦肺转移引起的咳嗽、咳痰。⑧胸、腰痛，伴四肢麻木，误诊为脑血栓形成。⑨腹腔内广泛转移引起的腹胀或腹水征：肝癌患者多数腹水由肝功能异常、低蛋白血症引起，少数患者大量腹水，肝功能检查正常，这类患者往往给诊断造成困难。总之，以转移灶症状为首发症状就诊的患者表现类型复杂，临床医生应重视，才可避免误诊或漏诊。

（四）黄疸

肝癌患者在晚期有 19%～40% 出现黄疸，主要原因为癌细胞对肝实质的广泛破坏、肝功能衰竭以及肝癌对胆管的压迫。由肝癌侵犯胆管并形成胆管内癌栓而致的黄疸在临床上少见，由于此类患者多以阻塞性黄疸为首发症状，被称为"黄疸型"或"淤胆型"肝癌。此类患者可有梗阻性黄疸的各种典型症状，如胆道感染症状，如表现为典型的 Charcot 三联征（即腹痛、寒战高热、黄疸），腹痛（多为右上腹钝痛或胀痛，可放射到右侧肩背部）等，皮肤瘙痒，白陶土色大便，以及胆管内癌栓的坏死或脱落而出现剧痛或绞痛；急性梗阻性化脓性胆管炎（AOSC）：除 Charcot 三联征外还可出现休克、中枢神经系统受抑制表现，即 Reynolds 五联征。也可表现为不规则发热、乏力、纳差、体重下降等原发性肝癌的一般症状。以阻塞性黄疸为首发症状就诊的患者，多数首先被考虑为胆道系统肿瘤或壶腹周围肿瘤，这类患者肿瘤有一定的特殊性：①肝癌细胞直接侵犯胆管并在其中形成癌栓，癌栓与原发灶呈"哑铃状"相连而阻塞胆管。②胆管内癌栓与原发灶脱离，下行至肝外胆管造成阻塞。③癌细胞侵犯胆管壁致出血，含癌细胞的凝血块（癌性血栓）阻塞胆管。有人认为肝细胞癌栓多起源于肝汇管区旁的肝细胞，较早地侵入肝内胆管引起梗阻性黄疸，而肝内胆管癌栓直接起源于小肝管壁，更易向胆管腔内生长引起梗阻性黄疸。④近肝门部肿瘤压迫胆管引进阻塞性黄疸，部分患者甚至以肝门部胆管癌行手术治疗，术后病理报告为原发性肝癌。

（五）布－加综合征合并肝癌的症状

布－加综合征（BCS）是由于肝静脉或／和下腔静脉阻塞导致肝静脉或／和下腔静脉血液回流障碍而产生的门静脉高压或／和下腔静脉高压的一系列症候群。主要表现为肝脾肿大、腹水、下肢肿胀和体表静脉曲张等。因与肝炎肝硬化发病机制不同，所以布－加综合征合并肝癌的患者并不常见，没有引起临床的特别关注。布－加综合征可以合并肝癌，同时肝癌也可以引起继发性布－加综合征。两者治疗方法和措施有很大的差异，预后也不尽相同，所以明确因果关系，对临床有着重要的意义。这类患者多数以活动后心悸、气喘、腹胀、右上腹疼痛、上消化道出血（呕血或黑便）及腹壁静脉曲张、腹水等就诊，也有以发现肝大、脾大就诊。对于这类患者不能因上述症状的出现，认为属晚期肝癌而放弃治疗，需进一步检查明确是布－加综合征引起的还是因癌症晚期而出现，以确定进一步的治疗方法。

（六）腹部肿物

无其他特殊不适主诉，患者偶然发现腹部肿物。

（七）以头晕为主的症状

肝癌患者中以头晕为主诉的并不少见，但多数只把这一症状看作是其他症状的伴发症状，很少有人会把这一症状与肝癌联系起来。

（八）以消化道出血为首发症状

患者以呕血、黑便为主诉就诊。上消化道出血在肝癌中不是常见表现，所以对以消化道出血为首发症状的患者很难意识到肝癌的可能，容易被误诊。遇此情况，详细询问病史及必要的肝脏相应检查是提高正确诊断所必需的。肿瘤只在门静脉内而肝实质内没有发现肿物的病例，多是以消化道出血为首发症状，对诊断造成更大的困难。

（九）以出血倾向为首发症状

肝癌合并出血倾向，最常见为鼻黏膜出血或牙龈出血。伴门静脉高压者可有呕血或黑便。晚期可出现弥散性血管内凝血。所以出血倾向可能是门静脉高压相关症状，也可能是肝癌独有的症状。

三、伴癌综合征

伴癌综合征（PNS）是指肝癌患者由于肿瘤本身代谢异常或癌组织对机体产生各种影响而引起的一组症候群。伴癌综合征的出现使肝癌的临床表现更复杂，治疗处理更棘手，也是肝癌患者预后差的独立因素，因此其临床意义重大。

正确认识 PNS 的临床特征、生化与病理参数的改变规律，对原发性肝癌的诊断、治疗和预后均有重要指导意义。同时对这些症状的正确处理，可帮助患者减轻痛苦，提高生活质量致。

（一）低血糖症

常伴饥饿感，严重时可出现低血糖昏迷症状，可能与以下因素有关：①肝癌细胞异位分泌胰岛素样活性物质；②肿瘤巨大使残存肝组织中肝糖原贮存量显著减少；③癌组织生长旺盛，消耗和摄取较多的葡萄糖；④肝功能障碍影响其他非糖物质转化为肝糖原；⑤残留肝组织的糖原储备不足，不能满足迅速生长的肿瘤和机体需要；⑥肿瘤组织中葡萄糖 –2– 磷酸酶合成减少或缺乏，使糖原异生、分解过程发生障碍；⑦色氨酸部分分解为烟酸，抑制脂肪分解，减少脂肪能量来源，使葡萄糖利用过多；⑧癌瘤压迫腹膜未知感受器，阻止交感神经对肝脏的兴奋，不能激活糖原和有效地缓冲血糖水平。

（二）红细胞增多症

国内发病率一般在 7% 左右。肝癌伴红细胞增多症发生机制可能与下列因素有关：①肿瘤组织产生过多的红细胞生成素，刺激骨髓产生过多的红细胞。部分肝癌伴红细胞增多症患者的血浆、尿液以及癌组织渗出物中均发现有数量增高的红细胞生成素。②肿瘤可产生一种球蛋白，此种球蛋白被肾脏所产生的肾性红细胞生成刺激因子（REF）所激活，而形成红细胞生成刺激因子（ESF），进而刺激骨髓产生过多的红细胞。③与癌组织相邻的肝组织处于缺氧状态，可以刺激肾组织产生过多的红细胞生成素。⑤当肝癌合并肝硬化时，肝脏对 ESF 的灭活效率下降，使 ESF 半衰期延长，ESF 量相对增加，刺激骨髓产生过多的红细胞。有观点认为肝硬化病人出现红细胞增多是癌变的一个可靠指标。

肝癌伴红细胞增多症应注意与真性红细胞增多症鉴别，因二者治疗方法完全不同。真性红细胞增多症：除红细胞增多外，白细胞、血小板及粒细胞碱性磷酸酶均增加，骨髓检查为三系增生，动脉血氧饱和度正常，红细胞生成素降低或正常。肝癌伴红细胞增多症：白细胞、血小板及粒细胞碱性磷酸酶均正常，骨髓检查仅见红细胞系增生，动脉血氧饱和度减低，红细胞生成素增高。

（三）高胆固醇血症

PNS 的高胆固醇血症发生率达 38%，多见于 50 岁以上男性，本组资料统计为 15.9%。其发生机制可能为：① HCC 时合成极低密度脂蛋白增加，导致血脂升高；② HCC 压迫致肝内外胆管阻塞，胆汁淤积，胆汁胆固醇和磷脂进入血循环过多；③ HCC 细胞可自主地合成胆固醇，由于缺乏正常负反馈系统，致合成失控，使大量胆固醇释入血中。高胆固醇血症患者具有高龄、瘤体大、谷氨酰转肽酶增高显著等特征。高胆固醇血症多伴有低血糖症，所以应注意低血糖反应。

（四）甲胎蛋白增高

甲胎蛋白（AFP）是哺乳动物在胚胎期由肝和卵黄囊合成的胚胎性血清糖蛋白。在胎儿发育过程中，胎肝是合成 AFP 的主要场所，其次是卵黄囊，来自内胚层的胃肠道黏膜也能少量合成。胎儿期，AFP 起到蛋白载体作用，并维持胶体渗透压。成年期，AFP 主要来源于内胚层的恶性肿瘤，如肝癌及性腺肿瘤等。在细胞恶变过程中，某些细胞基因被重新激活，原已丧失合成 AFP 能力的细胞又重新开始合成，患者体内的 AFP 水平增高。AFP 是诊断原发性肝癌最敏感、最特异的指标。

（五）血小板增多症

HCC 伴血小板增多特点为血小板计数增高，但多在 $1000 \times 10^9/L$ 以下，红细胞一般正常，血栓栓塞与异常出血的现象少见，脾脏无肿大，骨髓检查仅见巨核细胞及血小板增多，与原发性血小板增多症明显不同。HCC 伴血小板增多症机制可能与血小板生成素增多有关。血小板增多症发生率为 7% ~ 10%，男性多发，谷氨酰转肽酶增高显著。血小板增多的 HCC 患者往往合并有其他伴癌综合征。

（六）类白血病反应

系指机体因受某种刺激而发生的一种类似白血病的血象反应。恶性肿瘤为其常见病因之一，白细胞增多症为其常见表现。其与白血病的主要区别在于骨髓检查除有白细胞增生和核左移外，原始和早幼细胞很少达到白血病程度，无白血病细胞浸润表现，一般也不伴有贫血和血小板减少。肿瘤患者发生类白血病的机制系由于：①肿瘤转移破坏和刺激骨髓；②肿瘤坏死炎症、出血；③肿瘤异位分泌骨髓生长因子（G-CSF）。白细胞增多的患者同时并发血小板增多症。

（七）高血钙症

肝癌伴高血钙症出现高血钙危象（嗜睡、精神异常、昏迷等）时，常被误诊为肝癌脑转移或肝性脑病，应注意鉴别。当血钙达 15mg/dl 时，应及时降低血钙，否则有致命危险。高钙伴低磷，这与骨转移引起的高血钙症不同，后者高钙高磷并常伴骨破坏表现。引起高血钙症的原因：① HCC 可产生异位甲状旁腺激素（PTH）和 PTH 相关蛋白、前列腺素等物质；② HCC 可分泌破骨细胞激活因子，导致骨溶解和高血钙症发生；③ HCC 患者细胞因子、转化生长

肝癌的诊断与多学科治疗研究

因子等活性增高，影响钙代谢；④肿瘤细胞产生维生素 D 样物质，促进肠钙吸收增加；⑤肾功能减退，钙排泄量减少，骨化降低等均可促进血钙升高。高钙时有一系列高血钙症的表现：如虚弱、乏力、口渴、多尿、厌食、恶心及呕吐，严重的出现嗜睡、精神异常、昏迷等高钙危象。当血清钙 > 3.8mmol/L 时应及时降钙处理，否则有生命危险。当出现上述症状时，应与肝昏迷等肝功能异常进行区别，以做出正确的处理。

（八）高血钾症

高血钾症是肝癌伴癌综合征中一种严重的类型，文献报道较少，机制尚不清楚。浙江省肿瘤医院曾诊治 1 例患者，术前检查肝肾功能均正常，行半肝切除术，术中出血较多，给予输血等治疗，术后 3d 患者出现黄疸，随后检查肝功能明显异常，血钾 5.8mmol/L，给予护肝等治疗，病情渐恶化，患者出现心律失常，随后出现少尿至无尿，血钾渐增高，于术后 10d 死亡。讨论认为患者死亡原因为肝肾综合征，但回顾分析患者高钾在前，少尿、无尿在后，高血钾症应在肝肾综合征出现之前。高血钾症的原因尚不清楚，可能与肿瘤细胞大量坏死，大量钾释放入血有关，也可能与酸中毒引起的细胞内外 H^+-K^+ 交换加强而造成高血钾症，也有可能为肝肾综合征最早表现。但无论如何，高血钾症提示为肝癌患者预后不良的信号之一。

（九）高纤维蛋白原血症

发病率约 26%，一般不伴有出血征象与体征，多在化验时发现凝血酶原时间延长，纤维蛋白原增高或血液中含有冷性纤维蛋白原。研究发现当切除患者肿瘤后，纤维蛋白原降至正常，而癌肿未能切除者，术后纤维蛋白原不下降。故肝癌伴高纤维蛋白原血症患者肿瘤切除以后，纤维蛋白原下降与否可作为癌肿是否彻底切除的标志之一。有观点认为异常纤维蛋白原是有用的肿瘤标记物。这种异常的纤维蛋白原在许多方面与胎儿纤维蛋白原的性质相似，故可能是在肝肿瘤时再现的胎儿纤维蛋白原的形式，进一步研究发现异常纤维蛋白原单体聚合延迟，其碳水化合物成分（唾液酸、中性糖及氨基己糖）增加，这种变化与异常纤维蛋白原的功能异常有关。肝癌伴异常纤维蛋白原血症可能与肝癌合成异常纤维蛋白有关。也可能是肝癌组织释放一种抑制物质，使纤溶活性减低，而致血浆纤维蛋白原增加。

（十）性征变化

原发性肝癌患者主要有性早熟、男子女性型乳房和男子女性化三种类型的性征改变。性早熟是指儿童第二性征发育以外尚可有杵状指及骨骼成长提前，血睾酮增高达成人水平。男性病人肿瘤分泌异位促性腺激素、癌细胞合成某种活性物质刺激睾丸间质细胞释放雄激素。男子女性型乳房主要与血雌激素升高及病人乳房组织对血中雌激素敏感性增高有关。男子女性化则由于肿瘤组织能将脱氢表雄酮和硫酸脱氢表雄酮转化成雌酮与雄二醇。血中雌激素增高而出现男子呈女性体毛分布、女性体型等。

（十一）皮肤卟啉症

皮肤卟啉症（PHC）伴皮肤改变所致的皮肤卟啉症较为罕见。表现为皮肤红斑、脸手部水疱及光敏现象。尿、粪卟啉升高，肝癌切除术后症状缓解。伴发卟啉病的机制和 PHC 病人氨基乙酸丙酸合成酶、ALA 脱氢酶及卟胆原脱氨酶活性增高有关。其他罕见的皮肤改变还有躯干部的脂溢性角化症等。

（十二）神经系统表现

神经系统症状主要分为两类，一类以慢性感觉运动神经病变为主的多发性神经病和肌病，表现为多发性神经根炎、感觉异常、位置觉异常等；另一类以炎性神经原缺失为病理改变，病变好发于大脑、小脑、脑干、脊髓神经节等部位。表现为昏迷、偏瘫、发音障碍等。上述症状既可伴随肝癌产生也可早于肝脏病变。对于其机制，比较一致的观点是：肿瘤可诱导机体产生相应的抗体，由于肿瘤抗原和神经细胞如雪旺细胞有交叉抗原决定簇，故宿主产生的抗体导致神经细胞的损伤。

第二节　肝癌的并发症

一、上消化道出血

肝癌并发上消化道出血较常见，原因极其复杂。可能的原因：①有肝硬化基础或有门静脉 / 肝静脉瘤栓而发生门静脉高压、食管胃底静脉曲张破裂出血。但程树群等研究发现，肝癌合并门静脉癌栓的患者，静脉曲张发生和表现与患者原来合并肝炎有关，而与癌栓形成和浸润门静脉程度无密切相关，提示肝炎肝硬化促使门静脉高压致食管胃底静脉曲张作用更大。门静脉癌栓生长并不与食管胃底静脉曲张破裂出血相一致，所以提出对癌栓晚期患者，保肝治疗仍为首选；晚期患者可因胃肠道黏膜糜烂合并凝血功能障碍而有广泛出血。[①] ②肝

---

① 程树群，孙居仙.肝癌合并门静脉癌栓的诊治进展 [J].中国普外基础与临床杂志，2019，26（05）：513-518.

癌合并胆管出血：少见，但确有发生。肝癌患者出现右上腹痛、上消化道出血、黄疸是胆管出血的三联征，应考虑到肝癌合并胆道出血的可能。典型患者可于胃液或大便中发现管型血凝块。肝内肝动脉与胆管伴行，肿瘤组织增生使管壁损伤，形成动脉－胆管间交通，随肿瘤增长压迫使管壁坏死，血液经肝外胆管入十二指肠。肝癌合并胆道出血的确诊，有赖于选择性腹腔动脉造影或手术探查。胃镜检查可排除食管、胃、十二指肠球部疾病，也可直视下看见鲜血或血凝块从十二指肠乳头排出。呕血、黑便为首诊，可以持续黑便为主，伴呕吐咖啡样液体。③肝癌合并胃十二指肠溃疡出血或肝癌直接侵入胆道或胃、十二指肠引起出血。未经治疗或治疗过程中均可见溃疡出血。如 TACE 后，化疗药物损伤胃黏膜、栓塞剂误入胃十二指肠动脉引起胃黏膜缺血、水肿、炎症、糜烂，使溃疡及其周围组织进一步坏死，消化道反应诱发溃疡出血。手术也可引起应激性溃疡加重出血。④凝血功能障碍：由于肝脏合成凝血因子减少、纤维蛋白溶解性增高，以及化疗等造成骨髓抑制等原因，造成凝血功能障碍。⑤各种治疗如肝切除、肝动脉栓塞化疗、肝动脉门静脉化疗等加重门静脉高压。

二、肝癌自发性破裂出血

肝癌结节破裂出血是肝癌严重并发症，也是肝癌主要死因之一。肝癌破裂出血发生率相当高，有报道为 14%，如抢救不及时，临床病死率高达 100%。[①]

肝癌破裂出血的症状和体征，可因破裂口大小、出血量多少不同而不同。破裂可局限于包膜下，产生局部疼痛，也可破入腹腔引起急性腹痛和腹膜刺激征，大量出血可导致休克和死亡。有肝癌病史的患者，突发右上腹痛，体检腹肌紧张，全腹压痛、反跳痛，移动性浊音（＋），应首先想到肝癌破裂的可能。但较多肝癌破裂的患者症状、体征多不典型，腹痛不很剧烈，腹膜刺激征也并不严重，部分患者仅表现为腹胀，部分患者会以休克就诊，容易造成误诊。减少误诊的方法是医生应该加强肝癌破裂出血的意识。诊断性腹腔穿刺是一项快速简便的诊断措施，而且禁忌证和并发症较少。自发性破裂的原因：①肝癌在生长过程中由于膨胀生长，瘤内压力增高，压迫回流静脉，使瘤内淤血。②肿瘤生长迅速，瘤体内供血不足，出现缺血缺氧或坏死破裂出血。③肿瘤直接侵蚀血管出血。④肿瘤破溃液化后合并感染。⑤肿瘤位置表浅，包膜脆而薄弱。⑥肝功能不良，凝血因子缺乏导致凝血障碍。⑦弹性蛋白及胶原质表达异常，

---

① 蔡莘，丁思勤.肝癌破裂出血的急诊外科处理体会（附32例报告）[J].中国社区医师（综合版），2006（13）：21.

导致血管功能障碍。⑧当肿瘤生长迅速致使其供血相对不足而出现缺血、缺氧，肿瘤中央坏死、液化时。⑨因外力而破裂，如用力咳嗽、排便及晨间跑步。⑩也可见于腹压骤降引起，如孕妇生产后破裂出血。

三、呼吸系统症状、体征

患者可表现为胸闷、气促、口唇紫绀、运动后呼吸困难等，胸部 X 线片检查可无异常，或有胸腔积液，肺纹理增多、模糊等，但均缺乏特异性。门静脉增宽、胃底食管静脉曲张者，其 HPS 发病率差异有显著性。门静脉高压，侧支循环建立可导致门 – 肺分流，血管活性物质等经肝脏灭活减少，使肺内毛细血管扩张、肺内动 – 静脉分流形成等原因，使血氧交换障碍，导致低血氧症。

四、肝性脑病

肝性脑病（HE）是以严重肝脏疾病和 / 或门体分流所致的代谢紊乱为基础的中枢神经系统功能失调综合征，以神经精神症状为主。HE 是重症或晚期肝病、某些肝胆疾病术后常见的并发症，是肝脏解毒功能不全和衰竭的表现。其主要临床表现为性格改变、智力减退、意识障碍、行为失常和昏迷等。

肝癌患者出现肝性脑病是肝癌进入终末期的表现之一，可分为 3 级。Ⅰ级：反应迟钝，无集中能力，失眠，欣快感，性格改变，对周围事物缺乏反应，行为异常，抑郁，嗜睡，失去定向能力等。Ⅱ级：精神错乱，不认人，木僵，昏睡，出现扑翼样震颤或其他不自主的动作。Ⅲ级：昏迷。浅昏迷对刺激有反应，深昏迷对刺激性无反应。

肝性脑病病因和发生机制目前尚不完全明确，诱发因素较多，常见的有消化道出血、感染、医源性因素、电解质紊乱、肾功能不全、高蛋白饮食等。存在以下几种假说。

（1）氨中毒学说。①氨的来源：有认为与 Hp 感染有关，但也有研究发现，Hp 感染并不是肝硬化 HE 患者的一个独立危险因素，一些前瞻性研究发现肝硬化 HE 患者在根除 Hp 治疗后血氨水平和精神状态并无显著改变。②氨通过血脑屏障的机制：研究发现，HE 时氨除了以简单扩散的方式通过血脑屏障外，脑部毛细血管膜上的膜蛋白质可以转运氨通过血脑屏障，也有氨相关的转运蛋白间接摄取氨，其具体机制尚待进一步研究。氨引起星形细胞损伤，脑内氨的代谢主要依靠与谷氨酸合成谷氨酰胺，而星形细胞是已知的脑内唯一能合成谷氨酰胺的细胞，也是氨神经毒性的主要靶细胞。具有渗透活性的谷氨酰胺导致细胞内水分积聚，引起细胞水肿，这可能是高血氨时脑水肿发生的主要机制之一。但也有人研究认为，谷氨酰胺水平和星形细胞水肿之间无正相关性；氨致炎症反应，炎症和感染因素与氨毒性有协同作用，氨不只是对星形细胞产生毒性作用，而且还诱导中性粒细胞功能障碍释放活性氧，促进了全身炎症反应，可能进一步加剧氨毒性和减少中性粒细胞抗炎作用，产生恶性循环。

（2）氨基酸失衡：支链氨基酸（BCAA）浓度下降，芳香族氨基酸（AAA）（包括苯丙氨酸、酪氨酸和色氨酸）浓度增高。

（3）其他假神经递质学说、锰中毒学说。另外肝性脑病时常可伴有碱中毒、低血钠、低血氧症、低血糖等，又反过来加重肝性脑病，形成恶性循环。

五、肝性胸水

肝硬化伴胸水在肝硬化患者中并非罕见，有报道发生率为 5%～10%，表现为咳嗽、低热最常见，和肺结核的临床症状相似，所以往往误诊为肺结核或肺部感染并发胸水。肝性胸水可以是双侧性，但多数为单侧，以右侧为多见。低白蛋白血症，门静脉高压致奇、半奇静脉压增高，胸部淋巴回流障碍以致淋巴液外渗，以及胸膜淋巴管破裂是导致肝性胸水可能的机制；而右肺静脉回流至左心室的压力较左肺静脉为高，可能是右侧较左侧更易发生的原因；大量腹水可继发产生胸水；另外，近肝表面靠近膈肌的肿瘤刺激产生胸水也是可能的原因之一；各种治疗包括手术、射频、TALE、微波等治疗后胸腔积液更是最常见的并发症之一，国外报道肝癌肝切除术后并发胸腔积液的发生率高达 30%～43%，国内刘鹏飞报道也达 32.01%，以右侧多见，孙万日等报道总发生率为 20.70%，多以单侧为主，其中右侧胸腔积液占 90.57%，部分患者虽证实有两侧胸腔积液，但也仍以一侧为重。[1]患者可表现为胸闷、呼吸困难和发热等，如有上述症状出现应早期进行检查并给予对应的处理。

五、肝肾综合征

肝肾综合征（HRS）出现在严重肝病尤其是肝硬化病程后期，可出现肝功能衰竭，称之为肝肾综合征。肝癌合并肝硬化，肝功能处于失代偿期时会合并大量腹水，可发生肝肾综合征，主要表现为少尿、血浆尿素氮和肌酐升高等肾功能衰竭征象。HRS 是肾灌注不足所致的肾前性、功能性肾功能衰竭，以肾小球滤过率（GFR）降低为特征，肾脏本身并无组织学改变。目前 HRS 发病机制仍未完全明确，可能与大量腹水引起有效循环血量减少，肾有效血容量减少

① 桂淑坤.肝癌肝切除术患者术后并发胸腔积液的原因及护理[J].医疗装备，2016，29（24）：157-158.

有关；肝衰时，肝脏对血液中有毒物质解毒作用降低，以及进食少、呕吐、腹泻、大剂量利尿剂应用使血容量进一步减少。在肝肾综合征中，肾脏损害是功能性的，若能及时纠正肝功能，肾功能会得到缓解；若不能得到及时纠正，会使肾功能损害进一步加重，可能导致患者迅速死亡。

六、肝肺综合征

肝肺综合征（HPS）指慢性肝功能不全患者因肺内血管扩张而出现的严重低血氧症，是各种慢性肝脏疾病终末期的一种严重并发症，肝硬化 HPS 发生率为 33% ～ 42.9%，远期预后不佳。血气分析动脉氧分压（PaO_2）< 10.7kPa，患者行直立性缺氧实验，仰卧位改站立位时 PaO_2 降低 10% 为阳性。

第三节　肝癌的临床分期

一、Kampala 标准和 Primack 修正方案

1971 年在乌干达的 Kampala 市召开由非洲、欧洲及北美各国学者参加的肝细胞癌研讨会，为统一观察治疗效果制订了一个按临床症状、病程范围及是否合并肝硬化的肝细胞癌临床分期标准，向世界肝细胞癌治疗中心推广，见表3-1。

Kampala 分期首次作为统一标准指导制订肝细胞癌治疗方案和疗效观察，为肝细胞癌研究的发展做出重大贡献。因该方案具有局限性，Primack 等认为胆红素量化指标对判定有重大意义而提出修正方案，见表 3-2。

表 3-1　Kampala 肝细胞癌临床分期标准

临床状况	病变范围	肝硬化
Ⅰ期：临床或实验室检查无肝功能障碍，无因肝病而出现的体征	A：一个肝叶	有（＋）
Ⅱ期：轻度肝功能障碍，轻度腹水但非血性，轻度恶病质	B：涉及两个肝叶	无（－）
Ⅲ期：显著门静脉高压，张力性腹水或血腹，食管静脉曲张，肝衰竭，显著恶病质	C：有转移	不确定

表 3-2　Primack 改良肝细胞癌分期标准

分期	特征
Ⅰ期	无腹水、体重减轻、门静脉高压 总胆红素 < 34.2μmol/L
Ⅱ期	有腹水和／或中度体重减轻（< 25%），无门静脉高压 总胆红素 < 34.2μmol/L
Ⅲ期	体重明显减轻（> 25%），有门静脉高压 总胆红素 > 34.2μmol/L

上述两种分期主要适宜乌干达及南部非洲肝细胞癌发病人群，具有相对局限性。

二、Okuda 分期标准

日本是肝细胞癌高发病率国家，Okuda 等回顾性总结了 850 例肝细胞癌病史与预后的关系提出肝细胞癌是否已占全肝 50%，腹水有无、白蛋白是否 > 30/L 及胆红素是否 < 51.3μmol/L 是决定生存期的重要因素，并提出三期分期方案，即Ⅰ期为非进展期，Ⅱ期为中度进展期，Ⅲ期为进展期，见表 3-3。

表 3-3　Okuda 肝细胞癌分期标准

分期	肿瘤大小		腹水		白蛋白		胆红素	
	> 50%	< 50%			< 30g/L	> 30g/L	> 51.3μmol/L	< 51.3μmol/L
	(+)	(-)	(+)	(-)	(+)	(-)	(+)	(-)
Ⅰ期		(-)		(-)		(-)		(-)
Ⅱ期	1 ～ 2 个阳性指标							
Ⅲ期	3 ～ 4 个阳性指标							

该分期从 1985 年沿用至今，为最早适用的分期方法之一。它首次包括肿瘤和肝功因子，但对肿瘤大小估计比较主观，忽略了一些重要的肿瘤因子，例如：瘤体为单发病灶还是多发病灶，抑或弥漫的，是否有血管侵犯，这些均与预后密切相关。该分期过于偏倚胆红素。

三、国际抗癌联盟（UICC）制订的 TNM（Tumor，Node，Metastasis）分期标准

UICC 在 20 世纪 80 年代中期推出常见肿瘤的 TNM 分期，见表 3-4。肝细胞癌的 TNM 分期充分考虑了肿瘤的大小，是否局限、有无血管侵犯、区域淋巴结转移及远处转移等较全面反映了肝细胞癌的进展程度，在判断预后和比较疗效等方面发挥了重要作用。TNM 分期方案对肿瘤的描述十分全面，是目前国际标准分期方法，被建议是对欲行手术或肝移植患者最好的评估方法。但近来研究发现对早期手术或肝移植的患者缺乏预后评估作用，在预测肿瘤复发方面有较大缺陷，同时肝细胞癌切除术或肝移植后无瘤生存期的长短与 TNM 分期不一致。尤其 TNM 分期中小血管浸润、肝十二指肠韧带区域淋巴结的转移在获得病理标本前较难确定，未考虑合并肝硬化的情况，而肝功能情况更是制约治疗方案选择与估计预后的重要因素。在进行诊断和选择治疗方案时尚需结合其他分期方法。

表 3-4　国际抗癌联盟（UICC）TNM 分期标准

分期	T	N	M
I	T_1	N_0	M_0
II	T_2	N_0	M_0
III a	T_3	N_0	M_0
III b	$T_1 \sim T_3$	N_1	M_0
IV a	T_4	N_0，N_1	M_0
IV b	$T_1 \sim T_4$	N_0，N_1	M_1

T：原发肿瘤。

Tx：原发肿瘤不明。

T_0：无原发病证据。

T_1：孤立肿瘤，最大直径 ≤ 2cm，无血管侵犯。

T_2：孤立肿瘤，最大直径 ≤ 2cm，有血管侵犯或孤立肿瘤，最大直径 > 2cm，无血管侵犯或多发肿瘤，在一个肝叶，最大直径 ≤ 2cm，无血管侵犯。

T_3：孤立肿瘤，最大直径 > 2cm，有血管侵犯或多发肿瘤，局限在一个肝叶，

最大直径 ≤ 2cm，有血管侵犯或多发肿瘤，在一个肝叶，最大直径 > 2cm，有或无血管侵犯。

T_4：多发肿瘤分布超过一个肝叶；或肿瘤侵犯门静脉或肝静脉的一级分支；或肿瘤侵犯胆囊外的周围脏器；或穿透腹膜。

N：区域淋巴结包括肝十二指肠韧带淋巴结。

N_x：区域淋巴结不明；N_0：区域淋巴结无转移；N_1：区域淋巴结有转移。

M：远处转移。

M_x：远处转移不明；M_0：远处无转移；M_1：远处有转移。

四、意大利肝癌项目组 CLIP 分期

1992 年意大利肝癌项目组推出包括 Child-Pugh 肝功能分级、肿瘤情况、门脉癌栓和血清 AFP 水平的 CLIP 肝细胞癌分期系统，见表 3-5。该分期具有非常好的预测能力。它的缺点是没有针对肿瘤分期提供适当的治疗方法，因此不用于为患者选择适当的治疗。Levy 等用 CLIP 分期系统对 257 例患者的分析证明该评分系统有效，认为 CLIP 系统可将预后最好的患者（CLIP0）同即使有一个预后不佳因子的患者区分开来。Caselitz 等将 CLIP 和 BCLC 与 Child-Pugh、Okada 及 TNM 分期比较，62 例肝细胞癌患者总的中位生存期是 11.3 个月。多因素分析认为 CLIP 和 TNM 分期是独立危险因子。Zhao 等对手术切除后的 125 例肝细胞癌患者做回顾性分析，认为 CLIP 分期对于行根治手术的肝细胞癌患者的复发早晚的预测能力非常好。

最终评分为 0 ～ 6 分，总评分越高，预后越差，因该评分系统在肝细胞癌确诊时就能得出评分，对及时判断病情预后有极大帮助。

表 3-5　意大利肝癌项目组 CLIP 分期

项目	积分
Child-Pugh 分级	
A	0
B	1
C	2
肿瘤形态	
单结节，≤ 50%	0

续　表

项目	积分
多结节，≤ 50%	1
弥漫，> 50%	2
AFP	
< 400ng/dl	0
≥ 400ng/dl	1
门静脉癌栓	
无	0
有	1

五、中国香港中文大学预后指数（Chinese university prognositic index，CUPI）

通过分析 926 例肝细胞癌患者而建立起来的一个系统，综合了 TNM，血清 AFP，腹水，胆红素，碱性磷酸酶及行为状态指数（performance state test，PST）评分 6 个预后参数，将患者分为 3 期，因最好的患者一年生存率仅有 50%，该分期对早期肝细胞癌患者的预后能力尚需进一步证实。因未再有后续的研究支持该分期系统，未被推广。

六、日本积分系统（Japanese integrated system，JIS）

该评分系统综合了 Child-Pugh 分级与 TNM 分期，预后最好的一组 10 年生存率达 65%，而 CLIP 只有 23%，JIS 简便有效，客观性强。Kudo 等对 4 525 例肝细胞癌患者进行了大样本多中心研究，比较 JIS 与 CLIP 评分，在前者仅有 45% 被评为早期，而后者有 63% 被评为早期；CLIP 3 和 6 生存曲线无差异，而 JIS 所有分期差异都明显，同一分期患者预后相似，各中心重复好，多因素分析认为 JIS 是最好的预后因子，见表 3-6。

表 3-6　日本积分系统（Japanese integrated system，JIS）

项目	积分（score）			
	0	1	2	3
Child-Pugh	A	B	C	–
TNM by LCSGJ*	I	II	III	IV

注：*LCSGJ：日本肝癌研究组织（Liver cancer study group of Japan）

T：原发肿瘤。

T_1：孤立肿瘤，最大直径 $\leqslant$ 2cm，无血管侵犯。

T_2：①孤立肿瘤，最大直径 $\leqslant$ 2cm，有血管侵犯；②孤立肿瘤，最大直径 > 2cm，无血管侵犯；③多发肿瘤，最大直径 $\leqslant$ 2cm，在一个肝叶。

T_3：①孤立肿瘤，最大直径 > 2cm，有血管侵犯；②多发肿瘤，最大直径 > 2cm，局限在一个肝叶。

T_4：①多发肿瘤分布超过一个肝叶；②肿瘤侵犯门静脉或肝静脉。

N：区域淋巴结包括肝十二指肠韧带淋巴结。

N_0：区域淋巴结无转移；N_1：区域淋巴结有转移。

M：远处转移。

M_0：远处无转移。

M_1：远处有转移。

表 3-7　日本肝癌研究组织的分期方案（LCSGJ）

分期	T	N	M
I	T_1	N_0	M_0
II	T_2	N_0	M_0
III	T_3	N_0	M_0
	$T_1 \sim T_3$	N_1	M_0
IV a	T_4	N_0，N_1	M_0
IV b	$T_1 \sim T_4$	N_0，N_1	M_1

LCSGJ 于 1987 年制订一简化的 TNM 分期方案，见表 3-7。

七、巴塞罗那肝癌分期系统（BCLC）

巴塞罗那肝癌分期系统（Barcelona clinic liver cancer，BCLC）是由巴塞罗那组通过几个队列研究和随机对照研究建立起来的，它不是一个根据分数来分期的系统，是由几个研究得出的独立预后因子组成的一个分期系统，综合肿瘤负荷及侵犯、肝功能和人体状态指数而将肿瘤分期、治疗方案和预期生存相结合的唯一分期系统，该分期分极早期、早期、中期、进展期（晚期）和终末期。BCLC 不仅仅是肝细胞癌分期，更提供了不同时期的治疗选择，被提议是最好的治疗指南，特别是对于可以行根治性治疗的早期肝细胞癌患者。

极早期（0 期）：Child A；PST 0；单发肿瘤，< 2.0cm。

早期（A 期）：Okuda 1 ～ 2；Child A–B；PST 0；单发或多发肿瘤，< 3.0cm；数量 ≤ 3 个。

中期（B 期）：Okuda 1 ～ 2；Child A–B；PST 0；多发肿瘤。

晚期（C 期）：Okuda 1 ～ 2；Child A–B；PST 1 ～ 2；门静脉浸润，N_1，M_1。

终末期（D 期）：Okuda 3；Child C；PST > 2。

八、中国肝细胞癌分期

1977 年在全国肝细胞癌防治研究协作会议上通过一个按症状轻重将肝细胞癌分为 3 期的方案。该方案简单明了，易掌握。经过 20 余年的临床应用，该分期 I ～Ⅲ期跨度大，大多数患者集中在Ⅱ期，同期中病情有较大出入，并且未表述门静脉癌栓、肝门及腹腔淋巴结转移等分期要素。1999 年在成都第四届全国肝细胞癌学术会议上中国抗癌协会肝细胞癌专业委员会根据 UICC 的 TNM 分期修改提出我国肝细胞癌新的分期标准。根据成都肝细胞癌分期系统在临床上的应用情况，同时借鉴国外肝细胞癌分期系统，于 2001 年在广州中国抗癌协会提出我国新的肝细胞癌分期标准，建议全国各肝细胞癌治疗中心推广使用。分期方案如下：

I a：单个肿瘤直径 ≤ 3cm，无癌栓、腹腔淋巴结及远处转移；Child A。

I b：单个或 2 个肿瘤直径和 ≤ 5cm，无癌栓、腹腔淋巴结及远处转移；Child A。

Ⅱ a：单个或 2 个肿瘤直径和 ≤ 10cm，在半肝或 2 个肿瘤直径和 ≤ 5cm，在左右两半肝，无癌栓、腹腔淋巴结及远处转移；Child A。

Ⅱ b：单个或多个肿瘤直径和 > 10cm，在半肝或多个肿瘤直径和 > 5cm，在左右两半肝，无癌栓、腹腔淋巴结及远处转移；Child A。肿瘤情况不论，有门静脉分支、肝静脉或胆管癌栓和 / 或 Child B。

Ⅲa：肿瘤情况不论，有门经脉主干或下腔静脉癌栓、腹腔淋巴结及远处转移之一；Child A 或 B。

Ⅲb：肿瘤情况不论，癌栓、转移情况不论；Child C。

第四章　肝癌的辅助检查与诊断

第一节　肝癌的实验室检查

一、癌胚抗原和糖蛋白抗原

（一）甲胎蛋白

甲胎蛋白（AFP）是一种胚胎内胚层衍生相关组织细胞的同源蛋白产物，主要由胎儿肝细胞、卵黄囊、胃肠道及生殖等器官组织的上皮产生，为胎儿主要血清蛋白。这类细胞广泛分布在消化、泌尿、生殖和呼吸等系统，如肝脏、胃肠道、胰腺、卵巢、睾丸、膀胱及肺等器官的上皮组织中。

甲胎蛋白由新生的幼稚肝细胞分泌，是胚胎发育早期的一种主要血清蛋白。胎儿的肝细胞没有发育（分化）完全，分泌的甲胎蛋白量很大，所以孕妇的甲胎蛋白会呈阳性，妊娠妇女和新生儿也会出现甲胎蛋白的一时性升高。在正常成人体内，AFP 基因表达并未完全关闭，还可以检测到低浓度存在于血清（$\leqslant 25\,\mu g/L$），但当常人处于某些病理状况或者是肝脏损坏的情况下，AFP 含量会明显增高。病毒性肝炎、酒精性肝炎、慢性活动性肝炎、肝硬化病人 AFP 可呈中、低水平或暂时性增高。AFP 升高主要是由于受损伤的肝细胞再生而幼稚化时，肝细胞便重新具有产生 AFP 的能力，随着受损肝细胞的修复，AFP 逐渐恢复正常。在肝细胞发生恶变时，肿瘤细胞为尚未分化的肝细胞，又恢复了产生这种蛋白质的功能，因此，血清水平含量可出现明显升高（$\geqslant 400\,\mu g/L$），特别是在原发性肝癌（PHC）病人血清中，AFP 水平升高更加明显，因此，异常增高的 AFP 可作为早期发现和诊断原发性肝癌的重要指标之一。

由于甲胎蛋白是一种在胚胎时期或是病理状态下的基因表达产物，伴随着胚胎发育和细胞分裂旺盛过程，因而我们推测它在肿瘤发生发展过程中有可能是促进肿瘤细胞生长的内源性物质。体外观察发现，小剂量的 AFP 对人肝癌

Hep G2 细胞、H-22 细胞和 Ehrlich 腹水癌细胞有直接促增殖作用。AFP 是一种免疫抑制性蛋白质，对肿瘤逃逸机体免疫功能有影响。有研究表明，AFP 结构和人血白蛋白相似，属于白蛋白家族，是胎儿体内的主要蛋白质，具有免疫抑制作用，它能有效抑制母体对胎儿的排斥，能抑制原发性肝癌病人和患肝癌小鼠的免疫系统功能。[①] 这是由于 AFP 具有改变 CD_4^+ 和 CD_8^+ 等 T 淋巴细胞亚群的比例和导致淋巴细胞死亡的作用。用 AFP 基因的某些碱基片段作为表位目的基因，发现表达这些表位基因的蛋白质具有抑制 T 淋巴细胞的免疫应答功能，说明 AFP 的某些结构域具有免疫抑制作用，AFP 可抑制免疫攻击，促进肝癌细胞生长。虽然 AFP 对机体免疫应答有抑制作用，但其生物学功能却很复杂。机体抗肿瘤的重要机制之一是肿瘤细胞的凋亡，主要由肿瘤坏死因子（TNF）家族及其受体（TNFR）介导。有人用反转录 PCR 法检测肝癌细胞的 TNFR，发现癌细胞 TNFR 的表达停止或丢失的病人均有 AFP 表达量升高，说明 AFP 可能通过调节 TNFR 的表达，从而使肝癌逃避机体的免疫监视。

在确诊为肝癌的病人中，甲胎蛋白越高，并非表示肿瘤越大。不过，如果是在同一个病人身上，甲胎蛋白的高低（与自己以前的数值比较）是相当具有参考价值的，可作为治疗成功与否，以及是否有肿瘤复发的一项指标。在用于肝癌病人预后评估方面，血清 AFP 浓度与病人的生存率呈负相关。但是，甲胎蛋白的高低与肝癌的大小并无绝对关系。小型肝癌约有 1/3 不会有甲胎蛋白上升，约 20% 的晚期肝癌病人直至病故前，AFP 仍不超过 $10\mu g/L$，所以甲胎蛋白正常并不表示没有肝癌的存在。甲胎蛋白可以视为是一种肿瘤信号，它意味着肝脏可能产生了肝癌，但并非只要出现甲胎蛋白阳性，就可确诊为肝癌。几乎所有肝炎病人甲胎蛋白都有升高，大多数病人在肝功能恢复正常时，甲胎蛋白却达高峰。这一发现提示，甲胎蛋白的产生为肝细胞修复新生所引起，急性肝炎病人如转氨酶开始下降，肝细胞转入修复期时，甲胎蛋白的浓度最高，于达到高峰后才逐渐下降乃至消失。一般肝炎病人甲胎蛋白的升高持续时间不长，但谷丙转氨酶和谷草转氨酶下降以后，若甲胎蛋白并未跟着下降，则必须要考虑并发肝癌的可能性。大量的临床资料发现，部分肝硬化病人会长期出现

---

① 吴鸿淞，韦朋余，李登辉，等．甲胎蛋白检测肝细胞肝癌的临床应用价值 [J]．检验医学与临床，2021，18（12）：1809.

AFP 达到上千，但多年都没有肝癌的迹象。[1] 因此，甲胎蛋白在临床上作为肝癌辅助诊断指标，需对其进行动态分析，同时辅以 B 超等影像学检查。确诊肝癌一定要动态观察甲胎蛋白含量的变化，如果连续 1 个月以上时间，甲胎蛋白含量检测结果一直大于 $400\mu g/L$，则应高度怀疑肝癌可能，再结合影像学检查（B 超、CT 及核磁共振成像等）便可确诊。如果甲胎蛋白一过性升高或轻度升高，则不一定就是肝癌。

（二）AFP 异质体

1970 年 Purves 对肝癌病人血清做凝胶电泳时最先观察到 AFP 有不同的迁移率。[2] 随着生物化学及其相关分析技术的进展与应用，发现 AFP 分子与外源性凝集素的亲和力不同，即存在不均一性的糖链异质性。后来，通常将氨基酸序列相同，而糖链或蛋白质等电点不同的 AFP 称为 AFP 异质体（AFP variants）。大量研究证实，AFP 分子糖链异质性与其组织器官来源有关，不同生理病理状况下可产生不同的糖链结构，并且具有肿瘤特异性。Taketa 等发现原发性肝癌病人血清中 AFP 与小扁豆素（LCA）结合后，电泳分成三带，依次命名为 AFP-L1、AFP-L2、AFP-L3，即 LCA 非结合型（AFP-L1、AFP-L1）和 LCA 结合型（AFP-L3）。[3] 现通常把与小扁豆素结合的 AFP-L3 称为 AFP 异质体，与原发性肝癌密切相关。

AFP 分为三个部分：① AFP-L1 占主要部分，指示肝脏良性病变。② AFP-L2 常在孕妇体内测得。③ AFP-L3 具有一定特异性，是肝癌细胞所特有。因此 AFP-L3 可作为一个诊断早期肝癌的指标，其敏感性、特异性均较高，在 AFP 低水平肝癌和小肝癌的诊断中可起到重要的指示意义。也有部分研究报道称，AFP-L3 也可指示原发性肝癌的分化程度和转移性复发，故在判断肝癌病灶的远处转移及患病预后方面具有一定临床意义。

甲胎蛋白在诊断肝癌时存在的"假阳性"给临床上鉴别诊断带来困难。许多良性肝病也可有 AFP 升高，单凭 AFP 结果有时很难区分良恶性病变。然而在良性的肝脏慢性疾病中，肝细胞不表达 AFP-L3，肝癌病人的 AFP-L3 均

---

① 钱丽媛，李长菲，罗云敬，等 . 甲胎蛋白在肝癌的诊断和治疗中研究进展 [J/OL]. 生物工程学报：1[2021-07-07].http：//ifc.helib.net：80/rwt/CNKI/https/MSYXTLUQPJUB/10.13345/j.cjb.210235.

② 殷正丰 . 甲胎蛋白异质体作为肝癌标志物的临床应用 [J]. 实用肿瘤杂志，2004（01）：1-4.

③ 张雯，钱金雄，肖彦革，等 . 甲胎蛋白异质体（AFP-L3）检测技术的研究进展 [J]. 分子诊断与治疗杂志，2009，1（03）：213-216.

值及阳性率均高于肝硬化组和慢性肝炎组。因此，AFP 异质体检测就具有良好的特异性，尤其对于 AFP 在 30 ～ 400ng/ml 之间者具有较好的价值。如果异质体下降至 25% 以下，AFP 和异质体浓度相对恒定，则可能是病人肝炎或肝硬化所致。对 AFP 低浓度升高的慢性肝炎、肝硬化等肝病病人，定期复查 AFP-L3，动态观察其值变化可及时发现疾病的恶变倾向，明确诊断，尤其对 AFP-13 ≥ 10% 的病人进行随访和严密的监控是很有必要的。

AFP-L3 的敏感性与原发性肝癌的临床分期相关。AFP-L3 用于检测原发性肝癌的总的敏感性在 50% ～ 60%。在直径小于 2cm 的肝癌中，其敏感性只有 35% ～ 45%。随着肝细胞癌的增大，AFP-L3 的敏感性也随之升高。当原发性肝癌的直径为 5cm 或者 5cm 以上时，AFP-L3 的敏感性可高达 80% ～ 90%。血清中总 AFP 和 AFP-L3 可以提供不同的关于肝癌的信息：总的 AFP 升高可能提示肝癌病人肝脏有大的瘤块存在。AFP-L3 可以预测肝癌细胞的恶性程度。总 AFP 的敏感性与肿瘤的临床分期尤其是肿瘤的分化程度相关，而 AFP-L3 的敏感性主要与肝癌的生物学特异性有关（如恶性程度）。因此，AFP-L3 的敏感性与肝癌的肿瘤学特性密切相关。

AFP-L3 与原发性肝癌的预后相关。血清中 AFP-L3/ 总 AFP 升高的原发性肝癌病人通常预后不好，应该接受积极的治疗和密切的随访。肝癌切除术后的监测，血清 AFP 含量随之下降，其下降速度取决于体内残留 AFP 量及半衰期，一般 2 个月内转阴，转阴时 AFP 异质体随之消失。如果 AFP 明显下降但不转阴，异质体变化不明显，则提示手术不彻底，可能还存在边缘残留，血管瘤栓、淋巴结或者其他器官的转移，或者是肿瘤的复发。

（三）磷脂酰肌醇蛋白聚糖 -3

磷脂酰肌醇蛋白聚糖 -3（GPC-3）是硫酸乙酰肝素糖蛋白（HSPG）家族的成员之一。HSPG 大量分布在黏附细胞的表面，通过共受体结合一系列配基，如细胞黏附分子、基质成分、生长因子、酶和酶抑制物等，参与调节细胞的增殖、分化、黏附和迁移等过程，还可能参与抑制或调节大部分中胚层组织和器官生长的过程。Capurro 等通过免疫共沉淀和细胞结合试验观察到肝癌细胞中 GPC-3 结合 Wnt 的能力明显提高，认为 GPC-3 通过自分泌和旁分泌的方式增强经典的 Wnt 信号途径，从而刺激肝癌细胞的生长。[①] 另外，GPC-3 可能通过促进与其特异的 Frizzled 受体结合，进而促进细胞恶性转化和肿瘤的持续增殖。

----

① 张崇国，姚登福 . 磷脂酰肌醇蛋白多糖 -3 异常表达与肝细胞癌变相关 [J]. 国际内科学杂志，2008，35（11）：671.

GPC-3 在不同组织来源的肿瘤细胞中表达不尽相同。GPC-3 为一种癌胚蛋白，被用作肿瘤标记物或作为免疫治疗的靶目标。

　　绝大多数肝癌病人血清中存在 GPC-3，而在正常人和肝炎病人血清中并未见 GPC-3 异常改变，且在非肝肿瘤病人的肝组织和血清中也难以检测到 GPC-3 蛋白。说明血中 GPC-3 分析有助于肝癌诊断。外周血 GPC-3 诊断原发性肝癌的敏感度为 50% 左右，特异性在 90% 以上，虽敏感度低，但特异性较好。因与 AFP 浓度及肿瘤大小无明显相关，对 AFP 阴性原发性肝癌有较高敏感性，可与 AFP 联合应用于原发性肝癌诊断，GPC-3 mRNA 检测联合 AFP mRNA 有助于鉴别原发性肝癌微转移的监测。GPC-3 的免疫组化在肝硬化中的小灶性病变组织病理学诊断中是有价值的辅助手段，尤其适用于针刺活检的小块组织。GPC-3 在乳腺癌、间皮瘤等部分肿瘤中会表达下调，但其 mRNA 和蛋白在肝癌中均呈高表达状态，在胆管癌中 GPC-3 表现下调，所以 GPC-3 不但可作为早期标志物诊断肝癌，还可在鉴别诊断中发挥作用。

二、细胞生长因子

（一）肝细胞生长因子

　　肝细胞生长因子（HGF）又称扩散因子（SF），是一种刺激肝细胞生长增生的有丝分裂原，对肝切除或化学损伤后的肝再生起重要作用。最早是由 Nakamura 等从部分肝切除的大鼠血浆和血小板中纯化获得，其结构实质是含 728 个氨基酸的肝素亲和糖蛋白，是由 α 链（69kD）和 β 链（34kD）以二硫键组成的异二聚体。其中 α 链有 4 个 kringle 区，其 N 端有一个发夹样结构，β 链有丝氨酸蛋白酶样结构。

　　人体的很多器官组织可产生 HGF。现已知，HGF 主要来源于肝脏的间质细胞，其次来源于肺和肾。HGF 是一种刺激肝细胞增生的因子，通过旁分泌方式作用于邻近细胞。HGF 与细胞表面的受体 c-Met 结合形成肝细胞生长因子及其受体（HGF/c-Met）通路，将信号传入细胞内，通过作用其下游信号传导通路，从而调节多种细胞功能，包括细胞增殖、运动、分化、小管发生、血管形成等。其生物学功能主要是刺激并诱导包括肝细胞、上皮细胞、内皮细胞等多种细胞的生长、迁移和形态发生改变，参与维持和更新肝、肺、肾等器官的细胞，并促进这些器官的再生和损伤后修复。此外，对不同来源的肿瘤细胞有促侵袭作用或者生长抑制作用，许多肿瘤均可见 HGF 的过度表达。

　　HGF 是近年来研究较多的调节肿瘤细胞浸润、转移的关键细胞因子。在肝脏，HGF 主要由肝的间质细胞分泌，能刺激肝细胞的生长。动物实验表明，当发生肝癌时，虽然癌组织分泌 HGF 的量相对减少，但癌旁结节性增生组织及肝外组织中分泌 HGF 的量仍增高，通过持续激活 HGF/c-Met 信号传导通路，可促进肝癌的恶性进展。研究发现，早期肝癌大鼠血清 HGF 的含量显著高于正常对照组，故我们认为血清中 HGF 浓度持续性增高是发生肝癌的危险信号之一。①

　　血浆 HGF 浓度具有较高的灵敏度和一定的特异性。肝癌病人血浆 HGF 较非肝癌病人明显升高，其差异有统计学意义。Balaban 等以 13 例健康人为对照组，通过采用酶联免疫法对 12 例肝癌、9 例胆管癌病人血清中 HGF 和甲胎蛋白水平的检测发现，血清中 HGF 的水平在肝癌和胆管癌组相近，但比健康对照组高。有 3 例肝癌病人的甲胎蛋白水平正常，但其血清中的 HGF 水平显著升高。同时发现 HGF 与肝癌病人的生存期呈负相关，因此，血浆 HGF 浓度的检测对于肝癌的诊断及判断预后具有重要的提示作用，其浓度的升高指示罹患肝癌的风险增大。②

　　各国学者们的研究指出，肝癌确诊病人的血浆 HGF 浓度与慢性肝炎及肝硬化的病人相比，其增高程度具有明显的统计学意义。如以 HGF > 0.6ng/ml 为阳性标准，其阳性率达到 75% 左右，而 AFP 的阳性率为 70% ~ 90%，二者均存在一定的假阳性率。HGF 可作为肿瘤的标志物之一，尽管在肿瘤定性方面不及 AFP 专一，但在癌与非癌的鉴别诊断方面具有一定指导意义。在肝癌病人 AFP 阴性占 20% ~ 30% 时，诊断肝癌 HGF 可作为 AFP 的补充。

（二）转化生长因子 β

　　转化生长因子 β（TGF-β）是一组调节细胞生长和分化的 TGF-β 超家族蛋白，它包括 30 多种因子。TGF-β 的命名是根据这种细胞因子能使正常的成纤维细胞的表型发生转化，即在表皮生长因子同时存在的条件下，改变成纤维细胞贴壁生长特性而获得在琼脂中生长的能力，并失去生长中密度信赖的抑制作用。TGF-β 与早先报道的从非洲绿猴肾上皮细胞 BSC-1 所分泌的生长抑制因子是同一物。

　　细胞因子 TGF-β 有 3 种不同的形式：TGF-β1、TGF-β2 和 TGF-β3。其中肝脏含量最高且具有生物活性的是 TGF-β1。TGF-β 参与哺乳动物的各

---

① 胥峰，何松.肝细胞生长因子与肝硬化及肝癌的研究进展 [J].重庆医学，2020，49（24）：4217-4221.

② 蔡小云，林群.肝细胞生长因子在肿瘤疾病中的作用研究进展 [J].福建医药杂志，2021，43（01）：134-136.

种病理生理过程，促进细胞外基质的表达，抑制细胞外基质的降解，对细胞的形态发生、增殖和分化过程起着重要作用，有利于胚胎发育和细胞修复，有利于伤口愈合、肉芽组织形成。

已证实 TGF-β 在肝生长和癌症发生中发挥双重作用。一方面，TGF-β 能够作为肿瘤抑制因子调控细胞的增殖，另一方面又可以作为肿瘤促进因子提高肿瘤的活力与侵袭力。正常情况下，TGF-β 能抑制细胞生长、诱导细胞凋亡，在肝癌中 TGF-β 信号的中断解除了它诱导细胞凋亡的能力。此外，TGF-β 能够诱导上皮间质转化的发生，使得这种细胞因子能促进纤维化和肿瘤侵袭能力。大量研究表明，TGF-β 在肝癌初期可作为抑癌因子抑制细胞增殖、启动细胞分化或凋亡，而在肝癌晚期失去对某些癌细胞的抗增殖作用而刺激血管生成、抑制免疫反应、促进上皮间质转化形成，为肿瘤细胞的快速生长、转移提供良好的局部环境，成为促进因子。目前较为公认的观点是肿瘤细胞能够逃避 TGF-β 的抑癌作用却对它的促癌作用保持敏感。

TGF-β 是一个参与多种功能的强有力的细胞因子，如上皮间质转化、组织形态发生、血管生成以及肿瘤进展、侵犯和转移。在肝中，TGF-β 有促纤维化作用，参与肝纤维化、肝硬化和肝癌的发病。既往研究清楚阐明，肝癌病人 TGF-β 血清浓度明显高于健康者，随访期间无瘤病人 TGF-β 血清浓度逐渐下降，而复发者升高。Irubo 等发现在不同的临床肿瘤病人中亦检测到不同的 TGF-β 浓度，提示 TGF-β 在肿瘤形成及浸润、转移复发中起重要作用。[1] 研究发现，肝癌病人的血清以及尿中 TGF-β 的水平都是升高的，并且转移性肝癌比局限性肝癌水平高，可以作为判断肝癌的恶性程度以及病人预后的指标。为了提高 TGF-β 在预后分析的价值，可以将 TGF-β 和其他蛋白指标（如可溶性 Fas）相结合来综合评价肝癌的预后，如与甲胎蛋白结合能够提高诊断的准确性，对于肝癌的诊断，特异性跟甲胎蛋白差不多，但敏感性要高一些。利用这一方法，很多学者提出以血清 TGF-β 800ng/ml 为界限，来区分肝癌病人预后的好与坏。而 Dong 等则用更高一点的水平（1 200ng/ml）来界定肝癌病人的预后，当 TGF-β 达到 1 200ng/ml 时，肝癌诊断的特异性和敏感性分别达到 94% 和 89.5%，同甲胎蛋白联合评估时，肝癌的检出率可达 97.4%。[2]

——————

[1]　高斯媛，王丽萍，夏佳，等.IDO、IL-10 和 TGF-β 在丙型肝炎、肝硬化和肝细胞癌中的作用 [J]. 现代消化及介入诊疗，2020，25（11）：1445-1449.

[2]　鲁丽娟，王田园，陈欣菊.转化生长因子 β 在肝癌中的机制研究 [J]. 临床医药文献电子杂志，2019，6（81）：189-191.

三、酶

（一）肝脏特异性谷氨酰转肽酶

谷氨酰转肽酶（GGT）又名 γ- 谷氨酰转肽酶（γ-GT），是一种含巯基的线粒体酶，人体中分布较为广泛的质膜结合糖蛋白之一，主要存在于肝细胞膜和微粒体上，参与谷胱甘肽的代谢。肾脏、肝脏和胰腺含量丰富，但血清中 GGT 主要来自肝胆系统。GGT 在肝脏中广泛分布于肝细胞的毛细胆管一侧和整个胆管系统，因此当肝内合成亢进或胆汁排出受阻时，血清中 GGT 增高。正常人血清中 GGT 活性很低，主要来源于肝脏，正常值为 3 ～ 50U/L。

谷氨酰转肽酶在急性肝炎、慢性活动性肝炎及肝硬化失代偿时仅轻中度升高。胆道阻塞性疾病也可以造成谷氨酰转肽酶升高，肝内阻塞会诱使肝细胞产生大量的谷氨酰转肽酶，谷氨酰转肽酶因排泄障碍而逆流入血，甚至会达参考值上限的 10 倍以上。谷氨酰转肽酶的活性与转氨酶水平和肝病变程度有良好的一致性，谷氨酰转肽酶升高与转氨酶成正向线性相关。谷氨酰转肽酶异常率与肝组织病变的程度显著相关，故此谷氨酰转肽酶也算是反映肝细胞损害程度的指标。

GGT 可以催化谷胱甘肽中的 γ- 谷氨酸残基向氨基酸肽链或水转移。GGT 在肝脏主要定位于 Kupffer 细胞、门脉周围血管和胆管内皮细胞，在肝细胞为阴性。可是发生癌变的肝细胞 GGT 均为阳性。应用聚丙烯酰胺凝胶电泳可将 GGT 分离出 9 ～ 11 条区带，其中 Ⅰ、Ⅱ 和Ⅲ 为肝癌特异性 GGT。其检测原发性肝癌的阳性率可达 75%，假阳性 < 5%，血清 GGT 浓度与 AFP 和肿瘤大小无关联性，其对 AFP 阴性的 HCC 病人的阳性率可达 75%，从而可以弥补 AFP 的不足。所以，GGT 可以作为早期诊断原发性肝癌的一个极其敏感的酶学指标。

谷氨酰转肽酶是肝癌细胞在基因转录和翻译过程中的产物，是癌细胞内次级调节异常所产生的次级同工酶。因此，在原发性或转移性肝癌时，谷氨酰转肽酶在肝细胞内合成亢进，引起血中转肽酶显著升高，可大于正常的几倍甚至几十倍，而其他系统肿瘤多属正常。因此，该酶对原发性肝癌的诊断具有一定的特异性和敏感性。但肝癌谷氨酰转肽酶的测定结果与其他肝胆疾病，尤其与黄疸病例重叠甚多，故单项测定谷氨酰转肽酶对肝癌并无诊断价值。但若同时测定甲胎蛋白、AKP 和 GGT，则诊断价值较大（甲胎蛋白阴性，而 AKP、GGT 上升，尤其在无黄疸、转氨酶正常或仅轻度升高者，应高度警惕肝癌可能）。GGT 的特异性不理想，且在鉴别诊断中具有相当的局限性，因此 GGT 常用于早期肝癌与小肝癌等的补充诊断标志物。

（二）α-L- 岩藻糖苷酶

α-L- 岩藻糖苷酶（AFU）是一种溶酶体酸性水解酶，它的系统名为 α-L-岩藻糖苷岩藻糖水解酶。AFU 的基本生理功能是参与含岩藻糖基的各种糖脂、糖蛋白和寡糖的分解代谢。AFU 广泛分布于人体内的各种体液中，胎盘、胎儿组织、肝、脑、肺、肾、胰、培养的成纤维细胞、白细胞以及血清、尿、唾液和泪液中均有 AFU 存在。细胞内的 AFU 主要位于溶酶体内。

肝脏含酶丰富，酶参与肝脏复杂的代谢功能，当肝脏在病理情况下，酶的含量会改变，血液中酶的浓度也发生变化，临床上常根据血清酶的活性变化来判断肝脏病变的性质和程度，并做出诊断和预后判断。正常时肝脏星形细胞能识别和清除血液中的 AFU，肝病时机体代谢紊乱致正常组织受损引起 AFU 释放增多，肝脏处理 AFU 的功能下降，尤其在肝癌时还存在某些抑制 AFU 清除因子，导致血清 AFU 活力明显升高。有研究报道，AFU 检测的敏感度高于甲胎蛋白，在慢性肝炎、肝硬化中严密监测 AFU 活性变化，有助于肝癌的早期发现，亦可作为原发性肝癌术后监测和追踪观察的较为理想的指标，且 AFU 对于甲胎蛋白阴性及小肝癌诊断价值更大。研究显示，早期原发性肝癌组病人血清 AFU 水平显著高于肝硬化组及健康体检组，其阳性率也高于肝硬化组及健康体检组（均 P < 0.05）。关于 AFU 在原发性肝癌病人血清中含量升高的机制，先前认为系原发性肝癌时 AFU 合成增加，降解减少。但另有研究者发现，肝癌组织活性反而小于肝癌旁组织和正常组织。也有研究者认为，肝癌细胞产生了一种 AFU 抑制剂，使其对底物水解能力下降，引起底物堆积及 AFU 值代偿性增高。[1]

原发性肝癌血清 AFU 活性和阳性率均明显高于其他疾病，目前它被认为是原发性肝癌的一种新的肿瘤标志物，但 AFU 的特异性不高，在部分肝脏良性病变和内分泌疾病如糖尿病等病人的血浆中其水平也会升高，结果存在假阳性和假阴性。近年来研究显示，AFU 与肝癌肿瘤的体积大小不存在相关性，它在诊断 PHC 方面与甲胎蛋白（AFP）、肿瘤大小无关，其在 AFP 阴性的 PHC 中阳性率高，在肿块 < 3cm 的 PHC 中阳性率高。[2] 因此认为 AFU 对 PHC，尤

① 陆文杰 .AFP、AFU 与 SF 三者联检在原发性肝癌诊断中的应用 [J]. 齐齐哈尔医学院学报，2010，31（18）：2891.

② 颜朗，严骏，何天时 .CRP、CEA 及 AFU 联合检测在肝癌早期诊断中的价值和准确率评价 [J]. 系统医学，2021，6（07）：82-84.

其是小肝癌和 AFP 阴性肝癌更具有诊断价值，从而弥补了 AFP 在 PHC 诊断中的缺陷，可作为肝癌诊断的补充标志物。

（三）基质金属蛋白酶

基质金属蛋白酶（MMP）是一个大家族，因其需要 Ca^{2+}、Zn^{2+} 等金属离子作为辅助因子而得名。其家族成员具有相似的结构，一般由 5 个功能不同的结构域组成：①疏水信号肽序列。②前肽区，主要作用是保持酶原的稳定。③催化活性区，有锌离子结合位点，对酶催化作用的发挥至关重要。④富含脯氨酸的铰链区。⑤竣基末端区，与酶的底物特异性有关。其中酶催化活性区和前肽区具有高度保守性。MMPs 成员在上述结构的基础上各有特点。

MMPs 几乎能降解细胞外基质 ECM）中的各种蛋白成分，破坏肿瘤细胞侵袭的组织学屏障，在肿瘤侵袭转移中起关键性作用，从而在肿瘤浸润转移中的作用日益受到重视，被认为是该过程中主要的蛋白水解酶。MMPs 家族已分离鉴别出 26 个成员，编号分别为 MMP1 ~ 26。根据作用底物以及片断同源性，将 MMPs 分为 6 类，为胶原酶、明胶酶、基质降解素、基质溶解素、furin 活化的 MMP 和其他分泌型 MMP。

IV 型胶原酶为其中重要的一类，它主要有两种形式：一种非糖化，分子量为 72kD，被称为 MMP-2；另一种被糖化，分子量为 92kD，命名为 MMP-9。当前对 MMP-2、MMP-9 的研究较深入。

MMP-2 基因位于人类染色体 16q21，由 13 个外显子和 12 个内含子所组成，结构基因总长度为 27kB，与其他金属蛋白酶不同，MMP-2 基因 5' 旁侧序列促进子区域含有 2 个 GC 盒而不是 TATA 盒。活化的 MMP-2 定位于细胞穿透基质的突出部位，估计其在酶解细胞间基质成分及基底膜的主要成分 IV 型胶原中有"钻头"的作用。

MMP-9 是分泌型 MMP 中的明胶酶 B 型，其分子量为 92kD，结构上除了有 MMPs 的共有结构外，它的催化结构域中连续插入了 3 个与 II 型纤维结合素类似的片段，可以结合明胶、弹性蛋白和 V 型胶原，是明胶酶结合天然底物必需的。在催化结构域和类血红素结构域中还有一个与 V 型胶原同源的插入片段。它以酶原形式存在，在膜型 MMPs 的参与下，通过一系列复杂的过程而激活，从而产生多种生物学效应。MMP-9 主要作用底物是细胞外基质的 V、IV 型胶原和明胶。

MMPs 在许多恶性肿瘤中都存在着高表达，如胃癌、肺癌、乳腺癌、肝癌等。它与恶性肿瘤的浸润程度、淋巴结转移、TNM 分期及病人预后有密切的关系。MMPs 在肝癌中以 MMP-9 的研究最热。许多研究表明 MMP-9 在肝癌中呈现高表达和高活性，甚至有研究认为，血浆 MMP-9 可作为诊断肝癌的新标志物，并可监测有无肝细胞浸润和转移。此外，还有研究表明，MMP-2 蛋白在原发性肝癌组织中的表达明显高于正常组织，故针对其基因的检测对原发性肝癌病人的诊断、治疗及预后判断具有重要的临床指导意义。

四、蛋白组学

（一）高尔基体糖蛋白 -73

当今蛋白质组学技术发展迅速，在研究的多种新肿瘤标志物中，高尔基体糖蛋白 -73，即 GP73 是各国学者公认最被期待的肿瘤标志物。GP73 又叫高尔基磷蛋白 II，由 400 个氨基酸组成，相对分子质量 7.3×10^4，正常存在于细胞的高尔基体中。GP73 是美国学者 Kladney 最早发现的一种高尔基跨膜糖蛋白，它可调节蛋白酶从多肽链的 N 端水解碱性氨基酸。

GP73 主要在人类上皮细胞中表达，在健康人体肝脏中，GP73 只在胆管上皮细胞中表达，而肝细胞表达很少甚至不表达。然而，当肝脏发生病变后，肝脏细胞中 GP73 表达上调。这可能与急性肝细胞损伤触发和慢性肝脏组织的重构和纤维化有关，后者可解释为在肝癌和肝硬化中 GP73 表达上调。GP73 在急慢性肝炎及肝癌病人体内均出现表达增多，且不受年龄和性别的影响，同时伴随血清 GP73 水平增高，这种现象可能是由于 GP73 蛋白扩散进入血液循环引起的。因此，GP73 已经被证实为肝癌的一种新的血清标志物。

Nirton 等利用蛋白印迹技术对肝癌病人和肝硬化病人血清中 GP73 水平差异进行比较，结果表明两者血清 GP73 水平明显高于健康人群，并且与其他标志物相比，在肝癌早期诊断的敏感性上也有明显优势，且其诊断能力优于甲胎蛋白（AFP）。[①]

研究显示，肝癌病人血清 GP73 平均水平为（812.37±81.59）pg/ml，显著高于健康体检组和良胜肝病组；以 GP73 值 80.00pg/ml 作为临界值，用于诊断肝癌的敏感度为 71%，特异度为 63%，AUC 为 0.59；对肝癌病人血清中 GP73 水平的灵敏度与特异度进行分析，结果均显著优于 AFP，尤其在肝转移癌中差异更为显著。AFP 与 GP73 联合检测在鉴别肝癌和良性肝脏疾病中的灵敏度和特异度均优于 AFP、AFP 与 GP73 联合检测，用于诊断肝癌的灵敏度为 89.2%，特异度为 85.2%，AUC 为 0.91。

① 徐子惠.高尔基体糖蛋白 -73 联合甲胎蛋白检测在原发性肝癌诊断中的应用价值 [J]. 中国民康医学，2020，32（18）：105-107.

另外，与甲胎蛋白异质体 3（AFP-L3）比较，肝癌病人的 GP73 的阳性检出率更高，而在肝硬化组以及肝炎组中 GP73 的阳性率显著低于 AFP-L3，提示 GP73 可作为肝癌的早期诊断标志物。在诊断肝癌时，GP73 的阳性预测值略大于 AFP。在敏感度上，GP73 > AFP-L3 > AFP，在特异度上 AFP-L3 > GP73 > AFP。然而，当 AFP 在 10 ～ 100ng/ml 时，尤其是 AFP < 20ng/ml 时，GP73 在鉴别肝癌和良性肝脏疾病方面更有意义。

　　目前，GP73 的异质体岩藻糖基化的 GP73 也受到关注，在一项对确诊肝癌病人的具体研究中，GP73 异质体的敏感性高达 90%，而特异性竟达到 100%。由此，很多专家学者表示，GP73 及其异质体作为肝癌诊断，尤其是早期诊断的肿瘤标志物是可靠的。

（二）异常凝血酶原

　　异常凝血酶原（PIVKA Ⅱ）是在肝脏中合成的血液凝血因子，是无活性的凝血酶前体。在凝血酶原前体的谷氨酸区有 10 个谷氨酸残基，当有足够的维生素 K 存在时，正常肝细胞中的内质网可将这些谷氨酸残基全部转化成 γ- 羧基谷氨酸而成为正常凝血酶原。当维生素 K 不足或存在维生素 K 拮抗剂时，这些谷氨酸未被全部羧化而成为脱 γ- 羧基凝血酶原即异常凝血酶原（PIVKA Ⅱ），也可称为 DCP。DCP 由于 γ- 羧基谷氨酸中的羧基未经羧基化，因而不能结合钙离子和磷脂，失去凝血酶活性。

　　1984 年 Liebman 等首次报道肝癌病人血清中 DCP 水平显著升高，有研究表明，肝癌病人血清 DCP 含量异常增高，其可能原因是：肝癌细胞异常摄取维生素 K 致使局部维生素 K 缺乏；肝癌细胞过度产生凝血酶原前体，导致不完全羧化概率增加；肝癌细胞内谷氨酸羧化酶活性降低；肝癌细胞内氧化还原循环异常致维生素 K 利用降低等，从而导致肝癌病人 DCP 合成增加。因此，目前认为在排除维生素 K 缺乏的情况下，异常凝血酶原可作为肝癌的标志物。

　　国内研究者通过全自动免疫分析仪分析 DCP 与 AFP，对比得出：AFP 敏感性 66.5，特异性 90.2%；DCP 敏感性 79.3%，特异性 91.4%，将 DCP 作为肝癌诊断指标效果优于 AFP。同时通过 DCP 与 AFP 的联合诊断，其敏感性与特异性均得到有效提升，敏感性提升至 86.8%，特异性提升至 97.1%。朱宇报道，早期肝癌组 DCP 水平显著高于健康组和慢性肝炎组，低于中晚期肝癌组，血清 DCP 检测肝癌能力显著优于 AFP，联合二者检测，可显著增加肝癌诊断的灵敏度，与 Lok 的研究结果一致。

　　综上所述，DCP 与 AFP 相比，更加有利于提高原发性肝癌的诊断水平，灵敏度高，特异性好。但是，在临床上实际使用过程中，单一肿瘤标志物均存在一定的局限性，只有联合使用才能够有效提高临床诊断。根据相关研究结果显示：肿瘤标志物 DCP 与 AFP 联合检测能够有效将原发性肝癌检出率提高到 86.8%，显著高于单一的肿瘤标志物检出率（P < 0.05）。目前日本、韩国已经把 DCP 联合 AFP 检测作为高危人群的肝癌筛查指标。因此，肝癌病人在诊断过程中可以将两种指标联合起来检测，发挥不同检测指标优势，提高临床确诊率。

（三）鳞状细胞癌抗原

鳞状细胞癌抗原（SCCA）是一种肿瘤相关抗原，其化学本质为糖蛋白。最早在 1977 年从宫颈鳞癌组织中分离得到，又名 TA-4 抗原。正常情况下，SCCA 可在复层鳞状上皮的基底层及假复层柱状上皮中表达，它属于丝氨酸蛋白酶抑制剂超家族中的卵清蛋白亚家族，是一种抑制型丝氨酸蛋白酶抑制剂。其编码基因位于 18q21.3，由两种基因 scca-1 和 scca-2 构成，分别编码中性的 SCCA-1 和酸性的 SCCA-2。SCCA-1 是一种木瓜蛋白酶样半胱氨酸蛋白酶抑制剂，而 SCCA-2 是胰凝乳蛋白酶样丝氨酸蛋白酶抑制剂。研究证明 SCCA-1 和 SCCA-2 均可抑制细胞凋亡，但二者的机制却大不相同。在 SCCA-1 cDNA 转染的肿瘤细胞 7- 乙基 -10- 羟喜树碱、肿瘤坏死因子（TNF-α）或白介素 2（IL-2）激活自然杀伤（NK）细胞诱导的细胞凋亡被明显抑制。

SCCA 存在于子宫、子宫颈、肺、头颈等鳞状上皮细胞癌的细胞质中，特别在非角化癌的细胞中，含量更丰富。研究发现，SCCA 在许多复层鳞状上皮来源的恶性肿瘤包括宫颈、肺、头颈等部位肿瘤中都有过表达。

SCCA 在正常的肝组织中表达很低，而在肝癌组织中却高表达，这就使 SCCA 可能为一种新的肝癌标记物引起大家的关注。近期多项研究发现在肝癌病人的血清和癌组织中 SCCA（包括 SCCA-1 和 SCCA-2）的表达显著升高，并且它在肝癌癌旁组织的转移结节中表达也明显增强。因此，在肝癌病人中，SCCA 可以作为检测组织中微转移结节的肿瘤标志。SCCA 与 AFP 联合应用可以提高诊断肝癌的灵敏度，SCCA 可以作为诊断肝癌的一种新的肿瘤标志物。

五、分子生物学相关基因

（一）甲胎蛋白 mRNA

甲胎蛋白（AFP）是肝癌细胞表达的高特异性蛋白质，70% ～ 80% 的肝癌病人在发病期间都有 AFP 基因高表达的特征。人 AFP 基因定位于第 4 号染色体，AFP 基因大约有 20kB 长，含有 15 个外显子和 14 个内含子。AFP 基因在胎儿发育过程开放并表达，但在出生 2 年后基本处于关闭状态。当肝细胞癌变后，由于低甲基化作用使 AFP 基因重新被激活而大量表达,其表现型为血清 AFP 阳性肝细胞癌,在临床上被认为是肝癌的经典肿瘤标志物,因而被当作诊断肝癌的金标准。

AFP mRNA 在细胞质内是翻译合成 AFP 的物质基础,在正常肝细胞内表达微弱,在癌细胞中表达强烈。在肝癌的发展过程中,其转移的重要途径是血行转移。外周血中检测到的 AFP mRNA 来自癌灶脱落入血的完整肝癌细胞,因此,通过检测 AFP mRNA 识别血液循环中有无癌细胞,可作为肝癌细胞血液播散的标志。另外,外周血中有大量的 RNA 酶,游离于外周血中的 AFP mRNA 易被降解,而 AFP mRNA 在正常人的血液中不表达,若病人癌灶脱落下完整肝癌细胞,则在病人外周血中可检测到 AFP mRNA。

随着基因工程理论和技术的发展,研究者认识到,AFP mRNA 由活性的肝癌细胞表达,坏死后脱落入血的肝癌细胞不可能有 mRNA 的表达,即使肝脏癌组织直接释放少量裸露的 AFP mRNA,也会被血液中丰富的 RNA 酶迅速降解。10% ~ 30% 的肝癌病人 AFP 基因表达停止在转录后,因翻译缺失,这部分病人虽转录 AFP mRNA,但不能翻译 AFP,则血清 AFP 阴性,癌细胞 AFP mRNA 表达仍可阳性,极少数病人 AFP 基因不被激活或者转录前调控障碍,则血清 AFP 阴性。即当 AFP 基因表达调控停止在转录后翻译前,则表现为血清 AFP 阴性的肝癌。因此,检测 AFP 基因表达的第一步即 mRNA,提示血液循环中存在活动的完整肝癌细胞,则对部分 AFP 阴性的肝细胞癌也可做出诊断,因此,AFP mRNA 可作为肝癌细胞的一种特异性标志基因。

血行播散是原发性肝癌远处转移的主要途径,用分子生物学方法检测肝癌病人外周血中癌细胞是许多学者关注的课题。国内一项研究采用实时荧光定量 PCR(RT-PCR)技术,定量检测 56 例肝细胞癌病人外周血中 AFP mRNA 的表达水平。结果显示,在 51.8% 的肝癌病人外周血中,有不同程度的 AFP mRNA 表达,平均表达水平为(34644.6 ± 94905.4)copies/μg RNA;伴有肝外转移的 13 例肝癌病人外周血 AFP mRNA100% 为阳性,表达水平明显高于无肝外转移者,平均水平为(138569.2 ± 159499.3) copies/μg RNA,并且其预后很差;在无明显肝外转移的 43 例肝癌病人中,有 16 例呈低水平表达,可能与血液循环中存在的肝癌细胞数目较少有关。[1] 肝癌病人外周血 AFP mRNA 表达水平与临床分期明显相关,分期越晚,其血液循环中存在活动的肿瘤细胞

① 苏永杰,揭中芳,董家鸿,等,江艳.肝癌患者手术前后外周血 AFP mRNA 定量检测的临床意义 [J].第四军医大学学报,2008(16):1518-1521.

越多，AFP mRNA 表达水平也相应增高。总之，肝癌病人外周血中甲胎蛋白 mRNA 的表达水平与肿瘤转移有密切关系，可作为检测肝癌肝外转移的一个可靠指标，对临床治疗方案的选择及预后的估计具有重要意义。

手术是治疗肝癌的有效手段，但部分病人术前血液循环中已存在少量癌细胞，在机体免疫机能遭受破坏情况下，血中癌细胞得以增殖，使肝癌术后复发率高，甚至小肝癌也是如此。因此识别血液循环中有无癌细胞，观察癌细胞动态变化对指导临床治疗和判断预后具有重要意义。

目前，检测患者外周血中 AFP mRNA 所用的方法为 RT-PCR，灵敏度高，能在 100 万～ 1000 万个正常的细胞中发现一个肿瘤细胞，可用于监测血液循环中的癌细胞，观察癌细胞动态变化，其检测结果对于判断病人肿瘤病灶是否通过血液转移具有较好灵敏性，有利于肝癌术后转移、复发的检测，将其作为 AFP 检测的补充检测，可以使临床诊断的灵敏性得到提高，以及对肝癌的预后起到衡量的作用，使肝癌的治疗更加有效化和规范化。

（二）谷氨酰转肽酶 mRNA

谷氨酰转肽酶（GGT）又名 γ - 谷氨酰转肽酶（γ-GT），是一种含巯基的线粒体酶，其主要功能是参与体内蛋白质代谢。GGT 广泛存在于人体各组织及器官中，其中以肾脏含量最多，其次为肝脏和胰腺，胚胎期以肝内含量最多；在肝脏内主要分布于肝细胞浆和肝内胆管上皮中。正常人血清中 GGT 活性很低，主要来源于肝脏，正常值为 3 ～ 50U/L。在急性病毒性肝炎时，邻近坏死区的肝细胞该酶合成亢进，引起血清 GGT 偏高；慢性活动性肝炎时 GGT 检测值常高于其正常值的 1 ～ 2 倍，如长期升高，可能有肝坏死倾向；肝硬化失代偿时该酶呈轻中度升高。酒精性肝炎、酒精性肝硬化及酒精中毒病人 GGT 亦明显升高，是酒精性肝病的重要特征。肝内或肝外胆管梗阻时，GGT 排泄受阻，随胆汁反流入血，使血清 GGT 偏高。因此 GGT 在预示病毒性肝炎、酒精肝及肝胆疾病等方面具有重要作用。

GGT 是肝癌细胞在基因转录和翻译过程中的产物，是癌细胞内次级调节异常所产生的次级同工酶。因此，在原发性或转移性肝癌时，GGT 在肝细胞内合成亢进，引起血中转肽酶显著升高，可大于正常的几倍甚至几十倍，而其他系统肿瘤多属正常。因此，该酶对原发性肝癌（HCC）的诊断具有较高的特异性和敏感性。但肝癌 GGT 的测定结果与其他肝胆疾病，尤其与黄疸病例重叠甚多，故单项测定谷氨酰转肽酶对肝癌并无诊断价值。

谷氨酰转肽酶主要存在 3 种亚型：源于人胎肝的为 F 亚型；源于肝癌细胞的为 H 亚型；源于胎盘的为 P 亚型。在肝细胞癌变时，GGT 重新高表达，并出现对肝癌诊断具有特异性的酶区带。研究发现，GGT mRNA 亚型转化与肝细胞癌变有密切关系，GGT mRNA-H 亚型是原发性肝细胞癌的特异性 GGT mRNA 类型。

除此之外，还有研究者采用反转录聚合酶链反应（RT-PCR）技术检测 78 例原发性肝癌病人外周血 GGT mRNA-H 亚型表达，同时运用放射免疫测定法（放免法，RIA）检测病人的 AFP 水平，比较两者在评估原发性肝细胞癌（HCC）病人预后价值方面的意义。研究发现，原发性肝癌病人外周血 GGT mRNA-H 亚型的检出率与肝内外是否转移及门脉有无癌栓有密切关系，有肝内转移、门静脉癌栓及远处转移组其外周血 GGT mRNA-H 亚型阳性率显著高于对照组（P < 0.05）。为了进一步探讨外周血 GGT mRNA-H 亚型对评估原发性肝癌病人术后预后的价值，该研究还对 49 例尚未发生门脉及肝外转移的原发性肝癌病人进行了为期 18 个月的随访观察。发现原发性肝癌病人外周血细胞 GGT mRNA-H 亚型表达阳性者，术后出现转移的可能性高，预后差。[①] 因此，检测外周血谷氨酰转肽酶 -H 亚型比 AFP 检测能更好地反映肝癌病人肿瘤的病理学特征，有望成为预测肝癌病人术后发生转移可能性大小及评估病人术后预后情况新的、更可靠的指标。

目前研究较多的为 GGT Ⅰ mRNA，主要存在于胰腺、胎肝、胎盘、肺以及肝癌组织细胞中，不同组织中的 GGT Ⅰ mRNA 可读框架相同，主要的区别在于其 5'-NC 区。其中编码胎肝的称为 A 型，编码肝癌组织的称为 B 型，编码胎盘的称为 C 型。有研究发现，通过 RT-PCR 等方法的检测，其中，B 型 mRNA 在肝癌中特异性地高表达，而 A 型则比起正常组织和其他病变出现表达下调。还有研究者发现，在所有非癌肝组织中均有 A 亚型表达，无 B 亚型表达。肝细胞癌变后 A 亚型表达率明显下降，而 B 亚型表达率则高达 90.0%，在小肝癌及 AFP 阴性的肝癌组织中表达分别为 90.5%、90.0%。这些均表明在肝细胞癌变过程中存在着由 GGT Ⅰ mRNA A 亚型向 B 亚型的转化，监测 GGT Ⅰ mRNA 亚型变化有助于肝癌的早期诊断。另外，该研究还发现，伴肝内转移肝癌 13 例病人均有 GGT Ⅰ mRNA B 亚型表达（100.0%），高于无肝内转移肝癌病人（86.5%），提示分析 GGT Ⅰ mRNA 亚型变化可能有助于监测肝癌转移。

① 秦成坤，张启华，韩国庆，等. 外周血谷氨酰转肽酶 mRNA-H 亚型与 AFP 检测对评估原发性肝细胞肝癌病人术后预后价值的比较 [J]. 中华肝胆外科杂志，2005（08）：43-45.

（三）人端粒酶反转录酶 mRNA

端粒是真核细胞染色体末端的一种特有结构，即染色体末端的 DNA 重复序列，其作用为保持染色体完整。在正常情况下会随细胞的分裂而缩短。端粒的长度是决定细胞增殖能力和寿命的分子标志。端粒酶可延长端粒，使细胞分裂次数增加，并长期存活。人端粒酶是一种核糖核蛋白复合物，主要由人端粒酶反转录酶（hTERT）、人端粒酶 RNA（hTR）以及人端粒酶相关蛋白（hTEP1 等）组成。当端粒酶活化时，其会利用 hTR 所携带的 RNA 为模板，在 hTERT 的反转录作用下，将端粒重复序列合成到染色体末端，延长或稳定随着细胞分裂而进行性缩短的端粒，故 hTERT 又称端粒酶催化亚单位，决定端粒酶的催化活性。当 hTERT 高表达时，端粒酶活性增加，细胞表现永生倾向，这亦是肿瘤细胞的特征之一。同时，还有研究表明除了生殖细胞、胚胎干细胞、活化的淋巴细胞、月经期的子宫内膜组织及表皮的基底层细胞外，大部分的体细胞端粒酶呈阴性，而在 80% ～ 90% 的人类肿瘤细胞中端粒酶激活。因此，端粒酶重新激活是癌变细胞一个带有普遍性意义的生物学标志，被认为是细胞癌变及肿瘤发生的关键步骤。

有研究发现，正常人的血细胞及血清均只表达极低水平的 hTERT mRNA，而肝癌病人血清 hTERT mRNA 表达水平远高于健康志愿者，也与肝炎、肝硬化病人明显区分提示肝癌细胞高水平表达、释放了 hTERT mRNA 分子，而 hTERT 的高表达又促进了肿瘤的生长、发展。

Toshikuni 等报道 23 例肝癌和 30% 的癌旁正常组织有人端粒酶反转录酶的表达，随后的半定量方法发现所有正常组织和癌旁组织均无人端粒酶反转录酶 mRNA 的高水平表达，而 74% 的肝癌中有人端粒酶反转录酶高水平的表达，由此认为测定 hTERT mRNA 的表达程度比定性检测更具有诊断意义，特别能帮助临床上诊断 AFP 阴性的原发性肝癌。[①]

六、肿瘤标志物的联合检测

临床上常将几项或多项的标志物组合成联合肿瘤标志物组进行检测。多种肿瘤标志物检测能比 B 超、CT、核磁共振等检查提前至少半年以上发现早期微灶肿瘤，可以为临床治疗提供宝贵的时间。因此，肿瘤标志物的联合检测在肿瘤筛查、确定诊断、判断病情预后和转归、评价治疗效果和对高危人群的随

---

① 王峰，刁勇，许瑞安.人端粒酶逆转录酶（hTERT）启动子在肿瘤基因治疗中的应用 [J].中国生化药物杂志，2012，33（05）：686-689.

访观察等方面都具有较大的实用价值。多种肿瘤标志物联合检测的意义包括以下几点：①早期发现和诊断临床上无症状的微灶肿瘤。②可纵向观察、评估肿瘤术后、放疗、化疗效果、判断复发转移及预后等。③可同时对多个器官进行群体筛查。④灵敏度高，特异性强，适用性广。

　　临床上为了提高肝癌的诊断率，经常将 AFP 和其他肿瘤标志物进行联合检测。研究发现，联合检测病人体内 AFP 和 CEA、CA199、AFU 等肿瘤标志物的血清学水平，能够提高对肝癌的确诊率，对肝癌的筛查、确认具有重要的指导意义。

　　GGT 是一种含巯基的线粒体酶，血清中的 GGT 主要来源于肝脏。原发性或转移性肝癌病人中，该酶多数呈中度或高度增加，可大于正常的几倍甚至几十倍，而其他系统肿瘤多属正常。但肝癌 GGT 的测定结果与其他肝胆疾病，尤其与黄疸病例重叠甚多，故单项测定 GGT 对肝癌并无诊断价值，需要与其他肿瘤标志物联合检测。

　　AFU 又称 α-L-岩藻酸糖苷酶，是一种溶酶体水解酶。原发性肝癌病人的细胞能产生 AFU 抑制剂，间接引起血清 AFU 水平升高，其可靠性、灵敏度与 AFP 相当，而肝脏转移癌病人血清 AFU 水平略升高或正常水平。

　　CEA 是由肿瘤组织产生的具有人类胚胎抗原特异决定簇的一种酸性糖蛋白，患消化道恶性肿瘤病人的血清 CEA 水平常常升高。因此，在研究和诊断消化道恶性肿瘤方面，CEA 具有重要价值。大多数空腔脏器的肿瘤能分泌 CEA，而肝脏转移癌病人的血清 CEA 水平比原发性肝癌病人的升高更明显，故通过检测血清 CEA 水平，对临床上鉴别原发性肝癌和肝脏转移癌具有一定的价值。

　　CA199 是一种由消化道肿瘤细胞株所分泌的低聚糖类抗原，消化道肿瘤病人血清水平可明显增高，30% ～ 50% 的肝癌可表达。

　　研究显示，肝癌病人血清中 AFP、CEA、CA199、AFU 的表达水平，较正常对照组和良性肝病组均有不同程度的升高（$P < 0.05$），在肝癌诊断中四项联合检测与单项检测相比，阳性率明显增高（$P < 0.05$）。因此，联合检测血清 AFP、CEA、CA199、AFU 可以提高对肝癌的诊断，减少临床漏诊率和误诊率，尤其是对 AFP 阴性的肝癌诊断更有价值。

　　目前临床上肝癌常用的联合检测组有 AFP 和 CA199 双项联检，CA125+GGT+AFP 三项联检，AFP、CEA、CA199、AFU 四项联检等。这样对标志物进行联检在特异性、灵敏性等方面比单项标志物检测确实有所提高，但能否达到理想的检测结果还有待更加深入的研究。因此在探索新的标志物同时，对已有标志物如何组合具有更好的诊断价值的研究也是非常迫切的，合理、优化组合可以较大限度地提高原发性肝癌的早期诊断率，对于肝癌的早期治疗具有重大的意义。

第二节　肝癌的影像学检查

一、超声检查

超声显像法诊断肝癌在国内始于 20 世纪中期，逐步由 A 超、B 超发展到彩色超声多普勒检查，21 世纪以来超声诊断仪分辨率更是有了质的飞跃。加之临床超声检查经验的不断总结，超声显像诊断疾病的优越性得到了充分的体现和发挥，它具有简便、安全、无损伤、可重复等独特优点，目前已成为肝癌的常规首选诊断方法之一。

（一）超声诊断的原理

超声诊断主要应用反射原理，即依据超声良好的指向性和与光相似的反射、散射、衰减及多普勒效应等物理特性，使用不同类型的超声诊断仪器，采用各种扫查方法，将超声发射到体内并在组织内传播，当正常组织和病理组织的声阻抗有一定的差异时，它们组成的界面就发生反射和散射，再将此信号接收，加以处理后显示为图像。超声诊断仪的基本构件包括发射、扫查、接收、信号处理和显示等五个组成部分，分为两大部件：主机和探头。肝脏是人体内最大的实质性脏器，具有良好的声学传导、反射、散射和衰减等性质，根据这些性质，超声图像可显示肝脏的正常结构和异常改变，从而有助于肝癌的诊断和鉴别诊断。

（二）肝胆超声检查仪器和方法

1. 常用的超声诊断仪

（1）二维（2D）实时 B 型超声诊断仪

二维（2D）实时 B 型超声诊断仪有扇形、弧形（凸阵）和线阵探头，扇形、弧形扫描为扇面形图像，线阵扫描为矩形图像。

（2）脉冲多普勒超声仪

在二维声像图上，固定取样线、取样点，再提取多普勒信号，显示多普勒频谱图，以频谱显示血流的方向、速度及性质，频谱越高，血流速度越快；朝向探头的血流为正向，频谱在“0”位线上，背离探头的血流为负向，频谱在“0”位线下；正常血流为层流，异常血流为湍流。

（3）彩色血流

在二维图像的基础上对血流信号进行彩色编码，用自相关技术将彩色叠加在二维图像上，用红－蓝色代表血流的向背方向，正常血流呈单色，异常血流呈五色镶嵌的花色，颜色的深浅代表血流的快慢。

常用的腹部探头频率为 3.5 ～ 5MHz。

2. 检查方法

（1）检查前准备

肝脏检查一般不需做特殊准备；胆系检查的患者须在检查前禁食 8h，以保证胆囊、胆管内胆汁充盈，并减少胃肠的内容物和气体的干扰。通常在前一日晚餐后禁食，次日上午空腹检查为宜。

（2）检查体位

有仰卧位、左侧卧位、右侧卧位、俯卧位和坐位或立位，仰卧位为常规的基本体位，患者两手上举置于头的两侧，以使肋间距离加宽便于探头置入。

（3）检查方法：①二维实时线阵及扇形切面扫描：为肝脏超声检查中最简单、合适的方法，探头从肋间、肋下、剑突下进行多角度多方向的探测，可获得满意的肝脏切面实时动态声像图。②二维多普勒超声及彩色血流图检查（2D-CDFI）：2D-CDFI 简称彩超，用于肝内外血管的血流速度、方向、血流量及血管阻力指数（RI）等的检查；多普勒检查主要用于血流频谱和声谱的显示。③对比造影剂超声检查：近年来肝脏超声的对比造影技术发展较快，临床使用较多的新一代对比造影剂主要为有包膜微气泡的液体，经外周静脉注射后，随血流进入体循环到达肝脏，并持续一定时间，使肝内的病灶与周围正常肝组织声阻抗有明显差异，从而使超声图像中肝脏病灶的显示得到明显改善，起到肝脏造影的作用，对比造影剂内的微气泡平均直径 2 ～ 3 μm，可在体内安全代谢、吸收，无不良反应。

（三）肝脏的正常超声图像

1. 外形及轮廓

斜切面声像图上，肝脏的外形不规则，近似楔形，右侧厚而大，向左逐渐缩小变薄，延至左叶外侧，形如三角形的锐角；肝脏轮廓光滑、整齐，轮廓线回声强而清晰。

2. 肝实质回声

正常肝实质回声呈稍低的细小光点，分布均匀，有时可见稀疏、散在的略强光点及短小线状回声，肝内管道系统走行正常，纹理清楚。

3. 肝内血管系统回声

肝内血管包括肝内门静脉、肝静脉和肝动脉。门静脉、肝静脉及其分支均可在声像图上显示，肝固有动脉在肝门附近可观察到，但其分支除偶可观察到有搏动外，常无法确认或识别；肝静脉管壁较薄，在声像图上不易显示管壁回声，而以肝脏实质作为其边缘，门静脉的管壁较厚，有较多的结缔组织包围，在声像图上显示为管壁回声较强的管状结构，易与肝静脉区别。

（1）肝右、中、左静脉近心端呈放射状扇形分布进入下腔静脉，由于三支肝静脉位置常不在同一平面，因此很难在同一超声切面图像上显示完整的三支主干，通过第二肝门的斜切面可显示其一支较长的肝静脉及另两支较短的肝静脉流入下腔静脉的图像。

（2）门静脉主干分为左、右支（一级分支），由第一肝门进入肝实质，入肝后反复分支。①门静脉左干及其分支：一级分支门静脉左支横部；二级分支矢状部；三级分支左内叶支及左外叶上段支和下段支，于左半肝剑突下斜切面可以显示门静脉左支横部、矢状部及左外叶上、下段支和左内叶支形成的"工"字形图像；②门静脉右干及其分支：一级分支门静脉右干；二级分支门静脉右前支、门静脉右后支；三级分支门静脉右后叶上段支和门静脉右后叶下段支。探头在右腋中线附近声束指向左肩时，门静脉右干及分支与前面的胆囊、后面的下腔静脉立体投影排列，呈"飞鸟"样。

4. 肝脏不同切面的超声图像

（1）矢状切面

从左至右，左锁骨中线纵切显示左外叶，正中线稍左侧纵切显示左内叶、尾状叶和腹主动脉的长轴，正中线右侧约 1.0cm 纵切显示右前叶、左内叶和下腔静脉的长轴，右锁骨中线纵切显示胆囊和右半肝的结构，右腋前线与锁骨中线间纵切显示右半肝及右肾的长轴切面，此为肝脏上下最大的纵切面。

（2）右肋间斜切面

相当于第 5 肋间处可显示一小部分肝左外叶及左内叶，肝左静脉的主干全长和下腔静脉的切面，在相当于第 6 肋间或第 7 肋间处，自前至后可同时显示肝内外胆管、门静脉、下腔静脉的一部分，本切面常作为常规观察和记录的声像图。

（3）肋下斜切面

右肋下斜切显示左内叶、右前叶、右后叶及部分尾状叶，可观察到胆囊、肝右静脉全长、部分肝中静脉和门静脉左右支的横切面；左肋下斜切显示肝左内叶（方叶和尾叶）和左外叶，可观察到门静脉左支及其分支形成的"工"字形图像。

（4）肝脏最大横切面

探头由肋下向膈顶半横位扫描可显示近似完整肝脏的横断面。

5.肝脏超声分叶

（1）通过肝裂进行分叶

肝中裂即胆囊到下腔静脉左壁的连线将肝脏分为左右两叶，该连线与门静脉左矢状部之间及横沟之前为左内叶（方叶），横沟之后为尾状叶；矢状部与肝脏的左边角之间为左外叶。

（2）肝静脉长轴分叶

通过第二肝门的肋下斜切面分别显示三支肝静脉呈放射状汇入下腔静脉，以三支肝静脉的长轴沿线将肝脏分为左右半肝和四叶：肝中静脉将肝脏分为左半肝和右半肝，肝左静脉的左侧为左外叶，肝左静脉与肝中静脉之间的右侧为左内叶，肝中静脉与肝右静脉之间为右前叶，肝右静脉的右侧为右后叶。

（四）典型肝癌的超声表现

1.原发性肝癌的超声表现

原发性肝癌是我国常见的恶性肿瘤，主要发生于中年男性，多有乙型肝炎病史或 HbsAg（＋），AFP（＋）。

（1）超声表现

1）外形与轮廓。病变较小时，肝脏形态无明显改变，巨块型病变常使肝脏局限性增大增厚，当病变较大且位于肝表面时，肝脏轮廓可向外隆起，形成"驼峰"样改变；伴有肝硬化时，肝脏形态可不规则或缩小，肝包膜增厚不光滑，凹凸不平。

2）肿瘤的表现。根据病变回声不同，常分为四型：强回声型、低回声型、等回声型和混合回声型。①强回声型：最多见，病变区回声高于周围肝组织，多为巨块型肝癌，部分为结节型肝癌，声像图上表现为巨块型高回声区、分叶状高回声区和单个高回声结节；病变周围可有环状声晕。②低回声型：较常见，病变区回声低于周围肝组织，多为结节型肝癌，病变范围较小，一般在 1～2cm，形态规则，呈圆形，边界清晰，内部回声均匀，分为有包膜低回声结节和低回声结节。③等回声型：最少见，病变区回声与周围肝组织相似，边界常不清晰，病变区与非病变区可见隐约的分界线。④混合回声型：病变区内回声强弱不等，常见的表现有：高回声病变区内见有不规则的无回声区或低回声区，为肿瘤组织出血、坏死的表现。

3）肝实质。伴有肝硬化时，病变以外的肝组织呈肝硬化的声像图表现，病变以外的肝组织回声可正常或呈现为脂肪肝等。

4）肝内、外血管。病变区周围的门静脉、肝静脉出现受压、中断、移位，局部血管内径变窄；门静脉、肝静脉、下腔静脉内可出现癌栓，其中门静脉癌栓发生率较高，超声检查易于检出。当伴有门静脉癌栓时，门静脉内径多有增宽，最宽处可达 2cm 以上，管腔内可见单个或多个相对增强的实质性回声，形态不规则，大小不一，严重时可充满整个门静脉；肝静脉癌栓较常见，但超声检查发现较少，多为病理检查发现，肝静脉内径局部扩大，内可见较高回声的团块；表现为下腔静脉癌栓发生率较低，超声检查时其内可见回声增强的团块，形态不规则。

5）胆道系统。肿瘤压迫肝门可使胆道系统梗阻，高位压迫则受压以上的肝内胆管扩张，低位压迫可见胆囊、胆总管及其分支均有扩张。

（2）彩色多普勒检查

肿瘤彩色血流的显示与肿瘤的大小和分化程度有关，直径大于 5cm 病变的血流较易显示，而直径小于 1cm 病变的肿瘤血管彩超不易显示，高分化肝癌为低血供型，彩色血流不丰富；低分化肝癌为高血供型，彩色血流丰富。于肿瘤的内部或周边可见静脉血流和增快的动脉血流并伴动脉频谱。

2. 小肝癌的超声表现

肿块直径 3cm 以下称为小肝癌，超声检查可发现直径 0.5 ~ 1cm 的微小病灶，敏感性高，但缺乏特异性。小肝癌的病理特征：肿块局限，呈圆形或椭圆形，多有完整的纤维包膜，边界整齐，切面较均匀一致，多呈膨胀性生长，生长速度较慢，小肝癌在肝内播散或转移较少。超声表现：基本图像为低回声（77.4%）、高回声（16.1%）和等回声（6.4%），多为孤立性结节，边界清晰，内部回声均匀，大部分病灶有声晕，可有后方增强效应；在小肝癌发展过程中，超声图像可由低回声向等回声，再向高回声发展，少数可始终为低回声，其发展较慢；另有少数开始即表现为强回声，因肿瘤内发生纤维化、脂肪变性和坏死、出血而引起。

3. 转移性肝癌的超声表现

肝脏是很多恶性肿瘤转移的常见部位，以消化道癌肿转移最为常见，其次为盆腔（子宫和卵巢，前列腺）、肺、乳腺、肾、甲状腺、眼和鼻咽部的癌肿，其主要的传播途径有门静脉、肝动脉、淋巴路和直接浸润四种。肝脏的转移癌结节大小不一，数目不等，可呈孤立的 1 ~ 2 个结节，但多数呈弥漫多发结节，可散布于肝的一叶或全肝，癌结节质硬，与周围肝组织之间有明显分界，包膜多完整，其病理组织形态与原发癌相似。AFP 检测常为阴性。

（1）超声表现

1）外形与轮廓。病灶较小时，肝脏形态无改变，病灶增大可使肝脏局限性增大增厚，病灶较大位于肝表面时，可见肝包膜局限性向外隆起。

2）肿瘤的声像特征。其回声类型按发生率可分为强回声型、低回声型、混合回声型、等回声型、钙化型和囊肿型；病灶形态较规则，圆形或类圆形，部分呈分叶状，边界清晰；"牛眼征"——较小的圆形强回声结节，周围有低回声的暗圈包绕，宽度大于原发性肝癌的声晕，中心有时可见点状的无回声区，为胃肠道癌的肝脏转移常见的典型的超声表现，也偶可见于其他恶性肿瘤的肝转移。

3）肝内血管。较小的病变，周围血管无明显改变，当病变较大可压迫血管使血管扭曲、移位、中断。若胆道系统受压，受压以上胆管可出现扩张。

（2）彩超检查: 常为低血供,可有或无彩色血流包绕征,无原发性肝癌明显。

（五）超声造影在肝癌诊断中的应用

1. 超声造影的原理

1968 年美国 Rochester 大学 Raymond Gramiak 报道，应用手摇过的生理盐水经心导管注入心腔时，在 M 型超声心动图上产生了"云雾状"的明显回声增强效应。从此,超声造影技术的研究在世界范围内展开。近年来,第二代高效、稳定的新型造影剂不断研发应用，加之造影成像技术的飞速发展，超声造影技术取得了突破性的进展，能够显示组织器官的血液灌注情况，并将影像诊断推进到结构和功能相结合的新高度。特别是近年来低机械指数实时超声造影成像技术的应用，显著提高了超声检查对肝脏占位性病变尤其是肝癌的检出率和鉴别诊断率。同时在肝癌局部介入治疗中定位肿瘤，以及治疗后的疗效评判等多方面发挥着重要的作用。

（1）超声造影的原理

由于气体对超声波具有极强的反射能力，所以微气泡成为对比超声成像的天然选择。超声探头发射的是一组连续的超声波脉冲，造影剂微泡弹性外壳在超声波的连续推动下不断发生非线性压缩 - 膨胀变形，导致回波信号波形畸变产生谐波，选择性地接收谐波信号则有助于提高超声图像的信噪比，使得到的超声图像更为清晰。由于超声造影剂仅停留在血管内，是真正的血池显影剂，所以超声造影能更准确地反映组织的血流灌注状态，还能够实时不间断地观察病灶的增强特点，捕捉到增强过程中的细节。临床实验结果表明超声造影不仅可以检测到肿瘤，而且还可以将肿瘤内的微血管可视化。

（2）超声造影的分类

超声造影根据机械指数（MI）的不同分为低机械指数超声造影和高机械指数超声造影。低 MI 超声造影是即当声压小时，气泡的声波入射频率和激发频率一样。实时谐波成像技术就是使用低功率、低 MI，连续发射声波并连续接收谐波信号进行成像，它能实时观察组织血流灌注，定量分析正常和异常血流动力学，能提高造影增强效果，充分发挥了动态超声显像的优势。与气泡造影剂相比，组织缺乏非线性特性，要产生谐波信号需要较高的 MI，在低 MI 条件下，抑制了组织产生的信号而只保留微泡所产生的谐波信号，从而产生更佳的造影效果。高 MI 成像原理是当声压高时，气泡的扩张和收缩呈非线性，并产生发射频率的次谐波或高谐波反射，在共振频率下，声波中微气泡的直径可收缩或扩张数倍，直至气泡爆破，在气泡爆破的同时也产生包括次谐波或高谐波的宽频反射。虽然这种技术失去了实时显像的优点，但明显提高了造影剂的显像效果。

超声造影是普通超声的扩展，是目前超声医学发展的前沿。因为它更加直观，收集到的超声特性更广泛。它的发展大大延伸了超声这一检查手段的准确性和敏感性，使其在一定程度上可以和传统概念上普遍优于其的 CT、MRI 相媲美。

2. 超声造影在肝癌的诊断和治疗中的应用

超声造影在肝癌诊断中的主要用途是检测出病灶及对病灶进行定性诊断。由于肝癌患者常发生在肝硬化的基础上，利用普通超声对肝癌尤其是小肝癌和肝硬化结节的鉴别诊断上存在一定的困难。在这方面，超声造影就凸显出其利用价值。由于不同肝肿瘤血供的差异将导致其在不同时相的不同动态增强表现。有研究观察超声造影时肝肿瘤的灌注过程，结果显示肝肿瘤恶性组与良性组开始增强时间、达峰时间及持续总时间比较均有显著性差异；原发性肝癌和肝转移癌持续总时间比较有显著性差异。

目前临床上对于肝脏肿瘤良恶性的鉴别手段主要是应用 CT 和 MRI。但这两者不但费用较高，而且 CT 具有辐射性。另一方面对于众多的基层医院来讲，CT 和 MRI 并不十分普及，超声仪器则相对来讲要常见许多。在超声造影的诊断灵敏度、特异性等方面，Giorgio 等认为超声造影和磁共振在鉴别大于 10cm 的肝硬化结节和小肝癌方面的灵敏度分别为 91.9% 和 94.6%，特异性分别为 93.33% 和 86.7%，二者难分伯仲。而超声造影和增强 CT 对肝脏良、恶性占位的诊断准确率分别为 89.9% 和 82.8%，二者在统计学上亦没有显著差别。

（1）适应证

1）超声造影检查适用于所有存在不能明确诊断的肝内病灶的患者，尤其在伴有下列临床情形时。①常规超声偶然发现的病灶；②慢性肝炎或者肝硬化者的可疑病灶；③有恶性肿瘤病史的可疑病变；④患者的 CT/MRI 或者细胞学 / 组织学结果不能确诊时。

2）当超声作为引导消融的影像方法时，造影剂的应用可在下列各步骤中提供重要信息。①治疗前可与增强 CT 或增强 MRI 共同进行病变的分期和评价靶病变的血供；②显示在灰阶超声上不易辨认或无法辨认的病变，定位病变并引导穿刺进针；③消融后进行立即的治疗效果评价来探测剩余肿瘤的存活区；④长期跟踪随访的评价治疗效果，尤其在增强 CT 或者增强 MRI 有禁忌或者不能确诊时。

（2）禁忌证

1）对超声造影剂内任何成分过敏者禁止使用。

2）近期有急性冠心病症状或临床不能确定的不稳定型缺血性心脏病患者禁止使用。

3）下列情况禁忌使用。右向左分流者、严重肺动脉高压患者（肺动脉压高于 90mmHg）、不能控制的高血压患者、急性呼吸窘迫综合征。对于怀孕和哺乳期妇女的安全性尚未确认，因而怀孕及哺乳期妇女禁忌使用。

4）在一些组织使用超声造影剂可能会损害微血管并引起严重临床后果时要谨慎，如无颅骨的大脑、眼睛和新生儿。

5）在进行体外冲击波疗法前 24 小时应避免使用造影剂。

（3）使用方法

目前肝脏实时超声造影剂多采用低机械指数（一般在 0.2 以下）实时扫查成像技术。使用低溶解度气体的超声造影剂（如声诺维 SonoVue）可以进行动态成像并对造影的三个不同血管进行评估。下面以造影剂声诺维为例介绍一下使用方法。

首先常规二维超声扫查肝脏，记录病灶的位置、大小、数目及回声特征，作出造影前初步诊断；对肝肿瘤的观察尽可能选择同时能显示多个结节的切面，之后启动 CnTI 技术，根据病灶深浅度及患者胖瘦调节声功率输出，达低机械指数状态，此时显示屏几乎看不到肝灰阶图像，只能接收来自造影剂的二次谐波信号。在注射造影剂的同时启动超声仪内置计时器，实时不间断地观察重点区域病灶的灌注及回声强度变化；确保目标主灶有完整的各时相记录，同时观察记录邻近区域病灶的灌注。造影过程中固定探头并嘱患者控制呼吸程度，以确保捕捉微小病灶的时相；还需重视肋间扫查，避开肋骨干扰。在获得实质期有诊断意义的时相记录后，快速扫查全肝常可以发现造影剂已退出呈弱回声的新病灶。显像不充分或需观察不同区域时间隔 10 分钟行第 2 次造影。

（4）肝癌超声造影特征

1）造影时相区分。注入 SonoVue 后肝肿瘤表现为动态造影变化，按时间顺序分为肝动脉相、门静脉相、肝实质相三个时相。以肝动脉和门静脉主干以及二级分支开始显像时间作为肝动脉期、门静脉期的开始，随后肝实质逐渐开始强化达到峰值时，标志着进入实质期。一般认为动脉相为 0 ～ 30s，门静脉相为 30 ～ 120s，实质相（也称为延迟相）为 120s 以后。SonoVue 在血管相后被肝网状内皮系统的 Kupffer 细胞吞噬，它陷于肝窦中或缓慢通过肝窦，这一特殊时相可持续 6min。而肝癌、肝转移癌等缺乏 Kupffer 细胞或 Kupffer 细胞功能障碍的病灶，不能保留造影剂，因此在延迟相相对于正常肝组织表现为充盈缺损，从而增加了病灶与正常组织的对比度，这一特性对于疾病的定量、定性诊断有重要意义。

2）肝癌的超声造影特征。①肝细胞肝癌：典型者表现为动脉早期瘤体完全增强，而门静脉期和延迟期呈低回声，即"快进快出"。较大肿瘤由于内部坏死等原因而表现为区域性的造影剂充填缺损。部分结节门静脉期呈等回声，但延迟期回声略低于肝实质。需要注意的是，极少数小肝癌在造影二期均表现为高回声。有研究表明造影剂的退出快慢和肿瘤的分化程度相关，高分化肝细胞肝癌造影剂退出晚。②肝内胆管癌：动脉早期的增强方式可以不同，但大部分表现为高灌注状态，即完全增强或病灶周围不规则增强；在门静脉晚期表现为低回声，较大肿块门静脉期和延迟期可见周边不规则增强。胆管细胞癌于延迟期表现为低回声（即造影剂廓清），有一定的诊断和鉴别诊断价值。③转移性肝癌：根据转移癌来源不同有不同的表现方式。一般和其血供丰富与否有直接关系。富血供的肝转移癌可表现为动脉早期完全增强或"面包圈"样增强，门静脉期和延迟期呈负性显影。部分肝转移癌见到血流由周边向中心走行或内部扭曲杂乱的血管。少血供的肝转移癌可于动脉早期表现周边环状增强或无增强。

（5）不良反应

目前新一代的超声造影剂具有良好的使用安全性和耐受性。但约有 0.01% 严重过敏反应的报道，表现为血压降低等过敏性休克症状。较多的不良反应（1% ～ 5%）表现为短暂性的味觉改变、注射部位的局部疼痛、面部潮热感觉或全身潮红。

二、CT 检查

（一）检查技术

患者禁食 4 ～ 6h，于检查前口服 1000ml 开水（阴性对比剂）或开水与泛影葡胺混合液（阳性对比剂），将胃充满扩张。由于 CT 机有螺旋和非螺旋、扫描速度亚秒和 1s 以上、探测器有单排和多排，所以扫描技术也根据各机器性能的不同而有不同的设置。不同的医院根据各自的习惯和条件对肝脏行平扫、双期扫描或三期扫描。三期扫描对于减少漏诊、提高诊断和鉴别诊断能力有很大帮助。通常设置三期扫描时间为，动脉期 25 ～ 30s，门静脉期 50 ～ 60s，延迟期 120 ～ 180s，当疑诊为肝血管瘤时，延迟扫描 180 ～ 240s。扫描层厚通常 5 ～ 10mm，薄层（≤ 5mm）扫描可明显提高微小病灶检出率。常规螺旋CT 的造影剂用量常为 1.5 ～ 2.0ml/kg，而多层螺旋 CT 由于扫描速度快，可用1.2ml/kg，增强后效果与 1.5 ～ 2.0ml/kg 相似。

CT 的扫描范围从膈顶上 1cm 至肝脏下缘 1cm，这样避免由于呼吸运动肝脏上下移动而漏检。

（二）正常肝脏的 CT 表现

正常肝脏 CT 片各期的表现特点（以三期扫描为例）。

1. 平扫

未注射造影剂之前的扫描，只需观察腹主动脉有无强化即可辨认。此期腹腔内血管和各实质性脏器密度相近，若肝脏内病灶密度与周围组织密度相等则无法分辨，若病灶密度高于或低于周围组织密度即可辨认，两者密度差越大越容易辨认。此期可发现病灶但通常不能定性。

2. 动脉期

注射造影剂后第 1 次扫描，通常在注射造影剂后 25 ～ 30s 开始扫描，此期动脉显示最好，动脉密度达到峰值。此时腹主动脉、脾动脉和肝动脉明显强化增白，肝实质仅轻度强化，整个肝实质密度仍较低，而此时脾实质已开始明显强化，由于皮质和髓质内血窦分布的不同，呈不均匀的斑点或斑片状，肝、脾强化密度差对比显著。此期对于富血管的肿瘤显示较好。

3. 门静脉期

注射造影剂后第 2 次扫描，此期门静脉显示最好，通常在注射造影剂后50 ～ 60s 开始扫描，肝实质密度已达最高值，呈均匀一致的强化，而此时的脾髓质也明显强化，整个脾也呈均匀一致的强化，即肝和脾都呈均匀一致的强化。此期主要观察门静脉。

4. 延迟期

注射造影剂后第 3 次扫描，通常在注射造影剂后 180 ～ 240s 开始扫描，此时肝脏和血管的密度呈均匀一致的下降。此期有助于对肝肿瘤定性和鉴别诊断。

（三）发现病变的方法

CT 检查发现病变主要是利用正常肝组织和病变组织间的密度差来确定。例如，肝上最常见的恶性肿瘤即肝癌，由于其肿瘤实质较松散，密度较正常肝组织小，典型表现为，在 CT 平扫时多表现为低密度，在动脉期由于肿瘤内动脉供血丰富，强化明显而呈高密度，此时肝脏仅轻度强化，肿瘤表现为高密度；门静脉期肝脏强化密度增高，肿瘤内造影剂已开始下降，多表现为相对的低密度；延迟期肿瘤内造影剂已基本消退，肝密度也开始下降，此期肿瘤显示较清楚。

（四）全面观察肝脏图像

规范化的肝扫描必须是整个肝脏都包括在扫描范围内，考虑到肝脏为活动性脏器，所以定位扫描应在上、下缘超过膈顶和肝脏下缘两个层面，这是保证不漏诊的基础。在整个扫描范围内包括肝、胆囊、脾、胰腺、胃、双侧肾上腺、双侧肾中上部、部分小肠和结肠、门静脉、下腔静脉等血管。在整个看片过程中以上脏器和血管均应观察，通常可先重点观察主要脏器，然后为其他脏器，其顺序可为肝→胆囊→脾→胰腺→食管下段→双侧肾上腺→双侧肾→其他。在观察肝脏时，首先观察肝脏形态→大小→边缘→整体密度→血管走行→血管充盈情况→肝或肝肿瘤与周围的关系。

（五）肝细胞癌的 CT 表现

肝细胞癌（HCC）是肝脏中最常见的恶性肿瘤。发病率高，术后复发率高，死亡率高。肝癌的大体分型为小肝癌、结节型、巨块型和弥漫型。提高 HCC 的早期诊断率是提高治疗效果的关键。肝癌的强化特点主要与其血供有关。

1. 小肝癌

最大直径 ≤ 3cm 的肝癌为小肝癌（SHCC）。SHCC 在三期扫描上可有多种表现：约 80% 的 SHCC 为典型表现，即平扫呈低密度或等密度、动脉期呈高密度、门静脉期呈低密度或等密度、延迟期为低密度；约 20% 为非典型表现，可表现为各期均为低密度，也可表现为动脉期为等密度，而其他各期为低密度。SHCC 可随其体积的增大强化程度可有改变，在动脉期上可有明显强化，也可表现为强化程度降低。

SHCC 检出率在常规非螺旋 CT 增强扫描中较低，由于其扫描速度的限制，不易在一次屏气中完成全肝的扫描，对 SHCC 的检出不利，即在动脉期对血供丰富的 SHCC 和门静脉期对少血供的 SHCC 的检出均不利，如扫描时采用头 - 脚体位，对于肝脏远心端的 SHCC 易漏检或不易显示其特点。螺旋 CT 动态增强扫描，可明显提高 SHCC 的检出率，其扫描速度较非螺旋 CT 快 6～10

倍，一次屏气即可完成全肝扫描。螺旋 CT 研究认为小肝癌的检出率在动脉期为 86% ～ 90%，门静脉期为 60% ～ 67.3%，双期为 92%。两者相差显著。有学者研究认为三期扫描（THCT）对于肝内小肿瘤是必须的，肿瘤的显示主要在动脉期和延迟期，肝脏和肿瘤间密度差的对比以动脉期最好，延迟期次之，门静脉期最差，认为门静脉期的表现对诊断价值有限。Lim 等认为动脉期在发现多血供的肿瘤方面特别有用，而门静脉期和延迟期在发现少血供的肿瘤如分化好的肝癌或微小肝癌方面有用。Jang 等比较了肝动脉造影 CT（CTHA）、动脉 – 门静脉造影 CT（CTAP）和 THCT 在检查肝癌中的作用，认为术前不必做 CTHA 和 CTAP 检查，因为这两种检查均为创伤性、高费用和高假阳性，而且也未带来检出率的实质性提高。认为 THCT 足够，延迟期可增加小肝癌和肝脏之间的对比度，提高分化较好少血供 SHCC 的检出率。

多层螺旋 CT 较常规单层螺旋 CT 速度更快，每次可同时获多幅图像，全肝扫描仅需 3 ～ 5s，更易控制扫描期相。

当 SHCC 在动脉期呈等密度，在门静脉期和延迟期呈低密度，或各期均为低密度时，不易确诊为 SHCC，如果 AFP 升高，可行 TACE 后再 CT 扫描确诊。

诊断要点：肿瘤 ≤ 3cm，典型强化特点"快进快出"表现，平扫呈低密度，动脉期呈高密度，门静脉期和延迟期呈低密度。

2. 巨块型肝癌

通常 ≥ 10cm 者可称为大肝癌，多有典型的肝癌表现，诊断不困难，动脉期多有明显的强化，门静脉期和延迟期密度减低，多呈低密度，少数为等密度。在 CT 增强扫描巨块型肝癌的血供可分为多血供、少血供和混合性血供类。

（1）多血供

CT 动脉期肿瘤内有明显均匀或不均匀性强化，动脉血管增粗，肿瘤内血管呈放射状、斑驳样、花瓣样或团状强化，门静脉期也有强化，延迟期密度减退；DSA（数字减影血管造影术）肿瘤供血动脉主干增粗，肿瘤内血管增多、增粗、扩张和紊乱，可呈放射状和抱球状，小血管丰富，均匀或不均匀染色；也可表现为 CT 动脉期肿瘤轻度强化，而门静脉期中度或显著强化，延迟期仍呈低密度；DSA 肿瘤血管增粗不明显，肿瘤内小血管欠丰富，实质期明显染色。此类肝癌介入治疗时可灌注较多的碘油。

（2）少血供

CT 动脉期肿瘤轻度强化或无明显强化，门静脉期强化也不明显，延迟期仍呈低密度；DSA 肿瘤血管无或轻度增粗，肿瘤血管不丰富，实质期轻度染色。介入治疗时灌注碘油后仅少量充填或无充填。

（3）混合性血供

由于肿瘤内血供分布及丰富程度不同而表现为动脉期肿瘤内部分强化明显，部分轻度强化；DSA肿瘤部分区域为血供丰富，部分区域为少血供（非液化坏死区域）。灌注碘油部分区域充填好，部分无或少充填。

对于有明显的动静脉瘘的巨块型肝癌患者，由于动脉期即可见门静脉显示，肿瘤在动脉期和门静脉期均可无明显或轻度强化；DSA肝动脉可明显增粗，而肿瘤动脉可无明显增粗、增多或显示欠佳，可见明显的动静脉瘘，大量的造影剂进入门静脉或肝静脉，门静脉小分支显示清楚，而实质期肿瘤染色不明显，此时无法分类。

3. 弥漫型肝癌

肝癌呈弥漫性生长，无明确的边缘和形态，其中部分块状是由大量小结节样病灶融合成团，病灶内可有不规则的强化，延迟期多为低密度。本型通常有门静脉癌栓和腹腔内淋巴结转移，预后极差。

70%～80%的肝癌有门静脉癌栓，癌栓在门静脉期显示最好，表现为门静脉内的卵圆形或条状充盈缺损，癌栓可发生在左、右支，通常在患侧，也可位于主干和分支，严重者癌栓可侵犯下腔静脉和/或肠系膜上静脉，甚至向上通过肝静脉、下腔静脉进入右心房。

少数肝癌主要向外生长（外生型肝癌），形似腹腔内的肿瘤，仅部分与肝脏相连，此时应特别注意，诊断要点是肿瘤的形态、内部结构和血供及强化特点多与内生型肝癌相似，同时与肝脏不能分开。

诊断要点：患者有肝硬化病史、动态CT特点"快进快出"表现，动脉期呈高密度，门静脉期和延迟期呈低密度。

4. 肝胆管细胞癌

肝胆管细胞癌起源于肝内毛细胆管的上皮细胞，大体形态分为三类。①肿块型：肿块质地坚硬，灰白色易侵犯周围组织；②结节型：多发大小不等的灰白色质硬结节；③硬化型：病变处纤维化并萎缩。当胆管细胞癌起源于小叶间胆管时即肝内胆管细胞癌；起源于左、右肝管和肝总管汇合处时，即肝门部胆管癌。

（1）肝内胆管细胞癌

临床上一般将肝内胆管细胞癌归类于肝癌。肿瘤通常发生在肝左叶，也可合并有肝内胆管结石。在CT平扫上病灶呈边缘不清楚、形态不规则的大片状低密度影，其内可见更低密度的小圆形和小条状影，或致密钙化影；由于病灶多为乏血供，故动脉期的强化程度无肝细胞癌明显，仅呈轻度的强化，在门静脉期和延迟期肿瘤持续强化，边缘可强化呈花瓣状，门静脉期和延迟期的强化为本病的特征性表现。病灶内可有大片液化坏死区而呈更低密度区域。

诊断要点：左叶，密度较低的肿块，CT 呈边缘强化和延迟强化，病灶远端的肝内胆管扩张，常合并有肝内胆管结石。

（2）肝门部胆管癌

肝门部胆管癌是指发生在左、右肝管与肝总管汇合处 2cm 内的胆管癌，是最常见的一种，占 40% ～ 50%。临床上出现症状相对较早，主要为无痛性黄疸并进行性加深。肿瘤多沿胆管壁及胆管周围浸润生长，少数在胆管壁呈结节状或乳头状向腔内突出。由于其所在部位有肝动脉和门静脉通过，而肿瘤又常侵犯包绕这些血管，手术切除率低。本病在外科和直接法造影（ERCP 和 PTC）上分为 4 型，即 Bismuth 分型：Ⅰ 型肿瘤累及肝总管近段，未侵犯汇合处；Ⅱ 型肿瘤累及肝总管近段和汇合处，但未侵犯左、右肝管；Ⅲ 型又分 2 个亚型，Ⅲ a 型肿瘤累及肝总管近段和汇合处，同时侵犯右肝管；Ⅲ b 型肿瘤累及肝总管近段和汇合处，同时侵犯左肝管；Ⅳ 型肿瘤累及肝总管近段和汇合处，同时侵犯左、右肝管。在大体病理上可分为 4 型：①息肉样型；②结节型；③硬化型；④浸润型。

若肿瘤呈膨胀性生长形成肿块，CT 可清楚显示肿瘤的大小、形态和部位，表现为平扫肝门部块状低密度影，若肿瘤沿胆管壁浸润性生长而不形成肿块，CT 不能清楚显示肿瘤，但由于病灶位于肝门部，造成肝门部胆管狭窄和阻塞，其远端的肝内胆管通常有明显的扩张，由于阻塞多为急性阻塞，所以扩张程度较重，形态上似"软藤"样表现，称"软藤征"。病灶多为少血供型，增强后动脉期病灶可有轻度强化，但门静脉期和延迟期仍有强化，具有延迟强化的特点。

诊断要点：肝内胆管明显扩张，而肝外胆管无明显扩张，肝门部不规则肿块。CT 动脉期轻度强化并有延迟强化。

5. 转移性肝癌

肝脏是转移性肿瘤的好发部位之一。多来自门静脉系统引流脏器的肿瘤，如胃、结肠、直肠和胰腺等部位的恶性肿瘤。多数患者在原发病灶症状的基础上出现肝脏症状。少数原发病灶的症状不明显，可首先出现转移性肝肿瘤的症状。本病早期症状多无特异性，如乏力、消瘦和肝区疼痛等。晚期可出现恶病质和黄疸等。转移性肝肿瘤的大小、形态和数目可有很大不同。多数病灶呈大小不等或大小相近的多发结节，少数单发。有些肝转移瘤的血管丰富程度与原发肿瘤相似。转移瘤发生钙化，其原发性肿瘤常见于直肠、结肠癌，也可见于卵巢、乳腺、肺、肾和甲状腺的癌肿。卵巢或胰腺囊腺癌多产生囊性转移。转移性肉瘤多系巨大肿块，肿瘤有坏死倾向。大多数转移性肝癌从影像学特点一般不能推断出原发肿瘤的部位和类型。

由于原发性肿瘤的不同，其在肝脏内转移瘤的表现也可不同，可是多血供，也可是少血供，如来源于乳腺癌、肾上腺癌、甲状腺癌、肾癌、类癌、肉瘤等常为多血供，CT 表现为病灶全部或大部分有明显的强化，门静脉期和延迟期密度减低；而胃癌、结肠癌等多为少血供，而少血供者动脉期可无或轻度强化，门静脉期有特征性的内部低密度、周围环状强化即"牛眼征"，延迟期呈低密度。也可表现为中心高密度，周围低密度的"牛眼征"。其产生机制一般认为与瘤周水肿有关，但也有报道为周围存活的肿瘤组织，以及瘤周坏死可产生类似的表现。

诊断要点：有原发性病灶，肝内病灶多发性，CT 平扫低密度，动脉期无明显强化，门静脉期和延迟期可有环形强化，可见周围环形"牛眼征"。

6. 肝母细胞瘤

肝母细胞瘤是一种起源于上皮细胞的胚胎性肝脏恶性肿瘤。多见于 5 岁以下的儿童，是儿童常见的肝脏恶性肿瘤，以右叶居多，多为单发，少数多发，瘤体直径多在 6 ～ 17cm，约半数有包膜，中心区常有坏死和出血，多不伴有肝硬化。病理上，肿瘤可有分隔呈多房或单房，并含壁结节。瘤细胞呈胚胎型肝细胞，但细胞排列不规则，细胞较正常肝细胞小，核大，可发现富有脂肪和糖原的空细胞，混合型肝母细胞瘤还可发现钙沉积。临床上发现患儿食欲减退、消瘦、贫血、腹部逐渐增大，上腹部可扪及肿块，AFP 常阳性。CT 和 MRI 对肝母细胞瘤的诊断以及制订手术方案和评价非手术治疗的疗效都具有重要意义。肿瘤内总的钙化率达 38% ～ 50%。

在 CT 平扫呈巨大、边缘清楚、密度不均匀的低密度肿瘤，肿瘤内可有散在钙化和不规则的坏死，动脉期可有轻度强化，呈弧形或网络状强化，延迟期肿瘤边缘显示更清楚，可见完整的包膜。

肿瘤周围的肝组织完全正常，瘤周可见环绕的肝血管影，为肝静脉和门静脉。

诊断要点：儿童，肝内巨块，AFP 阳性，病灶边缘清楚、密度不均匀，轻度弧形或网络状强化，内可有散在钙化和坏死。

三、PET/CT 检查

（一）PET/CT 检查的基本原理

PET/CT 是 PET（正电子发射型计算机断层显像）和 CT 两种影像设备、

技术的结合，对病变精确的解剖结构及其代谢信息进行成像，实现解剖图像和功能显像的融合，显著提高了疾病特别是肿瘤诊断的准确性，是目前恶性肿瘤诊断、分期及评估治疗疗效等的重要影像学手段之一。

^{18}F-FDG 是目前最常用的 PET 显像剂，为葡萄糖同分异构体。^{18}F-FDG 和葡萄糖一样，通过细胞膜上的葡萄糖转运蛋白主动转运进入细胞，在己糖激酶作用下转变为 6- 磷酸 -^{18}F-FDG。由于与葡萄糖结构有所差别，不能进一步反应而陷落在细胞内。大部分恶性肿瘤细胞膜上葡萄糖转运蛋白、细胞内己糖激酶处于过表达状态，活性也高于良性肿瘤细胞和正常组织细胞，而葡萄糖 -6-磷酸酶活性减低，导致 ^{18}F-FDG 陷落在肿瘤细胞内，表现为高代谢。^{18}F-FDG 为非特异性肿瘤显像剂，其摄取程度主要与肿瘤分化程度、病变细胞增生活性、倍增时间、细胞密度等因素有关。高分化肿瘤 ^{18}F-FDG 摄取略增加或正常，中、低度恶性肿瘤常代谢明显增高。增生活性高、倍增时间短、细胞密度大的组织 ^{18}F-FDG 摄取增加；反之，则摄取减少。因此除了恶性肿瘤 ^{18}F-FDG 摄取增加外，某些良性病变和生理性因素也会引起 ^{18}F-FDG 摄取增加，如炎性病变（结核、炎性假瘤、非特异性炎症等）、良性肿瘤（息肉、腺瘤等）、生理性因素（棕色脂肪、运动导致肌肉摄取增加等）。此时应详细询问病史，结合其他影像学、实验室资料，辅助鉴别病变性质，提高疾病诊断的准确性。

肝癌分为原发性肝癌和继发性肝癌。原发性肝癌主要包括肝细胞癌、胆管细胞癌以及包含以上两种细胞的混合型肝癌；继发性肝癌主要指肝转移癌，多来源于胃、结肠、直肠等消化系统的恶性肿瘤。^{18}F-FDG PET/CT 在肝脏恶性病变中主要用于以下五个方面：①部分高分化肝细胞肝癌诊断。②中低分化肝癌的诊断。③肝癌分期、疗效评估及再分期：PET 功能影像不受解剖结构的影响，能准确显示解剖结构发生变化后的复发转移灶，因此可进行精确的再分期。④寻找肝转移癌的原发灶，尤其在肝转移癌的原发灶寻找上有显著优势。研究显示，与 CT 和 MRI 相比，PET/CT 显像在肝转移瘤原发灶寻找及分期等方面具有更高的准确性。⑤肝移植术前评估、移植过渡期监测及术后疗效评估中的应用。

二、PET/CT 在肝癌方面的应用

（一）高分化肝细胞癌

肝细胞肝癌在 PET/CT 主要表现为高或无代谢团块或结节，如有坏死，坏死区为无代谢低密度区。肝癌代谢高低与其分化级别有关。高分化肝细胞肝癌代谢等于或略高于正常肝组织，原因为：①正常肝细胞具有糖原合成功能，已

糖激酶较其他组织（除脑组织、心脏外）活性增高，进入肝细胞的 ^{18}F–FDG 增加，肝脏代谢高于其他组织，并且在肝脏弥漫不均匀高代谢本底下，难以分辨较隐匿的病灶。②高分化肝癌细胞葡萄糖 –6– 磷酸酶的活性也相应增加，6– 磷酸 –^{18}F–FDG 易转化为 ^{18}F–FDG，^{18}F–FDG 通过细胞膜上的葡萄糖转运蛋白被排出细胞，导致肝癌细胞代谢与正常肝组织一致。文献报道 ^{18}F–FDG PET/CT 诊断肝癌阳性率仅为 55%[1]，主要由于肝癌 90% 以上为高分化类型，^{18}F–FDG PET/CT 显像敏感性不高，需结合临床、其他影像学及实验室资料，如肝癌患者多有乙肝、丙肝、肝硬化等病史，血清 AFP、甲胎蛋白异质体多升高，CT 增强扫描多表现为"快进快出"的强化特点，综合分析可以降低 PET/CT 假阴性率，提高病灶检出率及诊断准确性。双时相 ^{18}F–FDG PET/CT 显像和 ^{11}C– 乙酸盐 PET/CT，能在一定程度上提高对高分化型肝癌诊断阳性率。

双时相显像：以 ^{18}F–FDG PET/CT 显像为例，常规注射 ^{18}F–FDG 后 1h 显像结束后，再间隔一定时间（通常是 1h）再次显像，观察两次显像病灶摄取值是否有变化和出现新病灶。大部分恶性肿瘤病灶 ^{18}F–FDG 摄取随时间延长累积增加，而正常组织（肺、肝、脾、肌肉等组织）在注射后 1～3h 摄取量明显降低，导致病灶与正常组织对比增加，从而显示病灶。特别在肝脏显像时，随时间延长 ^{18}F–FDG 清除快，肝脏本底降低，突显病灶或显示出更多隐匿病灶。

^{11}C– 乙酸盐是另一种 PET 显像剂，摄取水平也与肿瘤分化程度有关，与 ^{18}F–FDG 相反，肿瘤分化越高，^{11}C– 乙酸盐摄取越多，分化低则摄取少或不摄取。^{11}C– 乙酸盐在线粒体内转变为 ^{11}C– 乙酰辅酶 A，进，乳酸三羧酸循坏，生成 ^{11}C–CO$_2$，反映细胞有氧代谢。高分化恶性肿瘤生长缓慢，处于富氧或不缺氧状态，主要以有氧代谢为主；而低分化恶性肿瘤生长迅速，处于乏氧状态，以糖酵解为主。所以 ^{11}C– 乙酸盐主要用于以有氧代谢为主的高分化恶性病变的诊断。

^{11}C– 乙酸盐，^{18}F–FDG PET/CT 显像各有特点，优势互补，可联合应用，提高对肝癌诊断的灵敏度和准确率，同时反映肿瘤的分化程度。

（二）中、低分化肝细胞癌

中、低分化肝癌细胞内已糖激酶活性增加，葡萄糖 –6– 磷酸酶的活性正常或降低，6– 磷酸 –^{18}F–FDG 聚集在细胞内，在 PET/CT 多表现为高代谢结节或团块，可伴有门脉癌栓。

---

① 刘东锋旋，张峰旋，潘贤成旋，等 .^{18}F–FDG PET/CT 双时相显像在肝癌诊断中的应用价值探讨 [J]. 实用肝脏病杂志，2016，19（04）：463.

PET/CT 在中、低分化肝癌诊断优势较明显，并且 PET/CT 扫描范围广，检查时间短，对于中、低分化肝癌的诊断及分期准确性高于其他影像学检查。

（三）肝癌分期及疗效评估

肝癌分期是影响临床医生制订治疗方案的重要因素，如局限性肝癌可选择放疗、动脉栓塞、射频消融、^{125}碘粒子植入、肝移植等治疗手段，多发转移患者局部治疗意义不大，只能姑息治疗，所以肿瘤治疗前必须先明确分期。PET/CT 扫描范围广，一次全身扫描就可发现肿瘤原发灶、远处转移灶及 CT 诊断阴性的转移性小淋巴结，并且是肿瘤阳性显像，有助于发现隐匿病灶。研究显示 PFT/CT 发现肝癌肝外转移灶中，大多是常规影像检查无法探测的早期或隐匿转移灶，改变了患者的分期，是临床医师判断肿瘤分期的重要影像学方法。

目前用于评估肝癌局部治疗疗效的常用方法为 CT 平扫加强化，通过肿瘤体积缩小、肿瘤的坏死率（碘化油沉积处代表坏死）反映治疗疗效，但碘化油沉积处的肿瘤组织并非完全丧失活性，部分组织仍有活性，只是处在低活性水平。^{18}F–FDG PET/GT 通过探测存活细胞摄取葡萄糖，显示病灶内有活性肿瘤组织。研究显示 ^{18}F–FDG PET/CT 对原发性肝癌肝动脉栓塞术、射频消融术后疗效评价有较大价值，帮助临床制订进一步治疗方案。

（四）肝转移癌并查找原发灶

肝转移癌主要来源于消化系统的恶性肿瘤，也可见于乳腺癌、肺癌和神经母细胞瘤等疾病，PET/CT 图像上常为肝脏多灶性、大小不一、散在分布、形态规则的高代谢占位，也可表现为单一类圆形高代谢占位，多体积较大；占位边界多较清，中心区多因坏死、出血呈放射性稀疏区，大多门脉系统受侵，门脉增粗，可见条状高代谢癌栓。

一旦确定肝转移瘤，查找原发灶是关键，PET/CT "一站式"检查能够对全身各个组织器官进行详细筛查，寻找原发灶及发现更多转移灶。

（五）肝移植术前评估、移植过渡期监测及术后疗效评估

肝脏移植是目前肝癌治疗的最有效手段，尤其适用于不能行常规手术切除的肝癌患者，是实现根治目标的唯一方法，5 年生存率最高，为 60% ～ 80%。肝移植术前评估、移植过渡期监测及术后疗效评估等是决定肝移植是否成功的重要环节，PET/CT 在这些环节的评估中有着重要作用。

肿瘤大血管浸润、淋巴结受累及远处转移情况直接影响肝移植后肝癌复发率和转移率，如有远处转移等肝移植后肿瘤复发和转移率高，则不适合肝移植，因此肝移植术前要进行评估。常规影像学检查方法多依据病变形态学的变化进

行评估，且检查部位较局限，难以判断肿瘤全身转移情况及肿瘤分子生物学特征，而 PET/CT 一次扫描就可同时获得全身的代谢和解剖信息，不仅显示肝癌原发灶和局部浸润，还可发现远处转移，为临床提供准确科学的肿瘤分期，是临床判断是否为肝移植适应证的重要手段。

肝移植术后也可通过 PET/CT 监测肝癌的复发和转移，Lin 等 meta 分析显示 PET/CT 探测肝移植术后肝癌复发和转移的灵敏度、特异性分别为 76.6%、98.0%。[①]

四、MRI 检查

肝脏的磁共振成像（MRI）已成为肝内病变诊断的有效影像学检查方法。MRI 因其高软组织分辨率、多参数及任意方向扫描成像，在对肝内病变的检出、定位及定性方面具有其他影像学不能替代的优势，正逐渐成为肝内占位病变诊断的最主要检查方法之一，甚至是某些肝内病变的首选检查方法。

肝脏的 MRI 检查方法众多，因 MR 机型不同，场强高低不一，各医院影像医师习惯差异，所用的肝脏 MRI 扫描方法不尽相同。而且，随着 MR 机器性能的改善，高场强 MR 机的逐渐普及，可供选择的扫描条件、序列及参数变化更大，因此难以规范出肝脏 MRI 的最佳常规扫描方法。肝脏 MRI 检查的基本原则是根据临床要求，明确检查目的；熟知所用 MR 机器性能，充分发挥机器优势；从诊断角度出发，选择有针对性的扫描方法及序列；优先保证图像质量，满足诊断要求。

（一）肝脏 MRI 检查常用扫描方法

1. 平扫

横断面 T_1 加权及 T_2 加权成像是肝脏扫描的基本方法，一般采用层厚 5～10mm，间距 1～2mm，共 12～18 层以覆盖整个肝区，扫描野头足各加一个饱和区以减少呼吸运动及血管搏动伪影。在高场强 MR 机上联用呼吸门控能显著减少运动伪影，提高图像质量。冠状面及矢状面扫描是为了帮助病灶立体定位，现常选用超快速屏气 T_2 加权序列。

（1）T_1 加权像

自旋回波（SE）序列曾经是 MRI 最基本、最常用的扫描序列，但因其检查时间长，不适用于肝脏的多时相动态增强检查，现已很少使用。近年来，

---

① 汤玉鹏，黄新辉，赖永平，等.原发性肝癌术后复发影响因素的临床分析 [J].中国现代药物应用，2016，10（10）：103-104.

在高场强 MR 机上，屏气的梯度回波序列（GRE）已取代了常规 SE 的 T_1 加权序列。GRE 序列在不同的机型上有不同的名称，如 Siemens 公司 MR 机上为快速小角度激发（FLASH），GE 公司为扰相梯度回波（SPGR），Philips 公司为快速场回波（FFE）。GRE 序列的成像时间明显缩短（20s 左右），图像没有呼吸伪影，如再联用相阵控线圈，则图像质量更好，而且多数病灶与肝组织对比良好。因此目前在多数医院，屏气的 GRE 序列已作为肝脏 T_1 加权像的常规扫描序列。

（2）T_2 加权像

SE 序列的 T_2 加权像通常选择长 TR 短 TE（1600～2200/20ms）产生质子加权像，长 TR 长 TE（1600～2200/80～120ms）产生 T_2 加权像，采集 2 次，检查时间约 10min。SE 的 T_2 加权像可显示病灶的信号变化，对病变的诊断很有帮助，但其缺点是耗时长。快速自旋回波序列（Siemens 公司和 Philips 公司的 Turbo SE 或 TSE；GE 公司的 Fast SE 或 FSE）二回波或三回波的质子及 T_2 加权像的成像时间较 SE 序列缩短 3～10 倍，改良后的快速自旋回波序列（Siemens 公司的 HASTE 或 Half Fourier Acquisition SingleShot Turbo Spin Echo；GE 公司的 SSFSE 或 Single Shot Fast Spin Echo）成像速度更快，其优点是每层图像的采集时间仅为几秒，对呼吸运动伪影相对不敏感，适当增加采集次数后的图像质量甚佳，病灶信号变化也能较好反映组织内部特性。联合应用脂肪抑制，病灶检出率有一定的提高。

2. 增强扫描

肝脏 MRI 检查中，造影剂的应用已成为完整检查不可缺少的一个部分，增强扫描在检出和定性肝内病变中变得越来越重要。造影剂有不同的种类，而增强后扫描序列的选择则因造影剂种类不同而不同。根据其在机体内的分布，目前临床应用的造影剂主要有非特异性细胞外造影剂及肝脏特异性造影剂。

（1）非特异性细胞外造影剂

非特异性细胞外造影剂主要为钆螯合物，其代表产品为钆喷酸葡胺（Gd-DTPA），属离子型顺磁性化合物，无组织分布特异性，几乎全部分布在细胞外间隙，安全性非常高，目前临床上最为常用。它主要缩短组织的 T_1 时间，用于描述病变的血流动力学改变。

（2）肝脏特异性造影剂

根据其所选择的细胞不同可分为网状内皮细胞靶向性造影剂及肝细胞靶向性造影剂，在提高病灶检出率的同时，具有一定的组织学特异性。①网状内皮细胞靶向性造影剂主要为氧化铁类化合物，代表产品为 ferumoxides（AMI-25），一定大小的超顺磁性氧化铁（SPIO）能被富含网状内皮系统的器官如肝、脾、淋巴系统所吞噬，在肝脏选择性被 Kupffer 细胞吸收，主要缩短组织的 T_2 时间，因而通常用 T_2 加权序列进行增强后扫描。由于铁的超顺磁性作用，被强化的组织（如正常肝实质）在 T_2 加权像上信号减低，而某些肝肿瘤因缺少 Kupffer 细胞无强化而在 T_2 加权像上为高信号。②肝细胞靶向性造影剂：如锰福地吡三钠（Mn-DPDP）及钆塞酸二钠（Gd-EOB-DTPA）等，选择性被肝细胞吸收并经胆道分泌，主要缩短 T_1 时间，持续强化时间约 2h。由于不需要动态采集，任何 T_1 加权序列均可用于增强后扫描，脂肪抑制序列可改善对比度。常用于区分是否是肝细胞起源的病灶，但因肝细胞起源的良恶性病灶均强化，故难以区分这类病灶的良恶性。

（二）肝癌的典型 MRI 表现

1. 原发性肝癌

肝细胞性肝癌是最常见的原发性肝恶性肿瘤。相对于肝实质而言，原发性肝癌在 T_1 加权像上为相对低信号，T_2 加权像上为相对高信号。病灶越大，病灶内信号越混杂，可出现囊变、坏死或出血。

Gd-DTPA 多时相动态增强扫描在小肝癌的检出及定性中具有重要作用，关键是必须抓住增强后早期表现。肝癌的特征性强化方式是造影剂呈"快进快出"表现，即强化高峰出现在肝动脉期，强化程度高于肝实质，但消退迅速，在门静脉期及延迟期信号低于或相似于肝实质。动态增强扫描亦有助于显示肝癌的假包膜，延迟期的包膜强化颇具特征，结合病灶本身强化意义更大。

肝癌易侵犯门静脉形成门静脉癌栓，门静脉癌栓的信号与肝癌病灶的信号相似，在 T_1 加权像上为低或等低信号，T_2 加权像上为相对高信号，Gd-DTPA 动态增强早期有强化，延迟后表现为低信号。

另外，MRI 有助于对肝癌治疗后疗效评估。除能观察肿瘤大小变化外，更重要的是能显示肿瘤坏死程度、坏死方式及病灶边缘是否有残存的活性瘤组织。MRI 虽然不能像 CT 那样反映肝动脉化疗栓塞后的碘化油沉积情况，但对肝癌介入治疗后病灶信号的改变，可判断癌组织的坏死或存活，从而决定是否需要进一步治疗，这一点对临床更为重要。肝动脉化疗栓塞、酒精注射、射频热凝后的病理改变主要是凝固坏死，凝固坏死的瘤组织在 T_2 加权像上由原来的相对高信号变为低或等信号，T_1 加权像上由原来的低信号变为等或略高信号，增强后没有强化。而残存的活性瘤组织在 T_2 加权像上仍为相对高信号，动态增强呈"快进快出"的强化方式。因而肝癌介入治疗后 MRI 平扫加动态增强应作为随访复查的主要影像学方法。

2. 转移性肝癌

转移性肝癌多表现为肝内多发结节状病灶，少数为单发病灶。MRI 不能对转移瘤作出组织学诊断，其表现常因原发病灶的性质不同而不同，而且来源于同一原发病灶的肝内多发病灶间也可有不同的 MRI 表现。一般转移性肝癌在 T_1 加权像上表现为低信号，T_2 加权像上为略高或高信号，信号欠均匀，边界较模糊且不规则，增强后呈边缘环形强化。如病灶内存在明显的坏死区，可出现"靶征"现象，即 T_2 加权像上病灶中心为小圆形高信号，外围为边缘模糊的低信号环。

第三节　肝癌的诊断标准

证据等级见表 4-1。

表 4-1　证据等级（牛津循证医学中心 2011 版）

（临床）问题	步骤 1	步骤 2	步骤 3	步骤 4	步骤 5
	等级 1*	等级 2*	等级 3*	等级 4*	等级 5*
这个疾病有多普遍？（患病率）	当地的，当前的随机样本调查（或普查）	与当地情况相匹配调查的系统综述 ★★	当地的，非随机样本调查 ★★	病例系列 ★★	N/A
诊断或监测试验是否准确（诊断）	一致地应用了参考标准和盲法的横断面研究的系统综述	一致地应用了参考标准和盲法的横断面研究	非连续病例研究，或研究未能一致地应用参考标准 ★★	病例对照研究，或应用了差的或非独立的参考标准 ★★	基于机制的推理
若不给予这个治疗会发生什么？（预后）	起始队列研究的系统综述	起始队列研究	队列研究或随机研究的对照组 ★	病例系列或病例对照研究，或低质量预后队列研究 ★★	N/A

（临床）问题	步骤1 等级1*	步骤2 等级2*	步骤3 等级3*	步骤4 等级4*	步骤5 等级5*
这个治疗有用吗？（治疗效益）	随机试验或单病例随机对照试验的系统综述	随机试验或具有巨大效果的观察性研究	非随机对照队列/随访研究★★	病例系列，病例对照研究，或历史对照研究★★	基于机制的推理
这个治疗常见的伤害是什么（治疗伤害）	随机试验的系统综述，巢式病例对照研究的系统综述，针对你所提临床问题病人的n-of-1试验，具有巨大效果的观察性研究	单个随机试验或（特殊地）具有巨大效果的观察性研究	非随机对照队列/随访研究（上市后监测）提供，足够数量来排除常见的伤害（对长期伤害需要足够长的随访时间）★★	病例系列，病例对照研究，或历史对照研究★★	基于机制的推理
这个治疗少见的伤害是什么？（治疗伤害）	随机试验或n-of-1试验的系统综述	随机试验或（特殊地）具有巨大效果的观察性研究	—	—	
这个试验(早期发现)值得吗？（筛查）	随机研究的系统综述	随机试验	非随机对照队列/随访研究★	病例系列，病例对照研究，或历史对照研究★★	基于机制的推理

注：★根据研究质量、精确度、间接性，各个研究间不一致，若绝对效应值小，证据等级会被调低；若效应值很大，等级会被上调；★★系统综述普遍地优于单项研究

一、肝癌的影像学诊断

各种影像学检查手段各有特点，应该强调综合应用、优势互补、全面评估。

（一）超声检查（US）

超声检查因操作简便、实时无创、移动便捷等特点，是临床上最常用的肝脏影像学检查方法。常规灰阶超声可早期、敏感地检出肝内占位性病变，可鉴别其是囊性或实质性、良性或恶性，并观察肝内或腹腔内相关转移灶、肝内血管及胆管侵犯情况等。彩色多普勒血流成像可观察病灶内血供，同时明确病灶性质及与肝内重要血管的毗邻关系。超声造影检查可提示肝肿瘤的血流动力学变化，帮助鉴别诊断不同性质肝肿瘤，在评价肝癌的微血管灌注和引导介入治疗及介入治疗后即刻评估疗效方面具有优势。超声联合影像导航技术为肝癌的精准定位和实时微创消融提供了有效的手段（证据等级3）。术中超声及术中超声造影检查能更敏感地显示肝内直径约为 5 mm 的肝癌，更好地协同手术治疗（证据等级3）。超声弹性成像可检测肝实质和肝内占位性病灶的组织硬度，为明确肝癌手术的可行性提供更多的辅助信息（证据等级3）。多种超声技术的联合应用，可为肝癌精准的术前诊断、术中定位、术后评估起到重要作用。

（二）X线计算机断层成像（CT）和磁共振成像（MRI）

动态增强 CT 和多模态 MRI 扫描是肝脏超声和血清 AFP 筛查异常者明确诊断的首选影像学检查方法。

目前肝脏动态增强 CT 除常见应用于肝癌的临床诊断及分期外，也应用于肝癌局部治疗的疗效评价，特别是对经动脉化疗栓塞（TACE）后碘油沉积观察有优势。同时，借助 CT 后处理技术可进行三维血管重建、肝脏体积和肝肿瘤体积测量、肺和骨等其他脏器转移评价，广泛应用于临床。

肝脏多模态 MRI 具有无辐射影响、组织分辨率高、可多方位多序列参数成像的优势，且具有形态结合功能（包括扩散加权成像等）综合成像技术能力，成为肝癌临床检出、诊断、分期和疗效评价的优选影像技术。多模态 MRI 检出和诊断直径 ≤ 2.0cm 肝癌的能力优于动态增强 CT（证据等级1）。

使用肝细胞特异性对比剂钆塞酸二钠（Gd–EOB–DTPA）可提高直径 ≤ 1.0 cm 肝癌的检出率以及对肝癌诊断与鉴别诊断的准确性（证据等级2）。多模态 MRI 在评价肝癌是否侵犯门静脉、肝静脉主干及其分支、以及腹腔或后腹膜淋巴结转移等方面较动态增强 CT 也更显优势。

肝癌影像学诊断主要根据为"快进快出"的强化方式（证据等级1）。动态增强 CT 和 MRI 动脉期（主要在动脉晚期）肝肿瘤呈均匀或不均匀明显强化，门静脉期和（或）平衡期肝肿瘤强化低于肝实质。肝细胞特异性对比剂 Gd-EOB-DTPA 增强 MRI 检查显示：肝肿瘤动脉期明显强化，门静脉期强化低于肝实质，肝胆特异期常呈明显低信号，5% ～ 12% 分化较好的小肝癌，肝胆特异期可呈吸收对比剂的稍高信号（证据等级 3）。

肝癌 MRI 诊断，尚需结合其他征象（如包膜样强化、T2 加权成像中等信号、扩散受限等）进行综合判断（证据等级 3），肝细胞特异性对比剂 Gd-EOB-DTPA 增强 MRI 检查联合应用肝胆特异期低信号、动脉期强化和扩散受限征象可明显提高小肝癌的诊断敏感性，同时有助于鉴别高度异型增生结节等癌前病变（证据等级 3）。

基于肝癌 CT 和（或）MRI 信息的临床数据挖掘建立融合模型有助于改善临床决策（病人治疗方案选择、疗效评价及预测等）（证据等级 3）。

（三）数字减影血管造影（DSA）

DSA 是一种侵入性创伤性检查，多主张采用经选择性或超选择性肝动脉进行 DSA 检查。该技术更多用于肝癌局部治疗或急性肝癌破裂出血治疗等。DSA 检查可显示肝肿瘤血管及肝肿瘤染色，还可明确显示肝肿瘤数目、大小及其血供情况。DSA 检查能够为血管解剖变异、肝肿瘤与重要血管解剖关系，以及门静脉浸润提供准确客观的信息，对于判断手术切除的可能性、彻底性以及制订合理的治疗方案有重要价值。

（四）核医学影像学检查

1. 正电子发射计算机断层成像（PET/CT）

氟 -18- 脱氧葡萄糖（18F-FDG）PET/CT 全身显像的优势在于：

（1）对肿瘤进行分期，通过一次检查能够全面评价有无淋巴结转移及远处器官的转移（证据等级 1）。

（2）再分期，因 PET/CT 功能影像不受解剖结构的影响，可准确显示解剖结构发生变化后或者解剖结构复杂部位的复发转移灶（证据等级 2）。

（3）疗效评价，对于抑制肿瘤活性的靶向药物，疗效评价更加敏感、准确（证据等级 2）。

（4）指导放疗生物靶区的勾画，确定穿刺活检部位（证据等级 2）。

（5）评价肿瘤的恶性程度和预后（证据等级 2）。碳 -11 标记的乙酸盐（11C-acetate）或胆碱（11C-choline）PET 显像可提高对高分化肝癌诊断的灵敏度，与 18F-FDG PET/CT 显像具有互补作用。

2. 单光子发射计算机断层成像（SPECT/CT）

SPECT/CT 已逐渐替代 SPECT 成为核医学单光子显像的主流设备，选择全身平面显像所发现的病灶，再进行局部 SPECT/CT 融合影像检查，可同时获得病灶部位的 SPECT 和诊断 CT 图像，诊断准确性得以显著提高（证据等级 3）。

3. 正电子发射计算机断层磁共振成像（PET/MRI）

1 次 PET/MRI 检查可同时获得疾病解剖与功能信息，提高肝癌诊断的灵敏度。

（五）穿刺活检

具有典型肝癌影像学特征的肝占位性病变，符合肝癌临床诊断标准的病人，通常不需要以诊断为目的的肝病灶穿刺活检（证据等级 1）。对于能手术切除或准备肝移植的肝癌病人，不建议术前行肝病灶穿刺活检，以减少肝肿瘤播散风险。对于缺乏典型肝癌影像学特征的肝占位性病变，肝病灶穿刺活检可获得明确的病理诊断。肝病灶穿刺活检可对明确病灶性质、肝病病因、肝癌分子分型、为指导治疗和判断预后提供有价值的信息。

临床应根据肝病灶穿刺活检的病人受益、潜在风险以及医师操作经验来进行综合评估。肝病灶穿刺活检需要在超声或 CT 引导下进行，可采用 18G 或 16G 穿刺空芯针活检获得病灶组织，进行组织学诊断。肝病灶穿刺活检主要风险是出血和肿瘤针道种植转移。因此，术前应检查血小板和凝血功能，对于有严重出血倾向的病人，应避免肝病灶穿刺活检。为了降低肿瘤结节破裂和针道种植转移的发生，可选择同轴针引导穿刺，穿刺后明胶海绵封闭针道，穿刺路径应尽可能经过正常肝组织，避免直接穿刺肝脏表面结节。应在影像显示肿瘤活跃的肿瘤内和肿瘤旁取材，取材后肉眼观察取材的完整性以提高诊断准确性。另外，受病灶大小、部位深浅等多种因素影响，肝病灶穿刺病理学诊断存在一定的假阴性率，特别是对于直径 ≤ 2cm 的病灶，假阴性率较高。因此，肝病灶穿刺活检阴性结果不能完全排除肝癌可能，仍需定期随访。对于活检组织取样过少、病理结果阴性但临床上高度怀疑肝癌的病人，建议重复肝病灶穿刺活检或者密切随访。

二、肝癌的血液学分子标志物诊断

血清 AFP 是当前诊断肝癌和疗效监测常用且重要的指标。血清 AFP ≥ 400 μg/L，排除妊娠、慢性或活动性肝病、生殖腺胚胎源性肿瘤以及消化道肿瘤后，高度提示肝癌。血清 AFP 轻度升高者，应作动态观察，并与肝功能变化对比分析，有助于诊断。血清甲胎蛋白异质体（AFP-L3）、异常凝血酶原（PIVKA II 或 DCP）和血浆游离微小核糖核酸（micro RNA）也可作为肝癌早期诊断标志物，特别是对血清 AFP 阴性人群。

三、肝癌的病理学诊断

肝占位性病灶或肝外转移灶活检或手术切除组织标本，经病理组织学和（或）细胞学检查诊断为肝癌。病理学检查申请单应提供病人的 HBV/HCV 感染史、肿瘤血清学分子标志物以及影像学检查等相关信息。

肝癌的病理学诊断规范由标本处理、标本取材、病理学检查和病理报告等部分组成。

（一）肝癌标本处理和取材

1. 标本处理要点

（1）手术医师应在病理申请单上标注送检标本的部位、种类和数量，对手术切缘和重要病变可用染料染色或缝线加以标记。

（2）尽可能将肿瘤标本在离体 30min 内完整送达病理科切开固定。

（3）10% 中性福尔马林溶液固定 12 ～ 24h。

（4）肝穿刺组织应先放在纸片上再放入固定液固定，以防组织收缩或弯曲断裂。

2. 标本取材要点

肝癌周边区域是肿瘤生物学行为的代表性区域。为此，应采用"七点基线取材"法（图 4-1），在肿瘤 12 点、3 点、6 点和 9 点位置的癌与癌旁肝组织交界处按 1 ：1 取材；在肿瘤内部至少取材 1 块；对距肿瘤边缘 ≤ 1cm（近癌旁）和 > 1cm（远癌旁）范围内的肝组织区域分别取材 1 块。鉴于多结节性肝癌具有单中心和多中心两种起源方式，在不能排除由肝内转移引起的卫星结节的情况下，单个肿瘤最大直径 ≤ 3cm 的肝癌组织，应全部取材检查。实际取材的部位和数量还须根据肿瘤直径和数量等情况综合考虑（证据等级 2）。对于癌旁肝组织过少的肝癌则不适宜"七点基线取材"和微血管侵犯（MVI）病理学分级诊断。

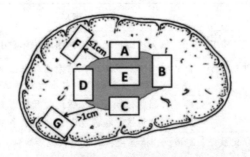

图 4-1　肝脏肿瘤标本基线取材部位示意图

注：A、B、C、D：分别对应肿瘤12点、3点、6点和9点的癌与癌旁肝组织交界处；E：肿瘤区域；F：近癌旁肝组织区域；G：远癌旁肝组织区域

（二）病理学诊断要点

1. 大体标本描述

重点描述肿瘤的大小、数量、颜色、质地、与血管和胆管的关系、包膜状况、周围肝组织病变、肝硬化类型、肿瘤至切缘的距离以及切缘受累情况等。

2. 显微镜下诊断

肝癌的诊断参照 WHO 2019 版，重点描述以下内容：

（1）肝癌的分化程度可采用 WHO 2019 版的 3 级分级法（表4-2），或国际上常用的 Edmondson-Steiner 四级（I-IV）分级法（表4-3）。

表4-2　肝细胞癌 WHO 分级系统（2019 消化系统肿瘤 WHO 分类标准）

分级	整体印象	标准
高分化	肿瘤细胞轻度异型，类似成熟肝细胞；需鉴别肝腺瘤或高度异型增生结节	胞浆：丰富嗜伊红胞浆至中等量嗜碱性胞浆 胞核：轻度核异型
中分化	HE 切片中可以明确诊断为恶性肿瘤，而且形态学强烈提示肝细胞分化	胞浆：丰富嗜伊红胞浆至中等量嗜碱性胞浆 胞核：中等核异型，也可以偶尔出现多核瘤细胞
低分化	HE 切片中可以明确诊断为恶性肿瘤，形态学多样，类似低分化癌	胞浆：中等至少量胞浆，通常为嗜碱性 胞核：显著核异型，可见间变性巨细胞

表4-3　肝细胞癌 Edmondson-Steiner 分级

分级	定义
I级	分化良好，核／质比接近正常，瘤细胞体积小，排列成细梁状
II级	细胞体积和核／质比较 I 级增大，核染色加深，有异型性改变，胞浆呈嗜酸性颗粒状，可有假腺样结构
III级	分化较差，细胞体积和核／质比较 II 级增大，细胞异型性明显，核染色深，核分裂多见
IV级	分化最差，胞质少，核深染，细胞形状极不规则，黏附性差，排列松散，无梁状结构

（2）肝癌的组织学形态，常见有细梁型、粗梁型、假腺管型和团片型等。

（3）肝癌的特殊类型，包括脂肪变型、透明细胞型、巨梁团块型、硬化型、嫌色细胞型、纤维板层型、富于中性粒细胞型、富于淋巴细胞型。

（4）肿瘤坏死、淋巴细胞浸润及间质纤维化的范围和程度。

（5）肝癌生长方式，包括癌周浸润、包膜侵犯或突破、微血管侵犯和卫星结节等。

（6）周围肝组织慢性肝病评估，肝癌常伴随不同程度的慢性病毒性肝炎或肝硬化，推荐采用较为简便的 Scheuer 评分系统和中国慢性病毒性肝炎组织学分级和分期标准。

MVI 是指在显微镜下于内皮细胞衬覆的血管腔内见到癌细胞巢团，以癌旁门静脉分支为主（含包膜内血管）（证据等级 1）。病理学分级方法：M0 为未发现 MVI；M1（低危组）为 ≤ 5 个 MVI，且发生于近癌旁肝组织；M2（高危组）为 > 5 个 MVI，或 MVI 发生于远癌旁肝组织。当癌旁肝组织内的卫星灶与 MVI 难以区分时，可一并计入 MVI 分级。MVI 是评估肝癌复发风险和选择治疗方案的重要参考依据，应作为常规病理学检查指标（证据等级 2）。

卫星结节主要是指主瘤周边肝组织内出现的肉眼或显微镜下小癌灶，与主瘤之间有肝组织相隔，距离 < 2cm，主要来源于 MVI 基础上的肝内转移。

3. 免疫组织化学染色检查

需要合理组合使用免疫组织化学染色标志物谱对 HCC、ICC、混合型 HCC-ICC 以及转移性肝癌进行鉴别诊断。推荐常用的肝细胞性标志物有精氨酸酶 -1（Arg-1）、肝细胞石蜡 1（Hep Par1）、磷脂酰肌醇蛋白多糖 -3（GPC-3）、AFP、多克隆 CEA（p CEA）、CD10；用于早期肝细胞癌的常用标志物是 GPC-3、HSP70 和谷氨酰胺合成酶（GS）等。对于肝细胞癌中程序性死亡 - 受体 1（PD-1）和程序性死亡 - 配体 1（PD-L1）的免疫组织化学染色检测也有开展，值得关注。

4. 分子检测

目前对可用于客观选择肝癌靶向药物的实用性分子检测靶点研究多处于临床前的研发与验证中。整合形态和分子病理学特征的 HCC 分型对临床治疗有帮助。多结节性肝癌的大小和数量以及术后复发性肝癌的克隆起源也是临床分期和选择治疗方案的重要参考依据。有研究结果显示：多结节性肝癌和复发性肝癌既可以是多中心起源的新生肿瘤，也可以是来自 MVI 途径的单中心起源，但也可以两种起源模式同时存在。显然，多结节性肝癌和术后复发性肝癌的克隆起源方式将会影响临床分期和治疗模式的选择。但这些肝癌的克隆起源特性难以通过常规组织形态学观察加以识别。为此，可采用基因组微卫星杂合性缺失（LOH）等方法检测以评估多结节性肝癌和术后复发性肝癌的克隆起源方式，为临床肝癌分期及制订个体化治疗方案提供参考依据。

（三）肝癌病理学诊断报告

由大体标本描述、显微镜下描述、免疫组织化学染色检查结果及病理学诊断名称等部分组成，推荐以结构化报告格式呈现。此外，还可附有与肝癌克隆起源、药物靶点检测、生物学行为评估以及预后判断等相关的分子病理学检查结果，提供临床参考。

四、肝癌的临床诊断标准及路线图

结合肝癌发生的高危因素、影像学特征以及血清学分子标志物，依据路线图的步骤对肝癌做出临床诊断（图4-2）。

（1）有乙型病毒性肝炎或丙型病毒性肝炎，或有任何原因引起肝硬化者，至少每隔6个月进行1次超声及血清AFP检测，发现肝内直径≤2 cm结节，动态增强MRI、动态增强CT、超声造影或肝细胞特异性对比剂Gd-EOB-DTPA增强MRI 4项检查中至少有2项显示动脉期病灶明显强化、门静脉期和（或）平衡期肝内病灶强化低于肝实质即"快进快出"的肝癌典型特征，则可做出肝癌的临床诊断；对于发现肝内直径>2 cm结节，则上述4种影像学检查中只要有1项典型的肝癌特征，即可临床诊断为肝癌。

（2）有乙型病毒性肝炎或丙型病毒性肝炎，或有任何原因引起肝硬化者，随访发现肝内直径≤2 cm结节，若上述4种影像学检查中无或只有1项检查有典型的肝癌特征，可进行肝病灶穿刺活检或每2～3个月的影像学检查随访并结合血清AFP水平以明确诊断；对于发现肝内直径>2 cm的结节，上述4种影像学检查无典型的肝癌特征，则需进行肝病灶穿刺活检以明确诊断。

有乙型病毒性肝炎或丙型病毒性肝炎，或有任何原因引起肝硬化者，如血清AFP升高，特别是持续升高，应进行影像学检查以明确肝癌诊断；如未发现肝内结节，在排除妊娠、慢性或活动性肝病、生殖腺胚胎源性肿瘤以及消化道肿瘤的前提下，应密切随访血清AFP水平以及每隔2～3个月进行1次影像学复查。

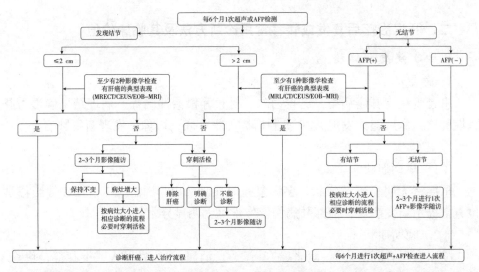

图 4-2 肝癌诊断路线图

典型表现：增强动脉期（主要动脉晚期）病灶明显强化，门静脉期或平衡期强化下降，呈"快进快出"强化方式。不典型表现：缺乏动脉期病灶强化或门静脉期和平衡期强化没有下降或下降不明显，甚至强化稍有增加等。MRI：磁共振动态增强扫描。CT：CT 动态增强扫描。CEUS：超声造影，使用超声对比剂实时观察正常组织和病变组织的血流灌注情况。EOB-MRI：肝细胞特异性对比剂钆塞酸二钠（Gd-EOB-DTPA）增强磁共振扫描。AFP（+）：超过血清 AFP 检测正常值。

第四节 肝癌复发和转移的诊断

一、肝癌复发与转移的定义

肝癌患者接受外科切除、消融等根治性治疗后肝内或（和）肝外出现的新发肿瘤，称为复发与转移。肝内转移多在术后 2 年内出现，新发肿瘤通常在手术 2 年后被发现。肝癌复发、转移分为肝内转移（IM），多中心发生（MO）和肝外转移。肝癌根治性切除后近期（3 年）肝内复发多为肝内转移（IM），远期复发多是新生病灶即多中心发生（MO），远期复发的预后优于近期复发。肝癌肝外转移最常见的部位是肺。肝癌的复发可以是肝内转移或者是新发肿瘤遗传学的研究结果认为，在复发的肝癌中约 60%～70% 为肝内转移，约 30%～40% 为新发肿瘤。

二、肝癌治疗后复发或转移常用诊断方法及其临床价值

（一）病史和体检

1. 病史

患者既往有肝癌病史，已行切除、射频等根治性治疗，病理结果确诊为肝恶性肿瘤，术后随诊发现 AFP 等肿瘤标志物升高，影像学发现新发肿瘤。

2. 症状

（1）早期症状

早期常无明显不适症状，多因复查时发现 AFP 升高，CT、MRI 等影像学检查常提示新发病灶，但部分病例影像学可无明显异常。

（2）晚期症状

临床表现有肝区疼痛、腹胀、纳差、乏力、消瘦，进行性肝大或上腹部包块等；部分患者有低热、黄疸、腹泻、上消化道出血；肝癌破裂后出现急腹症表现等。

（3）转移症状

肝癌的转移分为肝内、肝外转移，肝内转移的症状如上所述；远处转移最常见转移部位为肺，转移至肺严重时可引起咳嗽、咳血；转移到肝门淋巴结、锁骨上、主动脉旁、胰、脾等处淋巴结。胸膜转移可使胸膜腔出现胸腔积液或血胸，易误诊为结核性胸膜炎。癌栓栓塞肺动脉或分支可引起肺梗死，突发严重呼吸困难和胸痛。癌栓阻塞下腔静脉，可出现下肢严重水肿，甚至血压下降；阻塞肝静脉可出现 Budd-Chiari 综合征。肿瘤转移到骨可引起局部疼痛，其疼痛特点为由间断性逐渐变为持续性，呈进行性加剧。转移部位骨骼表面向外突出，后期可出现病理性骨折，骨转移患者常因疼痛而就诊，对肝癌患者主诉骨痛而怀疑骨转移时，应仔细检查。种植转移少见，偶可种植在腹膜、横隔、胸腔等处，引起血性腹水、胸水；女性可在卵巢形成较大的癌块。

3. 体征

患者多为复查入院，常无明显阳性体征；阳性体征中以压痛为最常见的特征性体征之一，肝质地坚硬，表面及边缘不规则，常呈结节状。脾肿大多见于合并肝硬化与门静脉高压病例。门静脉或脾静脉内癌栓或肝癌压迫门静脉或脾静脉也能引起充血性脾肿大。少部分患者可有黄疸，当肿瘤广泛浸润可引起肝细胞性黄疸；当侵犯胆管或肝门淋巴结肿大压迫胆管时，可出现阻塞性黄疸。其余常见肝硬化的体征包括腹水、腹壁静脉曲张、蜘蛛痣、皮肤黏膜出血等；其中以腹水为常见，常见草绿色腹水，多因肝硬化门静脉高压、门静脉或肝静脉癌栓所致，向肝表面浸润的肿瘤局部破溃糜烂或肝脏凝血功能障碍可致血性

腹水。转移灶相应体征可有锁骨上淋巴结肿大，胸膜淋巴转移可出现胸腔积液或血胸。骨转移可见骨骼表面向外突出，有时可出现病理性骨折。脊髓转移压迫脊髓神经可表现截瘫，颅内转移可出现偏瘫等神经病理性体征。

（二）实验室和影像学检查

1. 特殊肿瘤标志物

甲胎蛋白（AFP）、糖类抗原199（CA199）、癌胚抗原（CEA）和 α-L-岩藻糖苷酶（AFU）在血清中的水平可对原发性肝癌及是否发生转移进行初步诊断，也可对原发性肝癌与肝癌转移部位鉴别诊断提供参考依据。其中 AFP、CA199 为常用重要标志物，如果指标短期内有进行性的升高，则考虑有肿瘤的复发。CA199 是与消化道肿瘤相关的一种糖蛋白，它属肿瘤相关抗原，其在进展期和转移性消化道肿瘤患者中阳性率较高，已被临床用作消化道肿瘤外科治疗效果评价参数以及术后转移与复发等的重要随访指标。CEA 是一种蛋白多糖复合物，可广泛存在于内胚叶起源的消化系统癌，也存在于正常胚胎的消化道组织中，在正常人血清中也可有微量存在。癌胚抗原是一个广谱性肿瘤标志物，它能反映出多种肿瘤的存在，对结直肠癌、乳腺癌和肺癌的疗效判断、病情监测和预后评估是一个较好的肿瘤标志物，对肿瘤早期诊断作用不明显。近来国内外报道，原发性肝癌患者 AFU 活性显著升高，具有较高敏感性和特异性，提出 AFU 可作为诊断 PHC 的标志物，血清 AFU 活性动态对判断肝癌治疗效果、评估预后和预测复发是极其重要的。

2. B 超

可以初步确定肝内有没有占位性的病变；提示占位的性质以及位置，B 超还可以了解到占位的血供情况。现在 B 超已经成为肝癌的普查和术后随访的重要检查手段之一，其优点有实时性、无创性、重复性、灵敏度高等。近年发展起来的超声造影检查，明显提高了肝癌诊断，其能直观显示造影剂进入病灶直至消退的完整过程，对不典型小肝癌及良性结节的检出率和定性诊断率相当于增强 CT 和磁共振。但所有类型 B 超检查都存在超声难以检测的盲区，由于气体干扰、肋骨遮盖等因素导致部分特殊部位（如膈顶部）的病灶漏诊，而且很大程度上会受到操作者的知识、经验以及操作技巧的影响。影像的清晰度也是这三种检查中最低的。

3. CT

CT 影像可清晰地显示患者肝脏的生理解剖结构，为其后期的手术治疗提供可靠的依据；CT 可通过增强扫描的方式提高患者检查图像的清晰度；进行

CT 检查可细致地观察到肝癌患者病灶部位的形态、轮廓、出血情况等，以全面地了解其病情。

4. MRI

磁共振成像对肝癌的诊断具有重要价值。其扫描方法分为平扫（包括 SE、T1、T2 和质子加权像等常规序列）和增强扫描。磁共振（MRI 或 MR）无放射性辐射，组织分辨率高，可以多方位、多序列成像，较 CT 有着丰富的参数，有助于诊断肝癌。对肝癌病灶内部的组织结构变化如出血坏死、脂肪变性以及包膜的显示和分辨率均优于 CT 和 US。对良、恶性肝内占位，尤其与血管瘤的鉴别，可能优于 CT；同时，无需增强即能显示门静脉和肝静脉的分支；对于小肝癌 MRI 优于 CT。特别是高场强 MR 设备的不断普及和发展，使 MR 扫描速度大大加快，可以和 CT 一样完成薄层、多期相动态增强扫描，充分显示病灶的强化特征，提高病灶的检出率和定性准确率。另外，MR 功能成像技术（如弥散加权成像、灌注加权成像和波谱分析）以及肝细胞特异性对比剂的应用，均可为病灶的检出和定性提供有价值的补充信息，有助于进一步提高肝癌的检出敏感率和定性准确率以及全面、准确地评估多种局部治疗的疗效。因 MRI 可提供多种参数，有利于判断肝癌消融后病灶边缘是否有肿瘤的残留。另外有锰和超顺磁性氧化铁颗粒（SPIO）正作为造影剂在研究和使用着。这些物质可以增加病灶显示的特异性，而转移性病变则不能，因此肝脏原发肿瘤强化而转移灶不强化，从而鉴别病灶来自肝内或肝外；但 MRI 仍有其缺点，其检查成像速度较 CT 慢；费用相对较高，且金属对核磁影响很大，体内有金属，如装有心脏起搏器，体内其他金属异物等患者均不能行此检查，以免造成伤害。

5. PET-CT

由 PET 提供病灶详尽的功能与代谢等分子信息，而 CT 提供病灶的精确解剖定位，一次显像可获得全身各方位的断层图像，具有灵敏、准确、特异及定位精确等特点，可一目了然地了解全身整体状况，达到早期发现病灶和诊断疾病的目的，能准确判定肿瘤治疗后的肿瘤复发。

6. ECT

ECT 全身骨显像是一种灵敏度高和非创伤性的诊断方法，对恶性肿瘤早期骨转移具有较高的检出率，是诊断骨转移的常规检查手段，可以为肿瘤分期提供临床依据。据相关研究表明，ECT 骨显像诊断骨转移肿瘤的阳性率一般为 70%～90%。

三、肝癌原发病灶复发的诊断与鉴别诊断

术后两年内多为复发性肝癌的高危险期，肝癌的复发也存在单中心和多中心复发两种，复发性肝癌与术前肝癌的生物学特征也基本一致。术后随访、定期复查是早发现肝癌复发的主要方法，目前首推的方法是 13 超和 AFP 检测。通常 AFP 阳性的肝癌患者行根治术后，AFP 可转为阴性，如再度出现 AFP 异常或升高，往往提示复发、转移的可能性，这也是亚临床复发或转移的第一征象。B 超检查是一种简便易行而无创伤的方法，对检出复发性肝癌具有辅助诊断和动态监测的重要作用。每 2～3 个月全面进行生化和 B 超检查是完全必要的，如出现可疑征象而经上述检查不能做出结论时，可结合 CT、数字减影血管造影以及磁共振等影像学检查进一步明确诊断。

四、肝癌复发 / 转移的再次手术治疗指征

肝癌复发的外科治疗主要包括再次手术切除和肝移植。

（一）再次手术切除

据文献报道，HCC 切除术后 3 年复发率约为 50%，5 年复发率超过 70%。小 HCC 术后 5 年复发率为 40%～60%，而大 HCC 术后 5 年复发率高达80%，严重影响 HCC 患者预后。HCC 术后复发 80%～90% 源于肝内复发，10%～20% 为多中心发生，复发性肝脏肿瘤 75% 来自手术残留或肝内转移灶导致的残癌生长，属于单克隆起源，25% 来自残肝新生肿瘤细胞克隆性生长，属于多克隆起源。HCC 术后复发分为早期复发（术后 2 年内）和晚期复发（2 年以上），早期复发肿瘤来源于原发肿瘤肝内转移，而晚期复发肿瘤来源于剩余肝脏产生新的肿瘤，早晚期复发的肿瘤生物学行为、临床进程、预后存在差异。HCC 术后复发转移有两个高峰，第 1 个高峰出现在 HCC 根治术后 1 年，而后呈下降趋势，复发率维持在低水平，第 2 个复发高峰出现在术后 4 年。HCC 术后 1、2、3、4、5 年累计复发率分别为 43.3%、56.6%、66.2%、72.3%、72.3%；术后 1、2、3、4、5 年逐年复发率分别为 43.3%、25.2%、27.1%、24.3%、0%。HCC 术后 1 年内复发者 1、3、5 年生存率分别为75.7%、36.6%、28.3%，显著低于 2 年后复发者（100%、92.2%、68.6%）。[1]

再次手术切除是治疗肝癌术后复发的有效手段。目前肝癌术后复发行再次肝切除手术指征：具有良好的肝功能，一般要求 Child-Pugh 评分 A 级；余肝

---

① 秦建民. 肝细胞癌切除术后复发的原因与防治策略 [J]. 世界华人消化杂志，2019, 27（23）：1407.

有不同程度的代偿性增生，再次手术后残肝体积足够；复发肿瘤单发，多发结节应局限于一叶或一肝段内，无肝门主要血管及胆管侵犯；若伴单发或较局限的肝外转移病灶可手术切除者，也可考虑同时切除。至于手术方式的选择，应综合考虑肿瘤数目、部位、肝功能等因素，在完整切除肿瘤的前提下，尽量保存正常肝组织。可供选择的有局部切除术、肿瘤刻除术、肝段或肝叶切除术。局部切除术及肿瘤刺除术的主要优势在于可以保存更多的正常肝组织，特别是对于肿瘤数目为多发，且不在同一肝段上者，局部切除术及肿瘤刻除术对于正常肝段的保护程度更明显，且此类手术操作上更加简单易行，在复发性小肝癌的应用中也更广泛。而肝段切除术或肝叶切除术可以根据血管的分布进行解剖性的肝切除，可以更大程度地切除沿微血管播散的肿瘤细胞，但其切除的肝组织更多，对复发性肝癌患者可能引起术后肝功能严重不全甚至肝功能衰竭。

在临床过程中由于患者肝硬化，一般情况差，可施行术中大的复发病灶切除，微小病灶的局部微波射频消融治疗，或可在腹腔镜下行复发肝癌切除联合局部消融治疗。

对于肝癌患者术后复发，有学者提出有计划性肝切除方式，通过经导管肝动脉化疗栓塞术（TACE）后联合选择性门静脉栓塞术（PVE），将患者保留侧肝脏养大，增加余肝体积，扩大手术适应证，并取得良好效果。

（二）肝移植

挽救性肝移植的方法与普通肝移植的方法并无差别，但由于术后复发的患者常存在着腹腔粘连、术后肝功能受损等情况，因此，肝移植手术的难度和风险更大，可能增加术中的出血及术后并发症的发生率，甚至围手术期病死率也会更高。

五、肝癌复发／转移的局部治疗指征

部分肝癌术后复发转移者，由于肿瘤多发、肝脏的基础病变以及肝功能等影响，无法耐受手术切除。而局部消融治疗对患者肝功能影响较小，对于合并严重肝硬化、肝功能不全的复发患者也能施行，因此，局部消融治疗对复发性肝癌的疗效日益受到重视。目前临床上常用的局部治疗为局部消融治疗、TACE、放射治疗等。

（一）局部消融治疗

局部消融治疗包括射频消融（RFA）、微波消融、冷冻治疗、高强度聚焦超声消融以及无水乙醇注射治疗，其通常适用于单发肿瘤，最大直径径≤5cm；或肿瘤数目≤3个，且最大直径≤3cm；同时无血管、胆管和邻近

器官侵犯以及远处转移局部消融治疗的优势在于经皮穿刺，从而避免了再次手术，可反复多次治疗，最大限度地保护了残肝的功能。国外多项研究结果证实了 RFA 在复发性肝癌治疗中的价值，指出 RFA 对于病灶较小的肝内复发肿瘤，可与再切除一样得到相似的根治效果。[①]

（二）TACE

经肝动脉血管介入治疗是目前肝癌治疗中应用最广泛的治疗手段，其中 TACE 是一种动脉内化学药物治疗和栓塞联合的肝内局部治疗方式，在导致肿瘤坏死方面具有协同作用，是目前肝癌中应用最广的治疗方法，适用于多发性肿瘤或肿瘤较大不宜手术切除者，在复发性肝癌中的作用明显。对于转移性的复发性肝癌，在肿瘤转移病灶发现的同时，有可能隐藏了影像学检查无法探及的微小转移灶，这类复发性肝癌预后较差，手术或局部消融仅能治疗可以发现的病灶，因此效果不甚理想。而且，肝癌切除术后肝内播散灶由于手术的刺激，以及术后机体的免疫力下降，播散灶增生更加迅速，而 TACE 作为一种全肝治疗方法，对于此类患者，较之手术切除和局部消融，可以起到良好的效果。目前，颇具争议的是 TACE 对于肝癌根治术后复发的预防作用。一般来说，TACE 能杀灭残存的卫星灶和肿瘤细胞，最大可能抑制肿瘤复发。有学者认为术后辅以 TACE 治疗有望降低术后复发率，但是否对所有肝癌术后患者应进行常规 TACE 治疗以预防复发，目前文献报道观点不一致[②]。

（三）放射治疗

随着肝细胞癌放射生物学观念的改变，肝细胞癌目前被认为是一种放射敏感性肿瘤，传统放射治疗由于其并发症——放射相关性肝病发生率高，限制了其在肝癌临床治疗中的应用。近年来，放射治疗技术发生了飞速发展，三维适形放射治疗、调强适形放射治疗、立体定向放射治疗甚至四维适形放射治疗在临床已经广泛应用，大大降低了各种肝癌放射治疗并发症的发生率，放射治疗已在肝癌治疗中得到进一步发展。当然也应当看到，放射治疗仍是局部控制肿瘤，对于复发性肝癌，需要联合其他治疗方法才能进一步提高总体疗效。另外，约有 41% 患者对放射治疗不敏感，需要寻找放射敏感性的生物标志物，以对不同患者采取个体化治疗，从而提高临床效果，延长总体生存时间。[②]

---

① 屈振杰，崔琴.分析联合应用肝动脉介入栓塞化疗（TACE）和射频消融（RFA）治疗原发性肝癌的临床疗效 [J].中西医结合心血管病电子杂志，2020，8（36）：80.
② 姆尼热·阿卜力米提，谭遥，伊斯刊达尔·阿布力米提.肝细胞肝癌放射治疗研究进展 [J].现代肿瘤医学，2021，29（10）：1821.

六、肝癌复发 / 转移多学科治疗模式

随着早期诊断技术和外科治疗技术的提高，肝癌患者术后疗效不断提高，但其远期疗效仍不理想。对于复发的肿瘤，治疗方法应包括再次手术治疗、局部治疗及系统治疗等多学科治疗手段。多学科治疗是提高复发肝癌总体疗效的关键措施，它可以根据病情实际，合理运用不同学科的治疗手段并联合应用，发挥各种治疗方法的优势，以便达到最好的治疗效果。

对于肝癌的治疗，依据患者的身体状况、病理分期和分型以及基因表达等情况，合理科学地运用外科手术、局部治疗、化疗、放疗、分子靶向治疗、抗病毒治疗等方法进行 MDT 的综合治疗模式已经是共识。目前，临床上对于复发性肝癌常用的多学科联合治疗方法有：再次手术切除联合术后 TACE 治疗、RFA 联合 TACE、姑息切除联合靶向治疗、TACE 联合放射治疗、TALE 联合靶向治疗等。

病毒性肝炎感染导致的慢性肝炎、肝纤维化和肝硬化是肝癌的发生和肝癌复发的重要危险因素，因此，积极的抗病毒治疗有利于降低其复发率，延长生存时间。分子靶向药物索拉非尼单独或与其他治疗方法联合，已被推荐用于肝癌术后复发转移的患者。mTOR 抑制剂——西罗莫司等新的分子靶向药物目前正在开展临床研究，有望成为索拉非尼一线治疗失败后的选择。对于肝功能良好的晚期复发肝癌患者，化疗仍不失为可供选择的治疗方法，有证据显示奥沙利铂联合 FOLFOX4 方案优于单一的阿霉素。其他治疗手段，如免疫疗法、中医中药等，尚缺乏高级别的循证医学证据支持，需要进一步观察和研究。

第五节　肝癌的鉴别诊断

一、肝细胞腺瘤

（一）概述

肝细胞腺瘤（HCA）亦称肝腺瘤。1958 年 Edmondson 最早将肝细胞腺瘤定义为不含胆管且有包膜的肝脏肿瘤，是一种罕见的存在自发性出血倾向及恶变可能的良性肿瘤。

与肝脏血管瘤或 FNH 相比，肝细胞腺瘤相对罕见。肝细胞腺瘤的发病率在北美及欧洲为 3/10 万～ 4/10 万。在亚洲国家发病率较低，85% 左右发生于女性。肝细胞腺瘤与口服避孕药和其他雌激素密切相关。使用避孕药时间超过

5 年、年龄超过 30 岁均可增加肝细胞腺瘤的发病风险。但还有约 10% 的肝细胞腺瘤病人服用避孕药时间不足 1 年。肝细胞腺瘤其他危险因素包括：合成雄激素的甾体类药物的摄入和家族性结肠息肉病。

肝细胞腺瘤（尤其是多发肝腺瘤）通常与 I 型和 III 型糖原贮积症密切相关。I 型中肝细胞腺瘤的发病率为 22% ～ 75%，III 型中为 25%。一般来说，肝细胞腺瘤易累及女性。但与糖原贮积症相关的肝腺瘤易累及男性，而且通常 20 岁前发生。肝多发腺瘤 10 个以上称为肝腺瘤病。肝腺瘤病可发生在无避孕药服药史或糖原贮积症的男女。

（二）病因及发病机制

肝细胞腺瘤的病因尚未完全阐明，现认为其发生与口服避孕药有密切关系：在口服避孕药尚不普遍的 20 世纪 50 ～ 60 年代此病罕见；肝细胞腺瘤病人发生于年轻育龄女性，且至少 75% 的病人有服用该药史，超过 30 岁服用该药的妇女患病的危险性增高；肝细胞腺瘤的发病率与服用该药的时间和剂量有直接关系；病人在停服避孕药后可见瘤体萎缩；妊娠期可见瘤体增大；绝经后妇女极少有肝细胞腺瘤发生。肝细胞腺瘤的病因可能与糖尿病、糖原贮积症及使用雄性激素等有关。国内病人多无口服避孕药物史，发病原因可能与肥胖及代谢性疾病相关，亦不排除自发性 HCA 的可能。

发病机制目前有 4 种学说：

（1）长期口服避孕药可能使肝细胞坏死，促使肝细胞增生导致 HCA 发生。临床对照观察表明，避孕药服用时间与用药剂量在肝细胞腺瘤的发展中有一定作用，避孕药服用 1 年以上和 5 年以上，患病率增加 20 ～ 100 倍，但其引起的确切发病机制还不清楚。

（2）Henson 等提出本病与继发性肝硬化或其他损害，如梅毒、感染、静脉充血所致的代偿性肝细胞结节增生密切相关。

（3）可能来源于胚胎发育期的孤立性肝胚胎细胞团，在组织和功能上与正常肝组织几乎完全隔离，处于孤立状态，多见于婴幼儿病例。

（4）近年来发现糖原代谢病、Fanconi 贫血、Hurler 病、严重混合性免疫缺陷病（SLID）、糖尿病、半乳糖血症和皮质类固醇等代谢性疾病和药物丹那唑、酞胺咪嗪类等导致广泛肝损害和血管扩张引起 HCA 的发生。此外，肝细胞腺瘤的进展可能与肥胖有关。

Bordeaux 研究小组提出肝细胞腺瘤的基因型及表型的分类，并被新版WHO 肝脏肿瘤组织学分类中采用：①肝细胞核因子 1α（HNF-1α）失活型，此型约占肝细胞腺瘤总数的 35%。组织学特征包括显著的肝细胞脂肪变性、无细胞异型性和缺乏炎症细胞浸润。此型几乎只见于女性，并和成年期发作的 3 型青年糖尿病（MODY3）有关。② β－链环蛋白突变型，本型占 10%～15%。本型肝细胞腺瘤典型组织学特征为存在较为明显的细胞异型性与核异型性，缺乏脂肪变性，无汇管区结构。此型腺瘤易发生于男性病人，可能与雄激素治疗、糖原贮积症和家族性息肉病有关。本型恶性转化风险增高，大多数恶变为肝细胞癌的肝细胞腺瘤来自此型。③炎性肝细胞腺瘤（1-HCA），炎性肝细胞腺瘤是最常见的 HCA 类型，占肝细胞腺瘤的 40%～50%。最明显的特征是 HCA 组织中有明显的淋巴细胞浸润。多见于女性，90% 的病人有口服避孕药史，肿瘤有较大的破裂出血的风险，一般没有细胞核异型性，恶变风险较小。炎性 HCA 与肥胖、饮酒和肝脂肪变性密切相关。免疫组化显示，急性期炎症因子，如 C-反应蛋白（CRP）、血清淀粉 A（SAA）常有过表达。约 10% 的炎性 HCA 也可同时存在 β－连环蛋白突变，有恶变为肝细胞癌的风险。④未分类型肝细胞腺瘤：此型约占 5%。没有前面 3 种类型 HCA 的基因变异和组织学特征，目前还没有发现明显的发病诱因和临床特征性表现。

（三）病理

肝细胞腺瘤多见于右叶（67%），70% 为单个结节，肿瘤直径多在 1～20cm，最大可达 20～30cm，2/3 病灶直径＞5cm，偶尔肿瘤可呈多个结节。肿瘤为黄色或浅棕色，肿瘤边界清楚，常有完整或不完整的纤维包膜。切面上肿瘤稍隆起，质地与周围肝组织相近但颜色稍浅，可见中心出血灶和坏死灶。

镜下肿瘤细胞呈索状排列，细胞索由 1～2 排肝细胞组成，这些细胞较正常肝细胞稍肥大，但异型性不明显，核分裂象偶见或缺乏。偶见细胞异型性，这种情况常见于长期使用同化类固醇或口服避孕药者。有时瘤细胞排列成腺管状，管腔见胆栓。瘤内常见扩张呈囊状的血窦，当出现大量囊状血窦时形成肝紫癜症，特别是在炎性肝细胞腺瘤中。通常肝细胞腺瘤内没有门脉通道或中央静脉。肿瘤周边可以看到血管成分，特别是厚壁的动脉和小动脉。腺瘤主要由周边供血动脉灌注，通常不伴行胆管，瘤体内肝窦扩张，结缔组织较薄弱，所以肝细胞腺瘤较易发生出血。经皮肝穿刺活检可能增加出血的风险性。

（四）临床表现

病人多见于 20～50 岁，有 5 年以上服用避孕药物史的女性，常无典型的临床表现。肝细胞腺瘤属良性肿瘤，生长十分缓慢，病程长，早期可无任何症状。单发多见，偶有多发。临床表现随肿瘤的发生部位、大小及有无并发症而不同。肿瘤逐渐增大时，可出现上腹部隐痛不适，肿瘤较大时可扪及包块。5%～10% 无任何症状，系查体或手术时偶然发现。约 1/3 的肝细胞腺瘤病人有腹部包块及近期发生的右上腹痛，性质可为隐痛，并有恶心、纳差等不适；但当肿瘤发生破裂出血时，病人可出现突发的右上腹剧痛，查体可发现腹肌紧张，局部压痛、反跳痛，严重者病人可有失血性休克的表现；黄疸及发热偶见。HCA 不仅有破裂出血的倾向，而且还有恶变为肝细胞癌的可能。

1. 腹块型

此型较多见，病人除发现上腹包块外，常无任何症状。体检时可扪及肿瘤，其表面光滑、质硬、多无压痛，肿块随呼吸上下移动。当肿块逐渐增大而压迫邻近脏器时，可出现上腹部饱胀不适、恶心、上腹隐痛等症状，超声或 CT 检查，可发现肝脏占位性病变，边界较清楚，多有包膜。

2. 急腹症型

腺瘤由单独动脉供血，动脉一般没有结缔组织支持，瘤内出血经常出现，有时会导致包膜破裂。50% 的病人经历过腺瘤内急性出血，病死率为 6%，出血通常仅发生于大腺瘤，病灶直径一般 > 5cm。瘤内出血时，病人可有突发性右上腹痛，伴有恶心、呕吐、发热等，体检时可有右上腹腹肌紧张、压痛及反跳痛，往往误诊为急性胆囊炎而行手术，术中才发现肝细胞腺瘤。肿瘤破裂引起腹腔内出血，病人可出现右上腹剧痛，腹部有压痛和反跳痛等腹膜刺激症状，严重者可因出血过多造成休克。

（五）辅助检查

1. 实验室检查

肝功能多正常或表现为轻度 GGT 或 ALP 升高，AFP 阴性，如果 AFP 持续升高多提示肝细胞腺瘤向肝细胞性肝癌恶变的可能。

2. 影像学检查

（1）B 超

通常是非特异性。B 超显示病灶边界清楚，形态规整，呈稍低或低回声，部分可见低回声晕，内可有单个或多个较小的、边缘清楚的圆形或类圆形小暗区，以及出血后机化、纤维化而形成的强回声亮斑。彩色多普勒显示肿块血供丰富，与肝癌相似，但肝腺瘤一般无肝炎背景或肝硬化病史，肝功能大多正常，且 AFP 一般不高。超声造影提示病灶从边缘向心性填充，但是这些不足以诊断肝细胞腺瘤。

（2）CT

多期增强 CT 对本病诊断有一定意义，但 CT 并不能提供明确诊断。CT 平扫：肿瘤表现为边界清楚的等密度或略低密度肿块，肿瘤内的急性出血灶呈高密度，陈旧性出血及坏死区为不规则低密度影。螺旋 CT 增强扫描显示动脉期瘤体明显强化，且较均匀，并可见供血动脉，门脉期及延迟期为等密度或略低密度，这与肝细胞腺瘤内血供丰富、仅由瘤周肝动脉供血、缺乏门静脉和胆管、造影剂的排泄较慢有关。如果肿瘤发生明显脂肪变，则 CT 平扫及增强扫描均表现为低密度病灶。这与 HCC "快进快出"的强化特点有所不同，而且即使肿瘤巨大也极少发生门静脉瘤栓。个别 HCC 血供丰富，在门静脉期及延迟期为等密度，与 HCA 难以区别。

（3）MRI

典型肝细胞腺瘤 MRI 成像均能显示完整包膜，瘤体表现为 T_1WI 等或稍高信号、T_2WI 以稍高信号为主的混杂信号，与肝细胞腺瘤易出血、坏死及脂肪变有关。

（六）诊断与鉴别诊断

1. 诊断

HCA 发病隐匿，临床表现往往缺乏特异性，实验室检查指标多无异常，影像学检查不典型，术前诊断较难，误诊率高。对于右上腹出现肿块，缓慢增大，平时无症状，或仅轻微隐痛、上腹胀痛、恶心等，全身情况较好，体检时发现肿块，大小不等的结节，其表面光滑质硬、无压痛，随呼吸上下活动，应考虑肝细胞腺瘤的可能。对右上腹有长期肿块的病人，突然发生右上腹剧痛或有腹内出血征象时，应考虑腺瘤破裂的可能。术前通过 B 超、CT、MRI 等影像学检查大多仅能明确肝占位病变的部位、大小，了解其与肝内、肝周重要血管的关系，虽难以做到定性诊断，但可为 HCA 的诊断提供线索。

肝细胞腺瘤诊断应注意以下几个方面：① 20 ～ 50 岁女性，长期口服避孕药物者。②无慢性病毒性肝炎病史和肝硬化背景，无恶性肿瘤消耗表现。③实验室检查 HBV 及 HCV 阴性，AFP、肝功能正常。④影像学检查肝脏局灶性的占位病变，B 超、CT 提示为等密度或低密度，CT 增强为边界清楚的高密度影和血湖征，周围有透明环，MRI 早期强化、不均匀，中央出血、坏死。⑤精确定位下进行细针穿刺活检。组织学检查是鉴别诊断 HCA 的金标准。术前经皮肝穿刺虽部分可明确诊断，但当病灶较小或活检组织较少时，病理学检查有时也难以区分 HCA 和 FNH，并且穿刺本身有导致瘤体出血的风险，因此需严格掌握适应证，不作为常规检查手段。

2. 鉴别诊断

（1）原发性肝癌

肝腺瘤主要应与原发性肝癌相鉴别，因肝腺瘤易误诊为肝癌，特别是低度恶性的肝癌，肉眼亦很难区别，需病理多处切片，反复仔细镜检。肝癌病人多有乙型肝炎病史、肝硬化背景，60%～70%的病人伴AFP升高以及乙型肝炎或丙型肝炎病毒指标阳性等特点，增强CT为"快进快出"表现。

（2）局灶性结节性增生

FNH病灶往往较小，可多发，无包膜，无出血，影像检查呈均质改变。彩色多普勒血流增强，可显示从中心动脉放射向周围的血管。典型FNH具有特征性星状瘢痕组织，并将肝脏组织分隔成结节状，当HCA中有出血坏死时，也可出现类似中央瘢痕的表现，但FNH的中央瘢痕增强扫描示延迟期多强化，而HCA的中央坏死区各期均无强化。病理肉眼可见中心星状瘢痕。

二、肝脏炎性假瘤

（二）概述

肝脏炎性假瘤（IPL）又称为炎性肌纤维母细胞瘤（IMT）。该病是一种比较少见的肝脏良性疾病，是以纤维结缔组织增生伴多种慢性炎症细胞浸润的局限性增生性非肿瘤病变。美国学者Pack于1953年首例报告。国内由冯玉泉于1991年首次报告。但是，近年来随着影像学技术的进步以及人们对该病认识的不断深入，其检出率有了明显的增加，然而其术前的定性诊断仍然有一定的困难，大部分病例仍然是通过术后病理证实。IPL没有特殊的临床特征，临床诊断较难，且易与肝脏恶性肿瘤相混淆，确诊只能依靠病理检查。任何年龄均可发病。发病年龄从10个月至83岁，但以40～70岁最多见。男性发病率要高于女性，约为2∶1。病灶可单发或者多发，约80%病例为单发病灶，发病部位以肝右后叶最常见，其次为肝左叶，两叶同时受累较为少见。另外，还有约10%的病例位于肝门部。

（二）病因

至今肝脏炎性假瘤确切的病因仍不清楚，可能与创伤、感染及免疫变态反应等因素有一定关系。

1. 感染学说

肝脏炎性假瘤可有发热、白细胞升高、血沉加快、血浆C反应蛋白增加等炎性反应表现。有报道复发性胆管炎伴有IPL，可推测胆管上行性感染所致的化脓性炎症过程与上述表现有关。Horiuchi收集文献20例肝脏IPL中，有7例伴发闭塞性静脉炎，即炎性假瘤的门静脉属支发生由多量组织细胞形成的肉芽肿性静脉炎，致管壁增厚，管腔狭窄，从而认为微生物可源自食物或炎性病灶，经血流到达门静脉，其后在肝实质内逐渐发展成上述闭塞性静脉炎及肉芽肿性炎症。此外，不少学者认为肉芽肿型肝脓肿的坏死组织周围有组织细胞、巨细胞及胶原纤维化，酷似炎性假瘤，应属炎性假瘤的范围。

2. 免疫反应学说

IPL 组织学上有大量浆细胞出现，从而考虑可能是一种内源性或外源性因素所致的免疫病理反应。许多学者认为上述的闭塞性静脉炎变化与 Riedel 甲状腺炎、特发性腹膜后纤维化和纵隔纤维化等的血管改变的性质相同，是一种自身免疫性疾病。这些血管变化可能与免疫或感染有关，或两者兼有。近期有报道 IPL 与克罗恩病、自身免疫性胰腺炎及 IgG4 相关硬化性胆管炎有关。

（三）病理

IPL 的基本病理特征是炎性增生肿块，主要由纤维基质和浆细胞为主的各种慢性炎性细胞浸润所构成的局灶性病变，多呈圆形或椭圆形，直径 1 ～ 25cm。近年因 B 超等影像技术普遍应用而易被发现，多为直径 2 ～ 4cm 的小病灶。IPL 多见于肝表面，可与腹壁、膈肌和周围组织有炎性粘连。具有完整包膜，界限清楚、坚硬、质韧，其切面光滑平整，呈灰白色或黄色。镜下可见浆细胞、组织细胞、成纤维细胞及环状细胞等各种炎性细胞，病变周围有明显炎症及纤维组织增生，有的可能是大量肝细胞坏死，但液化少见。Someren 按照细胞和纤维成分的组成将肝脏炎性假瘤分为三种类型：①以纤维素增生为主的玻璃样硬化型。②以组织细胞为主的黄色肉芽肿型。③以浆细胞为主的浆细胞肉芽肿型。近来学者多认为这些类型是肝脏炎性假瘤在病理发展过程中的不同时期的不同表现。

（四）临床表现

文献报道该病发病以儿童多见，多为单发病灶，部分为多发。主要临床表现有上腹部疼痛，间歇性发热伴消瘦。部分病人有疲劳、不适、恶心、呕吐等症状，约 10% 的病人有黄疸。体检时部分病人可触及质韧、光滑的肿物，一般无肝掌、蜘蛛痣等肝硬化的体征。个别 IPL 病人可并发门静脉高压症，尽管肺部炎性假瘤有 2.7% 的癌变可能，但肝脏炎性假瘤尚未见癌变的报道。

（五）辅助检查

1. 实验室检查

多属正常。部分病人可有贫血、白细胞轻度或中度升高、血沉加快、血浆 C 反应蛋白增高，少数也可有 ALP、ALT、γ -GT、LDH 等升高，HBsAg 阴性，AFP 多为正常。

2. 影像学检查

（1）超声

可见肿瘤为圆形或椭圆形肿块，小者仅 2cm，边界清晰。如果肿块位于肝表面与腹壁有炎性粘连，肝脏炎性假瘤的检查常可在声像图上发现。

（2）CT

病变呈低密度影，边界清晰，小的炎性假瘤很难与肝癌相鉴别，但注射造影剂后与血管瘤鉴别较易。

（3）MRI

肝脏炎性假瘤的肝表面光滑，肝门静脉不扩张，脾不大，肿瘤在 T_1 加权像上表现为低信号，病灶附近血管无受压、变窄、移位，T_2 加权像上表现为高信号且边界清晰。

（4）选择性肝血管造影

对于通过上述检查不能诊断者具有重要意义，炎性假瘤表现为无血供或无血管增生像，这一点肝脏炎性假瘤可与肝癌相鉴别。

（六）诊断与鉴别诊断

本病无明确临床症状，多为超声偶然发现。炎性假瘤的确诊仍需组织病理学，手术前通过超声引导下细针穿刺活检可明确肝脏炎性假瘤的诊断。IPL 的诊断要点包括：①多为肝右叶单发肿块，短期内肿块可缩小。②中老年男性多见。③病程较长，症状较轻，常有发热、肝区痛和消瘦、乏力等表现。④外周血白细胞可升高，血沉和 C 反应蛋白可增加。⑤无肝炎病史，HBsAg 阴性，无肝硬化，肝功能正常。⑥肿瘤指标 AFP 和 CEA 正常。⑦B 超或 CT 引导下穿刺活检为多种慢性炎性细胞，而无肿瘤细胞。⑧肿块 B 超为低回声，直径多为 2～4cm，肿块包膜完整；CT 平扫为低密度，多无增强，延迟期呈现周边增强。⑨血管造影为少血管影。

炎性假瘤除与肝血管瘤、肝腺瘤和局灶性增生性相鉴别外，主要应与肝细胞癌进行鉴别。

三、肝血管瘤

（一）概述

肝血管瘤是肝脏最常见的良性肿瘤，大多数属海绵状血管瘤（CHL），可发生于任何年龄，但常在成年人出现症状，女性为多，男女比例约 1：3。在组织学上，肝内血管瘤是一种血管畸形，根据其含纤维组织多少，可分为硬化性血管瘤、血管内皮细胞瘤、毛细血管瘤和海绵状血管瘤。近年来由于超声检查的普及，此病十分常见。

（二）病因及发病机制

肝血管瘤的确切病因及发病机制目前仍不清楚，先天性发育异常是最为人们接受的学说，多数学者认为血管瘤的发生是先天性肝脏末梢血管畸形引起，一般认为在胚胎发育过程中由于肝血管发育异常，引起血管内皮细胞异常增生而形成肝血管瘤。另外也有学者观察到在女性青春期、怀孕、口服避孕药等可使血管瘤的生长速度加快，认为女性激素可能也是血管瘤的致病机制之一；还有学者认为毛细血管组织感染后变形，导致毛细血管扩张，肝组织局部坏死后血管扩张形成空泡状，其周围血管充血扩张；肝内区域性血循环停滞，致使血管形成海绵状扩张。

（三）病理

肿瘤见于肝脏任何部位，常位于包膜下，多为单发（约 10% 为多发），肿瘤直径多小于 4cm，但亦可小至数毫米，个别大至 30cm。肿瘤表面呈暗红色或紫色，质软，可压陷，周围有薄层纤维包膜，切面呈海绵状。有时血管瘤内可见血栓形成和瘢痕，偶有钙化。显微镜下见大小不同血管腔，由扁平内皮细胞构成管壁表面，其中含红细胞，有时可见新鲜的机化血栓。肿瘤与周围组织分界清楚。

肝血管瘤依据其纤维组织多少，病理上可分为 4 型：①海绵状血管瘤，是最为常见的类型。②硬化性血管瘤。③血管内皮细胞瘤。④毛细血管瘤，此种少见。临床上根据瘤体大小可分为 3 级：直径 ≤ 4cm 为小海绵状血管瘤；直径 4 ～ 10cm 为大海绵状血管瘤；直径 > 10cm 为巨大海绵状血管瘤。

（四）临床表现

血管瘤体积较小者多无症状，常于体格检查做腹部超声时偶然发现；4cm 以上者约 40% 伴腹部不适、肝大、食欲不振、消化不良等症状，多因瘤体牵拉被膜或压迫胃肠道及邻近器官所致。若瘤内有急性出血、血栓形成或肝被膜有炎症反应时，腹痛剧烈，可伴有发热和肝功能异常。肝血管瘤自发性破裂出血或因瘤蒂扭转导致急腹症表现者极为少见。本病尚可合并血小板减少症或低纤维蛋白原血症，即 Kasabach-Merritt 综合征，此与巨大血管瘤内近期血栓形成消耗了大量的凝血因子有关，为肝血管瘤的罕见并发症。

较大的肝血管瘤体检时触及随呼吸上下移动的腹部肿块，可有纤维化、钙化或血栓形成，肝血管瘤从质地和硬度上很难与正常肝脏区别，仅在瘤体增大到一定程度才有囊性感和可压缩性；部分病例在病变区可闻及血管杂音。

（五）辅助检查

1. 实验室检查

血清学检查及肝功能检查多无异常。如肿瘤迅速增大压迫胆管或有血栓形成则出现相应实验室检查异常。少数巨大血管瘤并发血栓形成时可能会引起中度甚至严重的贫血、血小板减少或低纤维蛋白原血症。

血清 AFP、CEA、CA125 和 CA199 等肿瘤标志物均在正常范围。

2. 影像学检查

（1）超声

肝血管瘤超声表现多为高回声，呈低回声者多有网状结构，密度均匀，形态规则，界限清晰。较大的血管瘤则表现为内部回声杂乱、强弱不均，此系瘤内有纤维性变、血栓形成或坏死所致。有时肝癌也有类似图像，因此需做其他影像学检查加以鉴别。近年来，超声造影在肝脏占位鉴别诊断中的作用逐渐被广大医生所认识。对影像学表现不典型的肝血管瘤病例，可考虑选择肝脏超声造影检查。

（2）CT

通常在 CT 平扫时表现为边界清楚形态规则的低密度区。动态 CT 或螺旋 CT 多期增强扫描多数具有典型表现：动脉早期病灶边缘出现结节状强化；随着时间的延长，进入门静脉期增强，对比增强灶相互融合，逐渐向病灶中心推进，强度逐渐降低；数分钟后延迟扫描，整个肿瘤均匀增强，增强密度也继续下降，可高于或等于周围正常肝实质的增强密度，整个对比增强过程出现"慢进慢出"的特征。这些典型的增强特征使 CT 诊断具有高度的敏感性与特异性，但对于较小的病变有时仍难与多血供的肝转移癌相区分。

（3）MRI

MRI 在 T_1 加权像上，病灶示边界清楚的类圆形低信号区，有时为等信号，T_2 加权像上病灶信号显著增强且均匀升高，表现特征性的"灯泡征"样高信号。MRI 动态增强扫描与 CT 表现相同。MRI 诊断本病的敏感性为 73%～100%，特异性为 83%～97%，应列为继 B 超之后的首要次选检查。

（4）肝动脉造影

此法也可用于诊断肝血管瘤，典型者可见到粗大的营养动脉和大片滞留的造影剂呈棉絮样改变。此项检查仅作为术前了解血管瘤与肝脏血管的解剖关系，不列为常规检查项目。

（5）核素检查

核素肝血池扫描有时也应用在肝海绵状血管瘤的诊断，采用 ^{99m}Tc 标记红细胞行血池扫描，典型表现为早期动态显像活性降低，延迟血池显像活性度增加，即出现过度填充现象。该法的诊断特异性高达 100%，敏感性 89%。但对于直径 <2cm 的小血管瘤，此法检出率较低，需采用 SPECT 断层显像以及

三维动态显像进一步提高检出率。

（六）诊断与鉴别诊断

绝大多数肝血管瘤病人无症状，无肝炎史，甲胎蛋白（AFP）阴性，通过典型影像学表现可以确诊。但当血管瘤发生坏死、液化和纤维化，而且不均质改变时，影像学表现可多种多样。尽管随着各种影像学检查技术的进步，大部分的肝海绵状血管瘤已能正确诊断，但这些检查方法均存有缺陷，不能仅根据某一项检查即做出诊断，而宜行腹部超声联合 CT、MRI 检查后综合分析，注意检查手段的互补应用。

肝血管瘤在诊断过程中重点要与肝脏原发恶性肿瘤及转移瘤鉴别，由于我国特殊国情，多数肝血管瘤病人常合并肝炎、肝硬化，这将进一步增大与肝细胞癌鉴别诊断的难度，特别是小血管瘤与肝癌更易混淆。目前较为一致的观点认为对于 HBV 感染的病人，AFP 对明确诊断具有一定的指导价值。

在诊断和鉴别诊断有困难者，可考虑剖腹探查，穿刺活检常可导致严重出血，故属禁忌。

四、肝脏局灶性结节性增生

（一）概述

肝脏局灶性结节性增生（FNH）是一种发病率仅次于肝血管瘤的肝脏良性肿瘤，占肝脏原发肿瘤的 8%、在人群中的发病率约为 0.9%。可发生于任何年龄，以 20～50 岁为高发年龄段，国外报道男女比例 1：10～1：8，育龄女性多见，国内男女发病率无明显差别，个别报道甚至男性高于女性。FNH 并非真正的肿瘤。以往文献中曾有多种命名，如局灶性肝硬化、肝脏错构瘤、肝脏炎性假瘤等，1958 年，美国医生 Edmondson 首次提出了局灶性结节性增生的概念，1975 年及 1976 年分别被世界卫生组织与国际肝脏研究协会所采纳。目前，FNH 定义为肝脏局灶性结节增生。由于 FNH 通常没有明显临床症状，病人血清学检查多无异常，术前确诊困难，易与肝细胞腺瘤和肝细胞癌混淆，且 FNH 是一种良性非进展性病变，故其临床治疗尚无统一标准，外科手术指征亦不明确，尚须进一步的循证医学证据指导临床治疗。既要避免盲目手术，更要避免漏诊和误诊而延误治疗。

（二）病因及发病机制

目前对 FNH 的发病原因还不完全清楚。现在普遍认为 FNH 是肝实质对先天性动脉血管畸形的增生性反应，是非肿瘤性增生，其组成的肝细胞为多克隆起源。目前，多数学者认为其核心发病机制是异常的营养不良动脉畸形，即局部肝实质的血流过度灌注，导致肝细胞反应性增生。这种多克隆性质的局部结节增生表现为无痛性且不会发生恶性转化。临床上 FNH 偶与血管瘤等血管异常病变伴发，也支持先天性血管异常病变学说。也有研究者认为 FNH 的发病可能与雌激素及药物损伤(如抗结核及抗肿瘤药物)有关,仍需进一步研究证实。

（三）病理

FNH 病灶通常位于肝包膜下，无包膜，若在肝表面会形成脐凹，也可突出于肝表面。切面一般呈浅棕色或黄白色，少有出血、坏死，其中组织结构混乱。切面可见中心"星形"纤维瘢痕，纤维间隔从中心向周边放射，呈分叶状分隔病灶，是 FNH 的特征性表现。

根据病理表现 FNH 分为经典型和非经典型。其中经典型又分为三个亚型：①毛细血管扩张型。②伴细胞非典型性增生型。③增生及腺瘤混合型。经典型 FNH 约占 80.3%，病灶呈结节状，可见特征性的中央放射状瘢痕。镜下见异常结节状结构、畸形血管及增生毛细胆管三种典型改变。而非经典型者仅有胆管增生，缺少后两种典型改变之一。毛细血管扩张型：约占 15.4%，结节改变不明显，中央缺乏放射瘢痕，但是病灶纤维间隔内存在较多扩张血管。血管肌层增厚，内膜无增生，短小血管之间可见增生的小胆管；有报道该型 FNH 均表现为单克隆性增生，因病理学上更倾向于肝腺瘤，故有学者将其归为肝腺瘤的一种。伴细胞非典型性增生：约占 2.6%，此型极少见。细胞出现异型性，细胞体积增大，核深染，核形不规则，可见核分裂象，易见包涵体及 Mallory 小体。增生及腺瘤混合型：该型更少见，约占 1.6%，特征性表现为类似于腺瘤的肝细胞实质性增生。

对标本进行分子生物学分析，发现 10%～50% 的 FNH 存在染色体变异，如 dup（8p）/del（8q）染色体重组、血管生成素基因（ANGPT1 和 ANGPT2）mRNA 表达比例上升、X 染色体失活等。免疫组化表面 FNH 肝细胞与周围正常肝细胞的细胞间质组成相同。大部门病灶组织表达 CD34、CK18、pCEA、pCNA、HEp-1 等，而在原发性肝癌中常阳性表达的 p53 和 Wnt 信号通路在 FNH 中均阴性，但是与肝细胞增殖有关的 β-Catenin 基因被激活。

（四）临床表现

大约 90% 的 FNH 病人无临床症状，多数病人是在体检或因其他疾病行影像学检查，抑或在剖腹手术中偶尔发现。只有少数病人因病灶巨大，出现上腹疼痛不适或腹部肿块等就诊。

大部分病人查体无明显异常。较大靠近肝脏边缘的肿块，体检可发现右肋缘下或右上腹触及质硬的肝脏肿块，有压痛，表面光滑，随呼吸上下移动。偶有因肿块巨大压迫胆道引起黄疸或挤压肝实质导致肝衰竭。

约2/3的FNH为单发，病灶生长缓慢；多发的FNH常合并其他肝脏良性疾病，如肝血管瘤。自发性破裂出血极为少见，罕有恶性转化的病例。

（五）辅助检查

1. 实验室检查

血清学检查多无异常。肝功能检查多无异常，偶有非特异性增高，无诊断意义。血清 AFP、CEA、CA125 和 CA199 等肿瘤标志物均在正常范围。

2. 影像学检查

（1）超声

FNH 通常表现为非特异性、轻微的低回声或等回声，很少为高回声肿块，经常可见到分叶状轮廓及低回声声晕，而肿块内部回声分布均匀，可有点线状增强，边缘清晰，无包膜，星状瘢痕为轻微的高回声。彩色多普勒有助于诊断，可见到中央瘢痕有粗大的动脉向四周呈轮辐状放射。典型的超声造影表现为"快进慢出"，与肝癌有鉴别意义。

（2）CT

平扫为低密度或等密度占位，典型的肿块中央低密度星状瘢痕少见。多层螺旋 CT 可提高 FNH 诊断的敏感性及特异性。89%～100% 病变增强后动脉期即出现快速、显著、均匀的强化，中央瘢痕为低密度或轻微高密度，延迟期多数病灶为等密度，中央瘢痕可呈等密度或高密度。

（3）MRI

FNH 的 MRI 表现有相当大的不规律性。除瘢痕信号均匀外，T_1 加权像表现为等信号或稍低信号，T_2 加权像为等或稍高信号；注射 Gd-DTPA 后有两种典型的动态增强方式：无瘢痕的 FNH 在动脉期明显增强，门静脉期和延迟期轻至中度增强或呈等或稍低信号；有瘢痕的 FNH 在动脉期明显增强（瘢痕无增强），门静脉期轻至中度增强或呈等或稍低信号，门静脉期和延迟期瘢痕逐渐增强。FNH 不典型影像表现有多发病灶、存在假包膜、无瘢痕、出血和不均匀增强等。

（4）肝动脉造影

造影表现为多血供的密集毛细血管染色，典型者可见特征性的轮辐状血管造影图像，造影剂自中央动脉向周边呈放射性弥散，肝实质期染色均匀，门静脉期呈现充盈缺损，病变不侵犯门静脉，无血管渗漏及动静脉疹。

（5）核素显像

由于 FNH 存在具有吞噬胶体功能的 Kupffer 细胞，采用 ^{99m}Tc 硫胶闪烁照相，有 50% ～ 70% 的 FNH 显示硫胶浓集，可与不含 Kupffer 细胞的肝癌、肝腺瘤等鉴别。但临床实践中并非所有 FNH 都有核素浓聚，且分辨率不高，现已少用。近年来正电子发射计算机断层显像（PET）为 FNH 诊断提出新观点，FNH 非真正肿瘤，无异常放射性浓聚，所以对不典型病例，可借助 ^{18}F 脱氧葡萄糖 PET 帮助诊断。

（六）诊断与鉴别诊断

由于 FNH 无典型临床症状及体征，诊断主要依据影像学检查。经联合影像学检查，多数 FNH 不需组织学证明即可做出诊断。偶尔当联合上述影像学检查仍不能明确诊断时，可经皮肝穿刺活检。但 FNH 血供丰富，穿刺后易出血，若为恶性肿瘤则有造成癌细胞沿针道种植可能，故极少采用。最终诊断需要手术切除病变，经病理组织学诊断。

FNH 主要与肝细胞腺瘤、肝癌鉴别，重点在于治疗方面的意义。影像学检查结合病史及临床表现有助于 FNH 的鉴别诊断。

第五章　肝癌的多学科治疗

第一节　肝癌的手术治疗

肝癌的手术治疗是肝癌病人获得长期生存最重要的手段，主要包括肝切除术和肝移植术。

一、肝切除术的基本原则

（一）彻底性
完整切除肿瘤，切缘无残留肿瘤。

（二）安全性
保留足够体积且有功能的肝组织（具有良好血供以及良好的血液和胆汁回流）以保证术后肝功能代偿，减少手术并发症，降低手术死亡率。

二、术前病人的全身情况及肝脏储备功能评估

在术前应对病人的全身情况及肝脏储备功能进行全面评价，常采用美国东部肿瘤协作组提出的功能状态评分（ECOG PS）评估病人的全身情况；采用肝功能 Child-Pugh 评分、吲哚菁绿（ICG）清除实验或瞬时弹性成像测定肝脏硬度评价肝脏储备功能情况。

包括中国学者的许多研究结果提示：经过选择的门静脉高压症病人，仍可接受肝切除手术，其术后长期生存优于接受其他治疗。因此，更为精确地评价门静脉高压的程度，有助于筛选适合手术切除的病人。如预期保留肝脏组织体积较小，则采用 CT 和（或）MRI 测定剩余肝脏体积，并计算剩余肝脏体积占标准化肝脏体积的百分比。通常认为肝功能 Child-Pugh A 级、ICG-R15 < 30% 是实施手术切除的必要条件；剩余肝脏体积须占标准肝脏体积的 40% 以上（肝

硬化病人），或 30% 以上（无肝硬化病人）也是实施手术切除的必要条件。

三、肝癌切除的适应证

肝脏储备功能良好的 CNLC Ⅰa 期、Ⅰb 期和Ⅱa 期肝癌是手术切除的首选适应证。尽管以往研究结果显示对于直径 ≤ 3 cm 肝癌，切除和局部消融疗效无差异（证据等级 1），但最新研究显示手术切除后局部复发率显著低于射频消融，两种治疗后长期生存无差异的原因可能在于复发后病人接受了更多的挽救性治疗（证据等级 2）。大量观察数据结果显示手术切除的远期疗效更好（证据等级 1）。

对于 CNLC Ⅱb 期肝癌病人，在多数情况下手术切除疗效并不优于 TACE 等非手术治疗。但如果肿瘤局限在同一段或同侧半肝者，或可同时行术中射频消融处理切除范围外的病灶，即使肿瘤数目 > 3 个，手术切除有可能获得比其他治疗方式更好的效果，因此也推荐手术切除（证据等级 2），但需更为谨慎的术前评估。

对于 CNLC Ⅲa 期肝癌，如有以下情况也可考虑手术切除：①合并门静脉主干或分支癌栓者，若肿瘤局限于半肝，门静脉分支癌栓（程氏分型 Ⅰ / Ⅱ 型）是手术适应证，可考虑手术切除肿瘤并经门静脉取栓，术后再实施 TACE、门静脉化疗或其他系统治疗；门静脉主干癌栓（Ⅲ型）者手术切除有争议，其手术疗效可能与 TACE 或外放疗相当，因此不是手术切除的绝对适应证（证据等级 3）。一项随机对照研究发现，对于可切除的有门静脉癌栓的病人，术前接受三维适形放疗，可改善术后生存（证据等级 2）。②合并胆管癌栓且伴有梗阻性黄疸，肝内病灶亦可切除者。③伴有肝门部淋巴结转移者，切除肿瘤的同时行淋巴结清扫述数或术后外放射治疗。④周围脏器受侵犯，可一并切除者。

此外，对于术中术探查发现不适宜手术切除的肝癌，可考虑行术中肝动脉、门静脉插管化疗或术中其他的局部治疗措施等。

四、肝癌根治性切除标准

（一）术中判断标准

（1）肝静脉、门静脉、胆管以及下腔静脉未见肉眼癌栓。

（2）无邻近脏器侵犯，无肝门淋巴结或远处转移。

（3）肝脏切缘距肿瘤边界 > 1cm；如切缘 ≤ 1cm，但切除肝断面组织学检查无肿瘤细胞残留，即切缘阴性。

肝癌的诊断与多学科治疗研究

（二）术后判断标准

（1）术后 1～2 个月行超声、CT、MRI（必须有其中两项）检查未发现肿瘤病灶。

（2）如术前血清 AFP 升高，则要求术后 2 个月血清 AFP 定量测定，其水平降至正常范围内（极个别病人血清 AFP 降至正常的时间会超过 2 个月）。血清 AFP 下降速度可早期预测手术切除的彻底性。

五、手术切除技术

常用的肝手术切除技术主要是包括入肝和出肝血流控制技术、肝脏离断技术以及止血技术。术前三维可视化技术有助于在获得肿瘤学根治性的前提下，设计更为精准的切除范围和路径以保护剩余肝脏的管道（证据等级 3）。腹腔镜肝切除术具有创伤小和术后恢复快等优点（证据等级 2），回顾性研究发现腹腔镜肝切除的长期疗效与开腹手术相似（证据等级 3），但仍有待前瞻性的多中心随机对照研究证实。已有证据显示腹腔镜肝切除术后病人预后优于射频消融，特别是肿瘤位于周边部位；在有经验的中心，腹腔镜肝切除出血更少；ICG 荧光、3D 腹腔镜、机器人辅助将成为腹腔镜肝切除的重要工具，并将有助于提高肝癌病人手术切除效果。

解剖性切除与非解剖性切除均为常用的手术技术。有研究发现宽切缘（切缘距离肿瘤边界较大）的肝切除效果优于窄切缘的肝切除（证据等级 2），特别是对于术前可预判存在微血管癌栓的病人。对于巨大肝癌，可采用不游离肝周韧带的前径路肝切除法。对于多发性肝癌，可采用手术切除结合术中局部消融（如射频消融等）方式治疗（证据等级 3）。对于门静脉癌栓者，行门静脉取栓术时应暂时阻断健侧门静脉血流，防止癌栓播散。对于肝静脉癌栓或腔静脉癌栓者，可行全肝血流阻断，尽可能整块去除癌栓。合并右心房癌栓者，可经胸切开右心房取出癌栓，同时切除肝肿瘤。合并腔静脉或右心房癌栓时手术风险较大，应慎重选择。对于肝癌伴胆管癌栓者，在去除癌栓的同时，若肿瘤已侵犯部分胆管壁，则应同时切除受累胆管并重建胆道，以降低局部复发率。

因切除范围较大而导致剩余肝脏体积过小引起剩余肝脏功能不全，是影响根治性切除的主要原因。为了提高肝癌的可切除性，可采用如下方法：

（1）术前 TACE 可使部分不能 I 期手术切除病人的肿瘤缩小后再切除。

（2）经门静脉栓塞（PVE）主瘤所在半肝，使剩余肝脏代偿性增生后再切除肿瘤。临床报道其并发症不多，但需 4～6 周时间等待对侧肝脏体积增生，为减少等待期间肿瘤进展的风险，可考虑与 TACE 联合。

（3）联合肝脏分隔和门静脉结扎的二步肝切除术（ALPPS）（证据等级3），适合于预期剩余肝脏体积占标准肝脏体积小于30%～40%的病人。术前评估非常重要，需要综合考虑肝硬化程度、病人年龄、短期承受两次手术的能力等；此外可借助腹腔镜技术或消融技术等降低二次手术的创伤。ALPPS可在短期内提高肝癌的切除率，但同时也存在高并发症发生率及死亡率，初步的观察结果显示ALPPS治疗巨大或多发肝癌的效果优于TACE。需注意短期内两次手术的创伤以及二期手术失败的可能性，建议谨慎、合理地选择手术对象。

（4）对于开腹后探查发现肝硬化程度较重、肿瘤位置深在、多结节的肝癌，术中局部消融可降低手术风险。

六、术前治疗

对于不可切除肝癌，术前TACE、外放射等治疗可能促进肿瘤降期从而使部分病人获得手术切除的机会，降期后切除的肝癌病人可能获得较好的长期生存效果。对于可切除肝癌，术前TACE并不能改善病人生存（证据等级2）。

对于HBV相关肝癌病人，术前如果HBV-DNA水平较高，且ALT水平>2倍正常值上限，可先给予抗病毒及保肝治疗，待肝功能好转后再行手术切除，提高手术安全性。对于HBV-DNA水平较高，但肝功能未见明显异常病人可尽快手术，同时给予有效的抗病毒治疗。抗HBV治疗不仅能够控制基础肝病，还有助于降低术后肿瘤复发率（证据等级1）。

七、术中减少出血的途径

肝脏具有复杂的管道系统，血流丰富，尽可能地减少肝切除术中出血，同时使肝缺血时间尽量缩短，减少肝功能损伤，是肝切除手术成功的关键。原发性肝癌病人近90%伴有不同程度的肝硬化，对出血及缺血的耐受程度均大大降低，这就要求外科医师在手术中根据肿瘤部位、大小及肝硬化程度合理选择控制出血的方法，熟练掌握肝的解剖和切肝技术。

（一）局部肝血流阻断法

适用于局部肝切除：肝楔形切除或周围型肝癌的切除。

1. 手指按压法控制出血

左外叶（第Ⅱ、Ⅲ段）及肝第Ⅵ段的切除适用此方法。切断右肝或右肝周围韧带后，用电刀按预切范围切开包膜，确定预切线，术者用左手在预切线的外侧捏住肝，分离肝实质，边钳夹、切断、结扎所遇管道，直至切除左外叶或肝第Ⅵ段，此时仍捏住肝，观察有无出血，若有出血，则行"8"字缝合，查无活动性出血后，封闭肝断面。

2. 选择性肝内肝门静脉分支阻断法

该方法适用于行肝段切除或肝的局部切除。由 Shimamura 和 Castaing 首先应用。具体方法是分离、结扎病侧肝动脉分支，在 B 超引导下用 18F 或 22F 带针芯的穿刺针经肝实质穿刺进入肝门静脉。退出针芯后抽到静脉血，则可确认穿刺成功。再经针鞘置入一根金属导丝，然后拔出针鞘，在金属导丝导引下置入一末端开口能自行闭合的扩张导管并固定于肝。然后经此导管置 5F 或 7F 的气囊导管，B 超引导下向气囊内注入空气或等渗生理盐水 1ml，以阻断肿瘤的肝门静脉血供，经导管侧孔（位于气囊的肿瘤侧）注入推移后再次扩张气囊。此法优点在于不需要解剖肝门，既减少术中出血又可避免损伤肝门静脉及其分支。

3. 肝褥式缝合法

适用于肝边缘的较小肿瘤或肝组织较薄部位的肝切除术，较常用。其方法是用大弯圆针或 60mm 大弯肝针，7 号丝线，离肝预定切缘 1～1.5cm 处做贯穿全层间断交锁褥式缝合。切除肝组织中遇有大管道予以钳夹、切断、结扎。切除肝组织后，对拢缝合肝断面，不能对拢缝合者，用大网膜覆盖肝断面。

（二）选择性半肝血流阻断法

选择性半肝血流阻断方法是解剖、结扎、切断出入病侧半肝的肝动脉、肝门静脉、肝管及肝静脉，然后切肝。适用于规则性的左右半肝切除术或左、右三叶切除术。从肝门处开始，先切开肝十二指肠韧带，结扎、切断患侧胆管、肝动脉，最后分离出肝门静脉，结扎、切断相应的肝门静脉支。也可先将肝门上下缘的浆膜切开，在 Glisson 鞘外推开肝实质，一并套扎病侧肝动脉、肝管及肝门静脉。

病侧肝静脉可在肝外或肝内处理，行右半肝或右三叶切除时，先在肝上下腔静脉右侧壁向肝内分离，推开肝实质，显露出肝右静脉进入下腔静脉处，沿肝右静脉干切开肝实质，显露部分肝右静脉干，用大弯针缝扎、切断。行左半肝切除时，只结扎切断肝左静脉，处理同肝右静脉，而肝中静脉属支只在肝内处理。行左三叶切除应特别注意肝中静脉的处理，肝中静脉入下腔静脉处位于近第二肝门处肝镰状韧带两叶之间，应由此切开肝实质，分离显露肝中静脉主干，予以缝扎、切断。

肝短静脉的处理也很重要，因其位于肝的右面，直接进入下腔静脉，肝外部分极短，且大多都很纤细，稍有不慎极易撕破，引起大出血。因此，行右半肝或右三叶切除时，也应预先处理好肝短静脉，仔细分离出肝短静脉，予以钳夹、切断、缝扎。选择性半肝血流阻断的优点是：①无血供的病侧肝与正常侧肝有明显的分界，可使切除的范围比较明确，不致遗留过多缺血肝组织或切入正常肝组织内；②病侧血管阻断彻底，术中出血少；③不阻断正常侧肝的血供，不影响肝门静脉血液回流。

（三）常温下全肝入肝血流阻断法

常温下全肝入肝血流阻断法系用乳胶管束扎十二指肠韧带，使肝处于缺血状态，沿预定的肝切线钝性分离肝实质，遇有管道逐一钳夹、切断、结扎。阻断 15 ～ 20min，一般均能完成肝切除术。对复杂的肝切除，一次阻断不能完成肝切除者，可放松乳胶管，间隔 3 ～ 5min 或以后，再次阻断肝门。对严重肝硬化者，一次阻断不应超过 10min，以免术后肝功能紊乱。切除病肝后，如肝断面仍有出血，可用丝线做"8"字缝扎。此法简单且能有效地控制肝内血流，适用于各种类型的肝切除术，是目前临床上最常用的肝切除中控制肝出血的方法。

（四）无血切肝术

无血切肝术系指将进出肝的血流完全阻断，使肝处于无血状态下进行肝切除，又称之为全肝血流阻断切肝术。无血切肝术适用于生长在第一、第二肝门区或紧贴下腔静脉的肝癌。当切除这些部位的肝癌时，常易损伤或需切除部分大血管壁，导致难以控制的大出血或空气栓塞，采用全肝血流阻断法，可安全切除肝癌，并修补损伤的下腔静脉壁。

1. Heaney 常温下全肝血流阻断法

Heaney 常温下全肝血流阻断即在常温下阻断腹主动脉、肝上方、肝下方的下腔静脉及肝门静脉、肝动脉血流。先游离切断肝周围韧带，切断结扎右肾上腺静脉，然后游离横膈以下、腹腔动脉以上的一段腹主动脉、肝下方、右肾静脉上方的下腔静脉和肝上方的下腔静脉，以无损伤血管钳或细乳胶管或纱带按先后次序逐一阻断腹主动脉→第一肝门→肝下方的下腔静脉→肝上方的下腔静脉。待肿瘤切除和创面处理完善后，按阻断时的相反次序，逐一去除阻断钳或乳胶管或纱带。

本法的最大优点是无需特殊设备而能在无血下切除贴近下腔静脉的肿瘤。阻断时间可长达 25 ～ 30min，此外，血生化及血压扰乱较小。其主要不足是当腹主动脉阻断后，上半身血容量增加，血压上升，左心室负荷加重，冠状动脉血压受到影响，对有动脉硬化的患者或老年患者，易引起心脏及脑血管意外。当开放循环时，回心血又骤增，易引起急性心力衰竭或急性肺水肿。因此，当解除阻断时，应缓缓进行，不可过快过急。

2.Fortner 全肝血流阻断加低温液灌注切肝术

肝的游离大致与 Heaney 法相同。阻断全肝血流之前，先自胃十二指肠动脉插入一内径 1.7mm 的塑料管至肝固有动脉，自肝门静脉做一切口插入一内径 4mm 的塑料管，肝动脉与肝门静脉两根塑料管以"Y"形管相连接，再接连灌注器，开始以 4℃乳酸林格溶液灌注（每分钟流量为 100～120ml），在插管的远心端以乳胶管或纱带分别阻断肝门静脉主干和肝动脉，肝下方的下腔静脉于右肾静脉上方阻断；肝上方近膈肌处的下腔静脉最后阻断，于肝下方的下腔静脉切一小口，使灌注液经肝实质后自此小切口流出。冷冻灌注约 10min，肝色泽变苍白色，此时开始做肿瘤切除。肿瘤切除和肝断面处理完毕后，缝合肝下方下腔静脉的小切口，停止冷冻液灌注，松除肝上方、肝下方的下腔静脉和第一肝门阻断钳或束带，拔去肝动脉插管和肝门静脉插管，缝合肝门静脉切口。

本法的优点是全肝无血，又由于冷冻液灌注，肝处于低代谢状态，可保护肝细胞免于缺氧坏死。因此，阻断时间可长达 1h（平均 87.6±33.5min），手术从容不迫。其不足之处是术前需要准备灌注器及大量低温灌注液，不适用于急症，仅适用于择期手术患者。此外，术中可出现低钾、酸碱失衡和凝血机制紊乱。

3. 简化的全肝血流阻断法

上述两种方法各具优点，但手术操作过程比较复杂，我们作了改进。即遇肝门区或下腔静脉附近肿瘤时，先分离出第一肝门，肝上方的下腔静脉和肝下方的下腔静脉，并分别绕以乳胶管或纱带而不束紧。先仅阻断第一肝门，然后着手切除肿瘤，如发现肿瘤确与下腔静脉或肝静脉根部粘连，有可能伤及上述大血管时，再阻断肝下方和肝上方的下腔静脉，大血管如被切破或切去一部分，当即修补。这样，即使全肝血流阻断，需时也较短。开放循环时次序适与阻断时相反。此法的主要优点是既不需要阻断腹主动脉，也不需插管低温灌注，大大简化了手术操作的程序。全肝血流阻断的极限时间为 15min。

无血切肝术，杨甲梅教授的做法是，在显露右肝静脉和中肝静脉之间的间隙后，用长弯剪剪开肝下腔静脉前壁的腹膜，使用长弯钳分离肝下腔静脉与肝组织，直至血管钳尖端从右肝静脉与中肝静脉根部之间穿出。然后将两根长约 30cm 浸过石蜡的弹力提拉带经肝后隧道向下拉出，一根提拉带尾端由肝膈面向前下绕置于肝预切处，收紧头尾端后打结，以阻断对侧残肝的交通支血管出血；另一根尾端由患侧肝静脉侧后方向下绕过，与头端对应，用蚊式钳夹紧，以阻断患侧肝静脉和肝短静脉。阻断顺序为先阻断单侧入肝血流，再阻断左右肝之间的交通支血管，最后阻断肝静脉和肝短静脉。

吴孟超等认为，这项新技术能显著减少肝切除术中的出血量，可减轻肝功能损害。无血切肝术可提高切除率，增加手术安全性。但不宜滥用，能用普通术式切除者，绝不应采用无血切肝术。应选择肝硬化较轻或无肝硬化，心、肺、肝、肾功能良好，而肿瘤又位于常规方法难以切除的位置的病人。

八、术后治疗（术后转移复发的防治）

肝癌切除术后 5 年肿瘤复发转移率高达 40% ～ 70%，这与术前可能已存在微小播散灶或多中心发生有关，故所有病人术后需要接受密切随访。一旦发现肿瘤复发，根据复发肿瘤的特征，可以选择再次手术切除、局部消融、TACE、放射治疗或全身治疗等，延长病人生存时间。对于具有高危复发风险的病人，两项随机对照研究证实术后 TACE 治疗具有减少复发、延长生存的效果（证据等级 2）。另一项随机对照研究结果显示肝切除术后接受槐耳颗粒治疗可减少复发并延长病人生存时间（证据等级 1）。对于 HBV 感染的肝癌病人，核苷类似物抗病毒治疗可减少复发、延长生存时间（证据等级 1）。此外，对于伴有门静脉癌栓病人术后经门静脉置管化疗联合 TACE，也可延长病人生存时间。尽管有临床随机研究提示，干扰素 α 可减少复发、延长生存时间（证据等级 2），但仍存争议。有报道发现，肝癌 miR–26a 表达与干扰素 α 治疗的疗效相关，该结果也有待进一步多中心随机对照试验证实。大规模临床研究显示，索拉非尼治疗并未改善早期肝癌病人的术后生存，有小型临床研究提示对于复发高危病人术后的索拉非尼治疗可减少肿瘤复发并延长生存时间。

第二节 肝癌的放射治疗

肝癌的治疗首选手术切除，但相当一部分患者确定诊断后已经丧失手术机会。无法手术的原因主要有：合并其他严重疾病无法耐受手术，合并严重肝硬化、肝脏功能及储备功能差、高龄、肿瘤晚期、肝内多发肿瘤等，除了采用介入治疗、射频治疗、酒精注射外，放射治疗肝癌一直是众多学者探究的热点。

一、肝癌的内放射治疗

（一）概述

在三维立体适形放疗应用前，大部分学者认为由于正常肝细胞对放射线十分敏感，外照射放疗常可引起严重的肝脏及肝旁脏器或组织损害，所以内照射放疗逐渐成为临床研究及应用的重点。内照射放疗是将发射 β 射线的放射性核素标志物通过不同途径注入或植入肿瘤内部，从内部进行照射，β 射线在组织内射程短，随着距离增大吸收剂量迅速衰减，在肿瘤组织获得最大吸收剂量的同时，最大限度地减少了正常肝组织的受照射剂量，降低了正常肝组织放射性损伤的发生率。内照射放疗可使较小的肿瘤坏死消失，对于较大肿瘤，内照射治疗可使肿瘤血管减少，肿瘤体积缩小，门静脉高压得到改善，降低腹水发生率，改善肝功能，提高手术切除率和手术疗效。

（二）适应证与禁忌证

1. 适应证

（1）一般情况尚可，能耐受放疗反应，没有严重的肝硬化和肝功能损害，肿瘤较大并且孤立，手术无法根治切除者，可行术中粒子植入，后装放疗，也可待放疗肿瘤缩小后行二期手术切除。

（2）肿瘤较小，孤立病灶，患者不能耐受手术治疗。

（3）肿瘤位于第一或第二肝门，侵犯大血管无法切除者。

2. 禁忌证

（1）全身情况差，出现恶液质。

（2）重度肝硬化，肝脏功能严重受损，白蛋白 < 30g/L，PT、APTT 明显延长。

（3）炎症性肝癌，病情凶险，进展迅速，短期内可能死亡者。

（4）黄疸严重，并发肝昏迷、上消化道出血、肝肾综合征等。

（5）肿瘤巨大，伴有大量腹水和腹腔及远处转移者。

（6）伴有全身严重感染及其他严重疾病者。

以上适应证及禁忌证均是总结临床经验并参考其他学者的应用体会所得，在临床实践中应该结合被治疗个体的实际情况，具体问题具体分析，真正做到治疗方案的个体化。

（三）内放射治疗常用方法

1. 肝动脉介入放疗

经肝动脉介入放疗又称肝动脉灌注同位素内放射治疗，通过手术或 Seldinger 插管技术，行肝动脉插管，通过导管将放射性同位素或偶联了化疗药物的放射性同位素注入肝脏肿瘤的主要供血动脉，放射性同位素滞留于肿瘤局部，对肿瘤组织进行照射，而正常肝组织受照较少，同时由于肿瘤供血血管被栓塞，肿瘤细胞缺氧，增加了对放射线的敏感性，肿瘤细胞的 DNA 链更容易受到放射线损伤并且难以恢复，如果放射性药物偶联化疗药物，会进一步增加肿瘤细胞对放射线的敏感性。目前常用的介入放射性核素制剂有 ^{131}I- 碘化油、^{90}Y（钇）- 玻璃微球、^{32}P- 玻璃微球等。详述如下：

（1）^{131}I- 碘化油

^{131}I- 碘化油发射 γ 射线和 β 射线，半衰期为 8.04d，实际应用中应该遵循个体化原则，不同患者 ^{131}I- 碘化油的半衰期及生物利用度不同，应随时用伽玛相机进行监测，^{131}I- 碘化油的排除路线依次为：肝脏—肝静脉—下腔静脉—肺—主动脉—肾动脉—经尿液排出，30% ～ 50% 的 ^{131}I- 碘化油于第 8 天从尿中排出，3% 于第 5 天从大便排出，2% 于第 4 天从胆汁排出。进行治疗前两周，患者口服卢戈氏液以保护甲状腺。由于 ^{131}I- 碘化油半衰期较短并且射线能量较低，故适合治疗较小肿瘤，临床多用于治疗直径 5cm 以下的肿瘤，对于较大肿瘤可采取分次给药或利用目前常用的超选择性插管技术，有文献报道经肝动脉注入 1mCi 的 ^{131}I- 碘化油，可使肿瘤获得 239cGy 的吸收剂量，同时正常肝组织获得 31cGy 的吸收剂量；如果注入 30 ～ 40mCi 的 ^{131}I- 碘化油，可使肿瘤获得 6000 ～ 10 000cGy 的吸收剂量，同时正常肝组织获得的吸收剂量仍在安全范围（3000cGy）内。总的原则应遵循在肿瘤获得最大吸收剂量的同时，保护正常肝组织。

（2）^{90}Y（钇）- 玻璃微球

^{90}Y（钇）是纯 β 射线发射体，物理半衰期为 64h，β 射线能量高，平均组织穿透力为 2.5mm，最大组织穿透力为 10mm，可制成树脂或玻璃微球，经肝动脉插管，注入肿瘤的供血血管，滞留于肿瘤内的末梢血管中，局部照射肿瘤组织达到治疗目的。由于 β 射线能量高，且放射性微球无法被肝组织吸收，属于一次性内照射治疗，可用于治疗直径 > 5cm 的肿瘤。需要特别提出，在使用 ^{90}Y（钇）- 玻璃微球治疗前，应进行 ^{99m}Tc-MAA（^{99m} 锝 - 巨凝蛋白）显像检查，因部分患者存在肝 - 肺分流，如果分流量较大，可引起放射性肺炎。目前普遍使用的超选择性插管技术可减少该不良反应的发生。还有学者认为经皮穿刺直接将放射源注入肝肿瘤内，其生物学分布优于动脉途径给药，临床应用要结合每个患者，具体情况具体分析。

（3）^{32}P- 玻璃微球

^{32}P- 玻璃微球发射高能 β 射线，直接杀伤肿瘤细胞，治疗前应进行 ^{99m}Tc-MAA（^{99m} 锝 - 巨凝蛋白）显像检查，了解肿瘤血供及肝外分流情况，防止肝外脏器过多摄取放射性微球，造成副损伤。

2. 组织间植入放疗

组织间植入放疗可采用肿瘤组织内植入或注入的方式将放射源导入肿瘤组织内进行内照射治疗，在充分照射肿瘤细胞的同时，保护正常组织。根据植入放射源的放射能量及半衰期，可分为永久性植入和非永久性植入。永久性植入将放射源一次性植入肿瘤组织间，不再取出；非永久性植入是利用后装技术将放射源植入肿瘤组织后照射一段时间取出，并且可反复使用。目前临床常用于永久性植入的放射源为 ^{125}I（碘）、^{198}Au（金）、^{103}Pd、^{32}P（磷）、^{90}Y（钇）等。^{125}I 半衰期为 59.6d，能量为 27.4～31.5keV X 射线，35.5 keV γ 射线，半衰期长，能量较低，不容易产生过热点损伤重要脏器和组织，从放射生物学角度讲，低能量，长时间照射利于杀伤新生肿瘤细胞，适合临床使用。^{32}P 胶体直径 1～2μm，最大能量 1.71MeV，最大射程 8mm，组织内射程 2～4mm，半衰期 14.3d，适合肝癌的局部内照射治疗，但肝癌组织血运丰富，单纯注入 ^{32}P 胶体可穿过血管壁进入血流，扩散至全身各器官，影响治疗效果并可引发一系列不良反应，聚合白蛋白（MMA）是一种直径 10～90μm 的蛋白聚体，略大于毛细血管直径，现在肿瘤内注入 MMA，可阻止 ^{32}P 胶体在全身扩散，滞留于肿瘤组织内，更加充分的发挥治疗作用。

非永久性植入放疗目前主要为后装放疗，后装放疗是指采用手术或经皮穿刺的方法将施源管精确植入肿瘤内，高剂量率近距离照射肿瘤，主要优点是以放射源为中心的有限靶区内聚集高剂量射线，肿瘤病灶得到充分照射而靶区外剂量锐减，肿瘤周围正常组织放射性损伤轻微。后装放疗在国外主要用于大肠癌肝转移的治疗，目前国内开始应用于肝癌切除术后预防复发及治疗卫星灶，也可用于无法切除肝癌行姑息性治疗。后装放疗主要用于肝癌切除术后与预防复发以及对于不能切除的肿瘤进行姑息性治疗，对于全身情况差、重度黄疸、大量腹水及恶病质的患者不适合应用。后装放疗的总剂量控制在 40Gy 以下，一般单剂量 5～10Gy，分 4～5 次照射，术后 1 周左右开始治疗为宜。

3. 门静脉介入治疗

肝癌的血供 90% 来源于肝动脉供血，肝动脉结扎后肝癌血流减少 90%～92%，正常肝组织仅减少 36%，但肝脏肿瘤仍有部分门静脉供血，这是造成经动脉采用栓塞化疗或内放射治疗后肿瘤复发的重要因素，特别是经过反复介入治疗的肝癌，门静脉的供血量逐渐增加，造成病灶周边残余肿瘤细胞死灰复燃，因此目前临床应用中逐渐开始重视经门静脉内放射治疗，可通过经皮穿刺、术中穿刺等途径行门静脉插管注药，如结合肝动脉介入治疗，效果更好，但应注意并发症发生率会增高，须严格掌握适应证。

4. 放射免疫治疗（放射性核素导向治疗）

放射免疫治疗（放射性核素导向治疗）属于肿瘤导向治疗的范畴，利用与肿瘤细胞有特异亲和力的物质作为载体，标记放射性同位素，载有放射性同位素的载体进入人体后，与肿瘤细胞特异性结合，并滞留于肿瘤组织内，局部照射杀伤肿瘤细胞，也有同时装载化疗药物进行治疗的。其主要优点在于高度的亲肿瘤特异性，在治疗肿瘤的同时对正常组织损伤小，另外除了可治疗原发灶，还可治疗远处转移灶。给药途径以动脉介入常用，也可直接在瘤组织内注入。常用的标志物有：① ^{131}I– 抗铁蛋白抗体；② ^{131}I– 抗 AFP 抗体与阿霉素交联物；③ ^{131}I– 抗人肝癌单抗；④ ^{90}Y– 抗铁蛋白抗体；⑤ ^{186}Re– 单抗；⑥ ^{131}I– 抗 CEA 抗体等。

二、肝癌的外放射治疗

（一）概述

自 20 世纪 60 年代初期我国开始对肝癌的外放射治疗进行探寻，由于正常肝脏对于放射线敏感性较高，肝癌的根治剂量已超过正常肝组织的耐受剂量，肝癌的外放射治疗因无法达到根治效果，作为一种姑息治疗方法没有得到应有的重视和广泛的应用，肝癌外放射经历了全肝照射、局部照射、全肝移动条照射、局部超分割照射等发展过程。随着放射治疗技术和设备的发展，如 X 刀、γ 刀、直线加速器的普及，特别是三维立体适形放疗技术的应用，针对肿瘤精确定位，有的放矢的照射使肿瘤受到最大照射剂量的同时，正常肝组织最小限度的受损，肝癌的外照射治疗逐渐成为非手术治疗肝癌的重要手段之一。

（二）适应证与禁忌证

（1）一般情况好，能耐受放射反应，没有严重的肝功能损害和肝硬化，无黄疸、腹水，肿瘤局限而且发展缓慢，无远处转移的患者，可行高姑息或根治性放射治疗。

（2）对肿瘤已有肝内播散或弥漫型肝癌，一般情况好，无黄疸、腹水者可行姑息性全肝放疗。

（3）腹水是放射治疗的相对禁忌证，如肝癌造成肝功能损害导致腹水则应视为放疗禁忌，若肿瘤位于第一肝门区，压迫肝门所引起的黄疸或腹水，则可试行放疗，以解除压迫，缓解症状。

（4）肝硬化不是放疗的禁忌证，只要不是严重有肝硬化伴有肝功能损害，放疗即可进行，但硬化型肝癌的放疗效果不及单纯型的好。

（5）炎症型肝癌应该作为放射治疗的禁忌证。

（6）伴有全身严重感染及其他严重疾病者，为放射治疗的禁忌证。

（三）肝癌外放射的治疗方法

1. 经典外放射治疗

（1）原发性肝癌的全肝放疗

全肝放疗适合于弥漫型肝癌和巨块型肝癌合并肝内播散者。定位的方法是 CT 扫描、超声检查或同位素扫描结合临床检查，将肝脏的轮廓准确地投影在腹部和背部的皮肤上。全肝照射技术包括大野前后垂直对穿、斜野对穿照射技术、移动条技术。全肝大野照射是根据肝脏大小设置前后两个大野照射，肝上缘以横膈为标记，由 X 线或 B 超定位；肝下缘以临床触诊确定。放射野的上界应取患者呼气时横膈的位置再高出 0.5～1.0cm，右界取右肋内侧缘，左界包括肝左叶，在肝脏肿大不明显时，放射野不包括左肾和右肾下半部，肝肿大明显时，应包括两肾，或使用斜野对穿照射技术。20 世纪 80～90 年代，移动条照射是国内外应用最广泛的全肝照射技术，但无论从理论还是实践中，移动条照射都存在着严重的缺陷：①分割正常肝脏照射野的同时，也在肿瘤上分割照射野，同一时间内，肿瘤内剂量分布不均匀，在正常肝组织修复的同时肿瘤的放射损伤也得到了修复；②治疗周期长，而且治疗剂量的计算相对复杂；③条形照射野宽度为 2.5cm，实际工作中照射的重复准确性很差。鉴于上述原因，移动条照射近几年已被国内外多数学者弃之不用。

（2）原发性肝癌的局部照射

局部照射主要用于无手术条件或有手术条件而拒绝手术的小肝癌及无肝内播散的巨块型肝癌，也可用于各型肝癌肝门转移导致压迫症状者。局部照射时照射野的设计要依据 CT 定位，对于已经手术或剖腹探查的病例，可在术中用银夹标记肿瘤位置，考虑到呼吸的影响，照射野的大小应以肿瘤边缘外放 1～2cm 为合适，射野上下界外扩的范围要较左右界大。如果照射容积小于全部肝容积的 1/2，每次剂量 1.8～2Gy，总剂量 40～50Gy，对照射容积小于全部肝容积的 1/4 者，总剂量可提高到 55～60Gy。局部照射时尽量采用多野照射。

（3）缩野技术和分段放疗

肝脏放射治疗期间，随着肿瘤逐渐缩小，应重新制订放疗计划，并逐渐缩小放射野，尽量减少正常肝脏的受照射剂量。正常肝脏在受到照射后出现放射性损伤，肝细胞坏死后刺激肝脏增殖，使处于静止期的肝脏细胞进入增殖分裂周期，处于增殖分裂周期的肝脏细胞对放射线的耐受性极差，此时放疗极易引起放射性肝损伤。故此在临床放疗过程中，将放射治疗总疗程分为 2 ～ 3 个阶段进行，中间休息 1 ～ 2 周，使正常肝细胞有充分的时间增殖和修复，有利于肝脏功能恢复，可提高正常肝脏的放射耐受性。

2. 三维立体适形放疗

三维适形放射治疗肝癌（3–DCRT）是射线高剂量区与病变靶区立体形状一致的高精度放疗技术。也就是使高剂量放射线的分布在三维方向上与肿瘤形成一致，将放射线最大限度地集中在肿瘤区域内，使其周围正常组织或器官的受量控制在可接受的水平之下。在提高肝癌组织的照射剂量，杀死更多癌细胞的同时，对周围正常肝组织的损伤最小，同时不受肿瘤解剖位置的限制，即使肿瘤位于第一、第二肝门区域仍可采用此法治疗。

3–DCRT 的适应证包括：①单发或多发肿瘤，最大肿瘤直径不超过10cm，病灶数目不超过 3 个；②手术无法切除、拒绝手术或延迟手术的患者；③对化疗无效或不适宜化疗者；④合并中重度肝硬化而无大量腹水者；⑤手术前准备，通过放疗使肿瘤缩小，使之变为可手术者；⑥结合介入、射频、中药等治疗手段作为综合治疗的重要方式。

治疗方法如下：

①定位：患者于 CT 模拟机上取仰卧位，双手交叉上举置于前额部，采用负压真空体模固定，在患者体表与体模、体模与治疗床处标记相对位置，减少摆位误差。然后患者取治疗时体位仰卧于治疗床或 Fisher 立体定位体架上并固定，用模拟机扫描。扫描结果通过网络传输到三维治疗计划系统。

②勾画患者体表轮廓、重要组织器官及靶区重建，其中大体肿瘤体积（GTV）包括原发病灶，临床靶体积（CTV）在 GTV 的基础上向四周外扩 1.0cm，计划靶体积（PTV）在 CTV 的基础上向上下外扩 1.5 ～ 2.5cm，向左右外扩1.0 ～ 1.5cm；多发病灶相邻之间 < 2cm 的按单个病灶勾画靶区， > 2cm 的分别勾画靶区。

③适形放射治疗计划设计：确定处方剂量及重要组织器官剂量；明确共面或非共面照射；通过射野方向观视及医生方向观视设计照射野，以 PTV 几何中心为射野等中心，病灶 ≤ 7cm 的一般采用 5 ～ 6 个适形野，病灶 > 7cm 的一般采用 3 ～ 4 个适形野。

④适形放射治疗计划优化：采用剂量体积直方图（DVH）进行优化，90%等剂量面完全覆盖 PTV，PTV 内部剂量差异为 7%，重要组织器官如脊髓等受照射剂量均控制在可接受的范围之内。

⑤适形放射治疗计划的实施与验证：治疗计划完成后，制作铅模或使用

1mm 层厚多叶光栅，在 Varian 600C/D6MV X 线或 2100C15MV X 线直线加速器上进行模拟验证，确保各治疗参数无误后执行治疗计划。

⑥剂量，分次，时间：肿瘤体积 < 肝脏体积 25% 时采用 8Gy/ 次，3 次 / 周；56 ～ 60Gy，8 ～ 9 分次，3 周完成。肿瘤体积界于肝脏体积 25% ～ 50% 时采用 6Gy/ 次，3 次 / 周；54Gy，9 分次，3 周完成。肿瘤体积界于肝脏体积 51% ～ 75% 时采用 4Gy/ 次，3 次 / 周；48Gy，12 分次，4 周完成。上述步骤均有相应的质量保证及质量控制措施。

三、联合其他方法的综合治疗

肿瘤的治疗除了遵循个体化治疗原则，综合治疗以及序贯治疗也是重要原则。综合治疗的一般原则有以下四点：①增效的同时不增加不良反应；②发挥最大限度的抗肿瘤效应，很多临床资料显示三联疗法优于二联疗法，二联疗法又优于一联疗法；③高剂量放射治疗和大剂量化疗均有抑制机体免疫功能的不良反应，联合应用非特异免疫治疗则可以避免或减轻这种免疫抑制作用，联合应用扶正固本的中药可以减轻放化疗的毒副反应，改善患者一般状态；④综合治疗方案个体化，应根据患者年龄、肿瘤情况、肝脏功能、全身情况、经济状况等因素决定治疗方案，真正做到治疗方案个体化。总之，放射治疗结合手术、化疗、介入治疗、中医中药、导向治疗、局部热疗、射频消融、局部酒精注射等疗法，遵循综合及序贯的原则，在临床肝癌治疗中取得了较好的疗效。

（一）放疗联合手术

肝癌的治疗首选手术，放射治疗可以作为手术的重要辅助手段，扩大手术切除的适应证，预防和治疗术后复发，提高手术治疗的疗效。对于较大肿瘤或位于重要结构附近一期手术有困难的肝癌患者，术前放疗可以使肿瘤血管闭塞减少，肿瘤瘤体减小，对于门静脉高压严重，大量腹水发生及肝功能差的病例可抑制肿瘤的生长，待病情改善后再行手术切除，为手术治疗争取机会，提高手术的根治效果。术中放疗又称为直接打击放疗，肝癌切除术中探查肿瘤无法行根治性切除，可直视下放置限光筒，准确控制射线的剂量和方向，直接照射肿瘤、瘤旁、残存肿瘤卫星灶、淋巴引流区等部位，在保护周围正常组织前提下，以最大剂量照射病灶，也可放置施源管，术后近期行后装放疗，此种局部治疗的优点在于单次大剂量照射可抑制肿瘤细胞放射性损伤后的自我恢复，同时全身反应轻，可以有效地提高手术根治效果，预防术后复发。

（二）放疗联合介入治疗

肝癌的化疗目前应用主要通过肝动脉介入治疗（TACE），其理论基础在于肝癌的血供 90% 来源于肝动脉，正常肝组织的血供 25% 来源于肝动脉，经肝动脉插管至肿瘤供血动脉，注入化疗药物后栓塞，化疗药物作用于肿瘤局部的同时，切断肿瘤营养血管，达到治疗肿瘤治疗目的，介入治疗术后肿瘤复发的主要原因在于肿瘤周边残存瘤细胞建立侧支循环，重新获得血供，联合放疗则可以有效地预防复发，提高疗效。另外，介入治疗常用药物顺铂、丝裂霉素、5-氟尿嘧啶、表阿霉素等药物具有化疗增敏作用。TACE 被认为是目前非手术治疗肝癌的首选方法，但是单一采取 TACE 治疗疗效并不理想。主要由于原发性肝癌肿瘤的血供多存在肝动脉和门静脉双重供血，尤其在肿瘤边缘更是如此；TACE 后肿瘤血供可以通过侧支循环的建立或栓塞血管的再通，导致肿瘤复发。另外，当肿瘤直径 > 3cm 时，TACE 术后肿瘤坏死率不超过 44%，3DCRT 与 TACE 相结合，能够克服单一 TACE 的缺点，利用 3DCRT 精确定位优势，对栓塞效果不理想的和 / 或肿瘤边缘实施进一步的治疗有较好的疗效。

综上所述，TACE 联合放疗明显提高疗效，三种不同疗法为：①单纯放疗；②二联疗法（肝动脉结扎或 / 和栓塞加放疗）；③综合疗法（肝动脉化疗加二联疗法）。

（三）放疗联合中药治疗

中医中药治疗肝癌是具有中国特色的治疗方法，其中有很多极具发展前景的中药尚待充分开发利用。经过多年的探索，放疗联合中药治疗肝癌取得了较好的临床疗效。目前较常用的中药为健脾理气方剂。中药具有扶正固本的作用，可以减轻放射线对于正常组织的损害，缓解不良反应，改善患者一般状态，有利于放疗的施行；另外中药的某些成分对于肿瘤细胞具有放射增敏作用，目前研究具有放疗增敏作用的中药有：马兰子甲素、复方天仙丸、枸杞多糖、毛冬青、鸦胆子乳剂等，相信随着中药的开发和研究，会有更多、更有效的中药应用于肝癌的治疗。

（四）放疗联合物理治疗

对于肝癌的物理治疗包括微波治疗、射频消融治疗、无水酒精或热盐水局部注射、冷冻治疗等。临床常与放疗联合应用治疗肝癌的物理治疗主要是指通过局部产热造成肿瘤细胞坏死或凋亡的热疗方法。实验证明放疗和热疗的生物学途径不同，二者合用具有协同作用，并且同时协同作用更加明显，在高温环境下，肿瘤细胞对放射线敏感性增强。临床应用中要注意序贯原则，局部温度升高对放疗的增强作用只有在照射后才会发挥作用。对于放射敏感器官，如生长发育中的儿童肝脏，放疗联合应用热疗可以减少放疗剂量，在治疗肿瘤的同时减轻对正常组织和器官的放射性损害。

第三节 肝癌的化学治疗

一、系统性化疗的限制因素和适应证

（一）限制因素

系统性化疗主要是指通过口服或静脉途径给药，达到全身分布的化疗方式。一般认为，影响 HCC 系统性化疗疗效的因素主要有两方面，一是肝癌细胞通常存在着原发性耐药，其机制包括多药耐药基因的高表达、P- 糖蛋白、谷胱甘肽 -S- 转移酶、拓扑异构酶 II、热休克蛋白、p53 突变和凋亡相关基因 Bcl-2、Bcl-xL 等异常表达；二是大多数的肝癌发生在已存在的肝脏疾病的基础上，如乙型病毒性肝炎、丙型病毒性肝炎和/或酒精性肝硬化，肝功能已有明显损害，使得药物的代谢存在障碍，肝硬化还可以并发腹腔积液、门静脉高压和胃肠道淤血，也往往影响药物的吸收，造成药物的疗效很差。

（二）适应证

如前所述，在过去的 30 年里，肝癌的手术治疗取得了显著成就，根治性切除后 5 年生存率可以达到 50% 左右，但是在确诊时仅有不到 20% 的患者可以行手术治疗，即使能够进行根治性切除，5 年复发率在 40% ～ 60%；而肝动脉介入治疗不能阻止，甚至可能促进远处转移，复发和转移是原发性肝癌患者长期生存的主要障碍。因此，系统性化疗还得以保存。对于无明显化疗禁忌证的患者，系统性化疗的主要适应证：①合并肝外转移的晚期患者；②虽表现为局部病变，但不适合手术治疗和肝动脉介入栓塞化疗者；③合并门静脉主干癌栓者。

对于可切除的 PLC，现有的临床研究结果未显示包括肝动脉介入化疗和系统性化疗在内的新辅助化疗具有任何优势；而辅助化疗上，也未观察到在无病生存期（DFS）和总生存期（OS）上较对照组有显著延长，故目前一般不推荐在临床上常规应用。至于肝移植术后进行辅助化疗的安全性已经多个中心验证，但是对于长期生存和无病生存的作用尚有争议。

二、经动脉化疗栓塞术

经动脉化疗栓塞术（TACE）目前被公认为是肝癌非手术治疗的最常用方法之一（证据等级 1）。

（一）TACE 的基本原则

（1）要求在数字减影血管造影机下进行。

（2）必须严格掌握治疗适应证。

（3）必须强调超选择插管至肿瘤的供养血管内治疗。

（4）必须强调保护病人的肝功能。

（5）必须强调治疗的规范化和个体化。

（6）如经过 3 ～ 4 次 TACE 治疗后，肿瘤仍继续进展，应考虑换用或联合其他治疗方法，如外科手术、局部消融和系统治疗以及放疗等。

（二）TACE 的适应证

（1）CNLC IIb、IIIa 和部分 IIIb 期肝癌病人，肝功能 Child–Pugh A 级或 B 级，PS 评分 0 ～ 2 分。

（2）可以手术切除，但由于其他原因（如高龄、严重肝硬化等）不能或不愿接受手术治疗的 CNLC Ib、IIa 期肝癌病人。

（3）门静脉主干未完全阻塞，或虽完全阻塞但门静脉代偿性侧支血管丰富或通过门静脉支架植入可以复通门静脉血流的肝癌病人。

（4）肝动脉 – 门脉静分流造成门静脉高压出血的肝癌病人。

（5）肝癌切除术后，DSA 可以早期发现残癌或复发灶，并给予 TACE 治疗。

（三）TACE 的禁忌证

（1）肝功能严重障碍（肝功能 Child–Pugh C 级），包括黄疸、肝性脑病、难治性腹腔积液或肝肾综合征等。

（2）无法纠正的凝血功能障碍。

（3）门静脉主干完全被癌栓栓塞，且侧支血管形成少。

（4）合并活动性肝炎或严重感染且不能同时治疗者。

（5）肿瘤远处广泛转移，估计生存时间 < 3 个月者。

（6）恶液质或多器官衰竭者。

（7）肿瘤占全肝体积的比例 ≥ 70%（如果肝功能基本正常，可考虑采用少量碘油乳剂和颗粒性栓塞剂分次栓塞）。

（8）外周血白细胞和血小板显著减少，白细胞 < 3.0×10^9/L，血小板 < 50×10^9/L（非绝对禁忌，如脾功能亢进者，排除化疗性骨髓抑制）。

（9）肾功能障碍：血肌酐 > 2 mg/dl 或者血肌酐清除率 < 30 ml/min。

（四）TACE 操作程序要点和分类（证据等级 3）

肝动脉造影，通常采用 Seldinger 方法，经皮穿刺股动脉途径插管（或对有条件的病人采用经皮穿刺桡动脉途径插管），将导管置于腹腔干或肝总动脉行 DSA 造影，造影图像采集应包括动脉期、实质期及静脉期；应做肠系膜上动脉等造影，注意寻找侧支供血。仔细分析造影表现，明确肿瘤部位、大小、数目以及供血动脉。

根据肝动脉插管化疗、栓塞操作的不同，通常分为：①肝动脉灌注化疗（TAI）：经肿瘤供血动脉灌注化疗，常用化疗药物有蒽环类、铂类等。②肝动脉栓塞（TAE）：单纯用栓塞剂堵塞肝肿瘤的供血动脉。③ TACE：把化疗药物与栓塞剂混合在一起，经肿瘤的供血动脉支注入。TACE 治疗最常用的栓塞剂是碘油乳剂（内含化疗药物）、标准化明胶海绵颗粒、空白微球、聚乙烯醇颗粒和药物洗脱微球。先灌注一部分化疗药物，一般灌注时间不应 < 20 min。然后将另一部分化疗药物与碘油混合成乳剂进行栓塞。碘油用量一般为 5 ～ 20ml，不超过 30ml。在透视监视下依据肿瘤区碘油沉积是否浓密、瘤周是否已出现门静脉小分支影为界限。在碘油乳剂栓塞后加用颗粒性栓塞剂。提倡使用超液化乙碘油与化疗药物充分混合成乳剂，尽量避免栓塞剂反流栓塞正常肝组织或进入非靶器官。栓塞时应尽量栓塞肿瘤的所有供养血管，以尽量使肿瘤去血管化。

（五）TACE 术后常见不良反应和并发症

TACE 治疗的最常见不良反应是栓塞后综合征，主要表现为发热、疼痛、恶心和呕吐等。发热、疼痛的发生原因是肝动脉被栓塞后引起局部组织缺血、坏死，而恶心、呕吐主要与化疗药物有关。此外，还有穿刺部位出血、白细胞下降、一过性肝功能异常、肾功能损害以及排尿困难等其他常见不良反应。介入治疗术后的不良反应会持续 5 ～ 7 d，经对症治疗后大多数病人可以完全恢复。并发症：急性肝、肾功能损害；消化道出血；胆囊炎和胆囊穿孔；肝脓肿和胆汁瘤形成；栓塞剂异位栓塞（包括碘化油肺和脑栓塞、消化道穿孔、脊髓损伤、膈肌损伤等）。

（六）TACE 治疗的疗效评价

根据实体瘤 m RECIST 评价标准以及 EASL 评价标准评估肝癌局部疗效，长期疗效指标为病人总生存时间（OS）；短期疗效为客观应答率（ORR）、TACE 治疗至疾病进展时间（TTP）。

（七）影响 TACE 远期疗效的主要因素

（1）肝硬化程度、肝功能状态。

（2）血清 AFP 水平。

（3）肿瘤的容积和负荷量。

（4）肿瘤包膜是否完整。

（5）门静脉有无癌栓。

（6）肿瘤血供情况。

（7）肿瘤的病理学分型。

（8）病人的体能状态。

（9）有慢性乙型病毒性肝炎背景病人的血清 HBV–DNA 水平。

（八）随访及 TACE 间隔期间治疗

一般建议第 1 次 TACE 治疗后 4～6 周时复查 CT 和（或）MRI、肿瘤相关标志物、肝肾功能和血常规检查等；若影像学检查显示肝脏肿瘤灶内的碘油沉积浓密、瘤组织坏死且无增大和无新病灶，暂时可以不做 TACE 治疗。至于后续 TACE 治疗的频次应依随访结果而定，主要包括病人对上一次治疗的反应、肝功能和体能状况的变化。随访时间可间隔 1～3 个月或更长时间，依据 CT和（或）MRI 动态增强扫描评价肝脏肿瘤的存活情况，以决定是否需要再次进行 TACE 治疗。但是，对于大肝癌／巨块型肝癌常需要 2～4 次的 TACE 治疗。目前主张综合 TACE 治疗，即 TACE 联合其他治疗方法，目的是控制肿瘤、提高病人生活质量和让病人带瘤长期生存。

（九）TACE 治疗注意点

1. 提倡用微导管超选择性插管

插入肿瘤的供血动脉支，精准地注入碘油乳剂和颗粒性栓塞剂，以提高疗效和保护肝功能。

2. 可使用门静脉内支架置入术和碘 –125 粒子条或碘 –125 粒子门静脉支架置入术

使用门静脉内支架置入术和碘 –125 粒子条或碘 –125 粒子门静脉支架置入术，可有效处理门静脉主干癌栓（证据等级 2）。采用碘 –125 粒子条或直接穿刺植入碘 –125 粒子治疗门静脉一级分支癌栓。

3. TACE 联合局部消融治疗

目前有两种 TACE 联合局部消融治疗方式。

（1）序贯消融：先行 TACE 治疗，术后 1～4 周内加用局部消融治疗。

（2）同步消融：在 TACE 治疗的同时给予局部消融治疗，可以明显提高临床疗效，并减轻肝功能损伤（证据等级 2）。为提高 TACE 疗效，主张在TACE 治疗基础上酌情联合消融治疗。

4. 颗粒性栓塞剂的应用

颗粒性栓塞剂的应用包括标准化明胶海绵颗粒、聚乙烯醇颗粒、空白微球和药物洗脱微球等。常规 TACE（亦称为 C-TACE）常使用带化疗药物的碘油乳剂与标准化明胶海绵颗粒、空白微球、聚乙烯醇颗粒等联合。药物性洗脱微球（DEB）是一种新的栓塞剂，可以加载化疗药物治疗肝癌（亦称为 D-TACE），但与 C-TACE 相比治疗的总体疗效无显著差异。

5. 重视局部加局部治疗和局部联合全身治疗

（1）TACE 联合局部消融：包括 RFA、MWA、冷冻等治疗（证据等级 2）。

（2）TACE 联合外放射（证据等级 2）：主要指门静脉主干癌栓、下腔静脉癌栓和局限性大肝癌介入治疗后的治疗。

（3）TACE 联合二期外科手术切除：大肝癌或巨块型肝癌在 TACE 治疗后缩小并获得手术机会时，推荐外科手术切除（证据等级 3）。

（4）TACE 联合其他治疗：包括联合分子靶向药物、免疫治疗、系统化疗、放射免疫靶向药物（如碘 -131 标记的美妥昔单克隆抗体）等。

（5）TACE 联合抗病毒治疗：对有乙型病毒性肝炎、丙型病毒性肝炎背景肝癌病人 TACE 治疗同时应积极抗病毒治疗（证据等级 3）。

三、肝动脉灌注化学治疗中晚期肝癌进展

肝动脉灌注化疗（HAIC）的概念最早由日本学者提出，近年来逐渐受到国内外学者的关注。[①] 肝脏由肝动脉和门静脉双重供血，正常肝脏 70% 血供来自门静脉，另外 30% 则来自肝动脉，而肝癌血供基本由肝动脉供应。因此，通过肝动脉给药，能够使肿瘤持续接触高浓度化疗药物，最大程度杀伤肿瘤细胞，同时正常肝脏组织受化疗药物影响小；且由于肝脏的首过效应，多数化疗药物代谢分布至全身的剂量较少，全身毒副反应减少。基于上述优点，HAIC 在中晚期肝癌治疗中的应用逐渐广泛。

（一）中晚期肝癌 HAIC 常用全身系统化疗药物

顺铂、5- 氟尿嘧啶（5-FU）和阿霉素是既往肝癌系统性化疗中最常用的药物，既可单独应用，也可联合使用；然而肝细胞存在多重耐药性及受损肝细胞对药物代谢速度下降，影响化疗药物的最佳给药剂量和周期。目前奥沙利铂、卡培他滨和吉西他滨等新型药物逐渐应用于临床，关于奥沙利铂的临床探索较

---

① OBI S，SATO S，KAwAI T.Curent saus of hepatic aterial nusion chemotherapy [J].Liver Cacer，2015，4（3）：188-189.

多。奥沙利铂与肿瘤细胞 DNA 呈双向性结合，其与肿瘤细胞结合速率更快、结合作用更强，故细胞毒作用更强。奥沙利铂不存在交叉耐药，因此在顺铂、卡铂等药物治疗失败后使用奥沙利铂仍然有效。奥沙利铂与 5-FU、吉西他滨和伊立替康等药物联合使用，可达到更好的化疗效果。奥沙利铂全身毒副作用小，在临床使用中安全可靠。

奥沙利铂独特的药理学特性奠定了其在中晚期肝癌化疗中的地位。既往研究采用奥沙利铂联合吉西他滨治疗晚期肝癌，结果显示吉西他滨方案化疗后疾病控制率（DCR）为 76%，中位总生存期（OS）为 11.5 个月，亚组分析提示无酒精性肝硬化患者能够更多地从化疗中受益。ZAANAN 等报道的大样本多中心研究进一步证实了吉西他滨方案在晚期肝癌治疗中的效果。[①] 国内一项关于 FOLFOX（奥沙利铂联合 5-FU）方案治疗中晚期肝癌效果的临床研究也证实了其有效性及安全性；但全身系统治疗存在治疗周期短、化疗药物剂量大、全身毒副反应大等缺点，阻碍其广泛应用。

（二）HAIC 治疗中晚期肝癌的临床研究

随着介入技术的发展，HAIC 治疗中晚期肝癌显示出一定优势；然而多项回顾性临床研究发现 TACE 临床疗效优于单纯 HAIC，使得后者在中晚期肝癌治疗中的地位受到质疑。除各临床研究间筛选标准、治疗方法存在差异外，相同种类化疗药物剂量及肝动脉灌注时间尚未统一也是造成结果存在差异的原因之一。目前常用植入肝动脉泵或留置肝动脉导管等方法进行持续动脉灌注。

1. 肝动脉泵（药盒）及留置导管技术

除常用的团注法、经肝动脉临时留置导管持续灌注法外，经肝动脉泵 - 留置导管持续灌注也逐渐得到临床医师的认可。与留置导管持续灌注相似，肝动脉泵通过长时间动脉化疗使肿瘤与化疗药物充分接触，从而增加高浓度化疗药物作用时间，提高疗效。对于部分存在肝脏血管解剖变异患者，采用微弹簧圈封闭等手段可更好地保证化疗药物均匀灌注至靶治疗区域。

早期经肝动脉泵技术常规将导管（端孔导管）留置于肝固有动脉或肝总动脉，导管移位和继发肝动脉闭塞发生率较高。采用改良肝动脉泵 - 留置导管技术行 HAIC 可使肝动脉闭塞及严重狭窄发生率较传统术式明显降低，保障化疗的安全性和有效性。

---

① ZAANAN A，WILLIET N，HEBBAR M，et al.Gemcitabine plus oxaliplatin in advanced hepatocellular carcinoma：A large multicenter AGEO study[J].J Hepatol，2013，58（1）：88.

2. HAIC 药物组合

由于经肝动脉单药灌注治疗优势并不显著，国内外学者针对不同药物组合方案进行治疗探索。日本一项研究对手术无法切除且对 TACE 治疗耐受的多灶性肝癌患者给予微球栓塞后联合丝裂霉素、5-FU、顺铂 3 种化疗药物行 HAIC，治疗缓解率（RR）为 84.6%，患者 1、2、3 年生存率分别为 100%、28.9%、9.6%，中位 OS 为 22.1 个月，证实栓塞联合上述方案行 HAIC 治疗效果较好。国内一项研究对晚期肝癌患者行 5-FU 联合顺铂方案的 TACE 联合 HAIC，治疗效果较好。

JARNAGIN 等采用肝动脉泵技术对不能手术切除的肝内胆管癌及原发性肝癌患者行 HAIC，化疗方案为氟脲苷联合地塞米松，结果显示患者中位 OS 为 29.5 个月，2 年生存率为 65%，证实氟脲苷联合地塞米松方案对于拟接收 HAIC 的中晚期原发性肝癌及肝内胆管癌患者可行。

随着索拉非尼治疗中晚期肝癌取得突破性成就，TACE、HAIC 联合索拉非尼治疗中晚期肝癌的临床研究也逐渐增多。UESHIMA 等报道以 HAIC（顺铂联合 5-FU）联合索拉非尼治疗肝癌疗效较好，同时不良反应可耐受；孙向阳等的回顾性研究也得到相似结论。

多项国外临床研究证实了含奥沙利铂化疗方案在中晚期肝癌治疗中的应用价值。国内部分学者也对介入术中灌注奥沙利铂进行了探索研究。王振军等应用奥沙利铂联合 5-FU 的 FOLFOX 方案行 HAIC 治疗中晚期肝癌，疗效肯定，毒副反应小，安全性好。

为观察奥沙利铂和顺铂何者在肝癌 HAIC 中更具优势，钱军等采用实验研究比较不同铂类对人肝癌细胞株抑制作用，发现奥沙利铂对肝癌细胞的体外抑制作用略逊于顺铂，但差异无统计学意义。顺铂对肾功能影响较大，而奥沙利铂毒性低，且剂量强度高于顺铂，对治疗肝癌更具优势。对肾功能不良患者，建议采用含奥沙利铂的化疗方案。

既往临床医师在行含奥沙利铂方案肝动脉化疗时，多参照胃肠肿瘤系统化疗时的用量设定奥沙利铂剂量，缺乏高级别循证医学证据支持。为探索肝动脉化疗中奥沙利铂的最佳剂量，RATHORE 等进行一项经肝动脉灌注奥沙利铂单药治疗晚期肝癌的 I 期临床试验，通过剂量爬坡试验确定奥沙利铂用于肝癌 HAIC 的耐受剂量及疗效，结果显示采用 150 mg/m^2 奥沙利铂 3 周方案行 HAIC 治疗晚期肝癌的疗效满意，且安全性好。

HAIC 效果不佳的肝癌患者半数以上存在肝外转移和进展。降低肝外复发的方法之一是 HAIC 联合全身系统化疗，依靠增加体循环中细胞毒性药物的浓度来延缓肝外进展。有学者建议对中晚期肝癌患者行 HAIC 治疗时，应使用更高剂量化疗药物，从而使进入体循环的药量增加，以降低肿瘤肝外复发及进展风险；然而 HAIC 通常是持续灌注给药，且部分药物存在"天花板效应"，一味增加剂量不但可能降低局部化疗效果，还增加药物的肝毒性风险。[①] 因此，采取恰当剂量进行长时间持续灌注才是更优方案。

第四节　肝癌的生物治疗

一、肝癌的主动特异性免疫治疗

肿瘤的特异性主动免疫治疗（ASI）是指利用肿瘤细胞或肿瘤抗原物质诱导机体的特异性细胞免疫和体液免疫，增强机体的抗瘤能力，阻止肿瘤的生长扩散和复发以治疗肿瘤的方法。

肿瘤疫苗与传统疫苗不同，它主要不是用于肿瘤的预防，而是通过瘤苗的接种来刺激机体对肿瘤的免疫应答，以期调动机体的抗瘤免疫功能，达到消除术后残余肿瘤细胞或瘤灶，防止复发、转移，提高治愈率，延长存活期，改善患者的生活质量。对手术后清除微小转移瘤灶和隐匿瘤、预防肿瘤转移和复发有较好的效果。该法应用的前提是肿瘤抗原能刺激机体产生免疫反应。20 世纪初，人们就开始用经照射或病毒感染的肿瘤细胞或瘤细胞粗提物作为免疫原探讨主动免疫对荷瘤机体的治疗效果。但由于肿瘤细胞免疫原性弱，缓解率极低。后来，将肿瘤细胞疫苗加入微生物佐剂 BCG 或预先给予环磷酰胺，或加入异种蛋白，或用半抗原修饰肿瘤细胞等以增强瘤细胞的免疫原性，可增强患者对自体瘤细胞的迟发性皮肤超敏反应，提高缓解率，并使微转移灶患者无病间期和生存期延长。说明用肿瘤疫苗激发机体的抗肿瘤免疫应答是完全可能的。

（一）肝癌主动特异性免疫疗法类型

由于疫苗治疗具有特异性、在体内免疫效应维持时间长等优点，目前已成为研究热点。早期的肿瘤疫苗多将肿瘤细胞经放射线照射或其他方式灭活后回输给患者，大多无效；将肿瘤细胞或其溶解物与卡介苗等免疫佐剂联合应用，有效率可达 10% ～ 20%，但疗效的重复性差。近年来多肽疫苗、核酸疫苗、全蛋白疫苗、抗独特型抗体疫苗、重组病毒疫苗、细菌疫苗、基因修饰的肿瘤细胞疫苗、DC 疫苗等得到广泛研究，在肝癌研究方面主要有以下几类：

---

① 　SONG M J.Hepatic artery infusion chemotherapy for advanced hepatocellular carcinoma[J]. World J Gastroenterol, 2015, 21（13）: 3849.

1．肿瘤抗原／肿瘤肽疫苗

目前一些肿瘤的 MHC 限制性多肽抗原已被识别、纯化，且可大量扩增，这使得疫苗的制备更为简单方便，合成的多肽可以直接与 APC 的 MHC 分子结合，从而激活 CTL。肽疫苗主要包括：

（1）肿瘤特异性抗原肽疫苗：其特异性高，作为肽疫苗是最为理想的选择。目前较明确的为黑色素瘤的 MAGE 抗原家族肽疫苗。

（2）病毒相关肽疫苗：一些人类肿瘤的发生发展与病毒密切相关，这些肿瘤细胞有病毒基因，能编码合成病毒相关抗原作为机体免疫攻击的靶抗原。如人工合成肽 HPV6E749 ～ 57（RAHYNIVIF）免疫小鼠后可以抵抗随后肿瘤细胞的攻击。此外 EB 病毒与鼻咽癌、Burkitt 淋巴瘤；HBV 与肝癌；人类 T 细胞白血病病毒与成人 T 细胞白血病等密切相关，从这些病毒编码的蛋白中研制肽疫苗对于相应类型肿瘤的防治具有重要价值。

（3）癌基因、抑癌基因突变肽疫苗：癌基因、抑癌基因的改变在肿瘤发生、发展中起重要作用。改变的癌基因、抑癌基因产物可以成为机体免疫系统攻击的目标。

在肝癌领域，目前主要是对肝癌特异性的 AFP 来源多肽的研究，从 30 多种 AFP 多肽中筛选出 4 种可特异性的激活 CTL，并特异性地诱导肿瘤杀伤，在动物试验中取得较好的效果。尽管肿瘤抗原／肽疫苗旨在应用肿瘤细胞的特异性免疫刺激成分，似为更好的方法，也是目前瘤苗研究的"热点"；但是，许多人类肿瘤的 TRA 目前仍不清楚，即使是对 TRA 已知的肿瘤，分离其抗原，分析其抗原肽甚至证明其在体外可被特异性 CTL 识别，也不足以证明它们在体内就是很好的 TRA，即使是人工合成的肿瘤肽瘤苗可以大量生产、标化，可能有广阔的应用前景，但仍涉及许多复杂的理论和实际问题待解决。

2．细胞疫苗

（1）基因修饰的肿瘤细胞疫苗：采用基因修饰的肿瘤细胞疫苗可避开肿瘤抗原的识别、分离等问题。很多研究将共刺激分子（如 B7 分子）基因、MHC 分子基因、病毒基因、一些细胞因子基因，如 TNF、IFN、GM-CSF、IL-2、IL-12 等转移入自体或异基因肿瘤细胞内，最初的目的是使其成为功能完备的 APC，以直接向 T 细胞递呈其内部的肿瘤抗原。但研究发现，细胞因子基因或 B7 分子基因修饰的肿瘤细胞主要通过激活职业 APC 来激活 CTL，而非直接激活 CTL；MHC 分子基因修饰的肿瘤细胞可通过直接或间接方式激活 CTL。用 IL-2、IL-4、IL-6 和 IFN-γ 等基因转染的肿瘤细胞本身可以分泌这些细胞因子，导致抗肿瘤免疫应答的产生。实验研究发现，接种了这种工程化的肿瘤细胞后，原先已生长的亲本野生型肿瘤细胞也开始消退；并且以后再接种野生型的肿瘤细胞也不再生长，这说明工程化的肿瘤细胞具有典型的抗肿瘤疫苗效应。有意义的是，用放射线将这种工程瘤苗杀死后，仍然可以获得相同的抗肿瘤效果。这就为肿瘤疫苗的研制展示了光明的前景。实验显示，在各种细胞因子中，以 GM-CSF 基因修饰的肿瘤细胞疫苗效果最好，这与其诱导 DC 成熟有关。

（2）树突状细胞（DC）相关疫苗：树突状细胞（DCs）是体内功能最强的专职抗原提呈细胞，能唯一刺激初始 T 细胞增殖、诱导初次免疫应答，在抗肿瘤细胞免疫应答中发挥重要作用。体外诱导培养 CD34$^+$ 造血干细胞或外周单核细胞成为 DC，以此为载体负载肿瘤抗原，回输体内后诱导激发特异性抗肿瘤细胞免疫应答，杀伤肿瘤细胞并产生免疫记忆，使 DC 在抗肿瘤或抗传染性疾病防治疫苗研究中具有重要地位。最近 DC 疫苗的临床 I、II 期试验结果显示出 DC 疫苗在恶性肿瘤治疗中的巨大前景。

①肿瘤抗原多肽或蛋白直接刺激 DC：从外周血培养获得 DC，采用的肿瘤抗原多肽或蛋白直接刺激 DC，诱导产生 CTL 用于恶性肿瘤的治疗。有多项此类研究已进入临床 I、II、III 期试验。这些研究主要集中在肿瘤抗原表位较明确的恶性肿瘤，如恶性黑色素瘤、前列腺癌、乳腺癌等。近期对 AFP 多肽的研究有一定的进展。经全长氨基酸序列的分析已获取 30 多种 AFP 多肽，其中4 种可特异性地激活 CTL，在动物实验中取得较好的效果，可能是肽疫苗的重要来源。AFP 的 DNA 疫苗也可产生针对 AFP 阳性肝癌细胞的 CTL 反应。此外，用 AFP 多肽可制备 DC 疫苗，Vollmer 等报道用腺病毒载体将 AFP 基因转移至DC，可引起针对 AFP 的 CTL 反应，产生一系列的细胞因子，对荷肝癌小鼠肿瘤的生长具有显著的抑制作用。

②采用肿瘤组织蛋白提取物刺激 DC：为了解决特异肿瘤抗原获得困难的问题，有学者采用超声破碎和反复冻融等方法制备肿瘤细胞蛋白提取物刺激DC，可诱导肿瘤特异性 T 细胞的增殖及细胞因子的产生。此反应由 CD8$^+$ T 细胞介导，也有少量 CD4$^+$ T 细胞参与，有多项研究已进入临床 I、II、III 期试验。R.Midgley 等报道了采用肝癌细胞系 HepG2 的提取物刺激 DC，用于肝细胞癌的治疗，取得一定的疗效，且安全低毒，患者容易耐受。J.W.C.Chang 等也报道了采用恶性黑色素瘤细胞提取物刺激 DC 对 IV 期恶性黑色素瘤患者的治疗，结果亦显示安全可靠，能诱发特异的免疫反应。但采用此种方法制备 DC，由于提取物中有可能含有机体自身抗原，故有可能诱发自身免疫性疾病。且由于要求提供的肿瘤组织较多，故在临床应用中有一定的难度。

③肿瘤抗原及细胞因子基因转染 DC：采用抗原基因转染 DC 或细胞因子基因转染 DC，使抗原分子及细胞因子在 DC 内长期稳定表达，产生极强的免疫激发能力。目前用于转染基因的病毒载体常用的有逆转录病毒、腺病毒和腺相关病毒，其中腺相关病毒是目前最有希望用于人类基因治疗的病毒载体。肝癌抗原 HCA661 是用重组 cDNA 表达文库血清学分析方法从肝癌患者中筛选出的一种新的癌症——睾丸抗原之一。应用全长 HCA661 cDNA 构建重组腺病毒载体转染未成熟 DC，转录了 HCA661 mRNA 的 DC 诱导特异 T 细胞应答并杀伤 HepG2 肝癌细胞株。研究应用 AFP-cDNA 真核表达载体转染 DC 制备 AFP-DC 瘤苗，发现 AFP-DC 不仅能够表达 AFP，并且能够将 AFP 抗原分子提呈到细胞膜上。AFP-DC 活化的 CTL 对表达 AFP 的肝癌细胞株 HepG2 有强的杀伤作用，且 AFP-DC 活化的 CTL 是 AFP 特异性的。证实肝癌相关性抗原 AFP 可作为肝癌靶向治疗的突破点。以 HBsAg 作为靶点，采用 HBsAg 基因脂质体介导转染的未成熟单个核细胞来源的树突状细胞，能够诱导特异性的 CTL，能够表达乙型肝炎表面抗原。对于原发性 HBV 感染肝癌的免疫治疗，DC 疫苗有望成为表达 HBsAg 肝癌的一种免疫治疗手段。

④肿瘤细胞与 DC 融合细胞：Zhang 等发现，肝癌细胞与 DC 融合的细胞具有诱导杀死肿瘤细胞的功能；后来用脾单核细胞释放的细胞因子诱导产生 DC，与肝癌细胞株 HepG2 经聚乙二醇融合，形成的 HepG2-DC 融合细胞能激发特异细胞毒性 T 淋巴细胞免疫应答，抑制 HepG2 在小鼠体内增殖并对其在体内成瘤起预防作用。

3. 肿瘤 DNA 疫苗

DNA 疫苗是将携带编码抗原基因的真核表达质粒直接导入体内，使其表达并诱导机体产生相应的免疫应答，特别是以特异性 CTL 为代表的保护性细胞免疫应答。它在抗病毒免疫和抗肿瘤免疫中均具有重要意义。

DNA 疫苗易于构建制备，性能稳定，在体内不复制，一般不整合入宿主染色体，但在体内能诱生较强的持久的细胞免疫和体液免疫。DNA 疫苗主要通过肌肉内接种或黏膜、皮肤接种进入机体。

DNA 疫苗已在一些病毒性（如 HIV、HBV 等）疾病进入临床试验，肿瘤 DNA 疫苗也正在研究中，如带 CEA 的 DNA 质粒肌肉注射后诱发了抗 CEA 特异性抗体和淋巴细胞增生反应，产生了抑制肿瘤细胞生长的效应。DHA 质粒疫苗注入机体后，抗原表达持续时间比蛋白疫苗长，长期维持免疫记忆。

目前有研究将肿瘤来源的 DNA 与 DC 或成纤维细胞混合制成疫苗在乳腺癌及黑色素瘤动物实验中证实可使肿瘤消退，动物生存期延长。有报道将 AFP

的 DNA 疫苗注射给荷 Hepal-6 的小鼠，可使部分肿瘤消退及小鼠的生存期延长。但 DHA 疫苗的安全性特别是其致癌性和引起机体免疫功能紊乱的可能性仍是当前注意的问题。虽然至今尚未见这方面的报道，但安全性问题仍制约着肿瘤 DHA 疫苗的应用与发展。

近年来 RNA 疫苗日益受到重视，RNA 可以从很少的瘤细胞中提取扩增，且很少整合到宿主基因 RNA 序列。运用 RNA 转染 DC 做疫苗可以产生很强的抗瘤免疫，而且更为安全，因而肿瘤 RNA 疫苗及其在肿瘤免疫治疗中的应用有可能得到进一步的发展。

4. 肿瘤基因工程疫苗

通过基因重组技术，将目的基因导入病毒载体构建重组病毒瘤苗，或靶向导入、修饰肿瘤细胞，制备各种基因工程瘤苗，以期提高肿瘤抗原的免疫原性，增强机体的抗瘤免疫应答。目前肿瘤基因工程疫苗包括：

（1）重组病毒瘤苗：将肿瘤抗原 / 肽基因重组入灭活的、高度免疫原性的、并且容易操作的病毒中，使其表达肿瘤抗原 / 肽，增强其免疫原性和对其的免疫应答。目前已进行重组并在动物开展了实验治疗的有酪氨酸激酶、CEA、gp100（黑瘤）、gp97、p53 基因突变型、腺癌的 MUC-1 核心肽及新近获得的见于多种肿瘤的 ESO-1 抗原的基因，所用的病毒包括 sv40、痘苗病毒、腺病毒、脊髓灰质炎病毒，甚至植物病毒。重组病毒瘤苗便于大量、重复制备，有的已进入 I 期临床试验。

（2）基因工程瘤苗：①按照 T 细胞激活的双信号学说，将 MHC 基因、共刺激因子基因以及一些 T 细胞激活的辅佐分子及其配体的基因靶向导入具有肿瘤抗原的肿瘤细胞后，确能增强肿瘤细胞的免疫原性，促进 T 细胞的激活，诱导明显的 ASI 效应；②基于细胞因子有直接 / 间接杀伤肿瘤细胞和免疫调节作用，将细胞因子基因导入肿瘤细胞作为瘤苗，既可持续表达抗原又可不断分泌细胞因子，从而提高肿瘤细胞的免疫原性，增强机体的特异性抗瘤免疫。用于导入肿瘤细胞的细胞因子基因甚多，包括 IL-1、IL-2、IL-4、IL-6、IL-7、IL-12、GM-CSF 和 IFN-γ 等。现已公认 IL-2、IL-12、GM-CSF、IFN-γ、B7 基因工程瘤苗具有确切的治疗效果。

（二）肿瘤主动特异性免疫治疗的前景

在 21 世纪中，肿瘤生物治疗（包括基因治疗）成为与手术、放疗、化疗并列的肿瘤第四大疗法。作为生疗重要组成部分的瘤苗 ASI（单独或综合）可以作为某些人类癌症的常规疗法。重点深入开展应用基础研究，可获得某些新的突破，通过规范化的临床试验，肯定并提高其抗癌疗效，随着人类基因组全序列图的完成，功能基因组学的兴起以及生物技术的进展，产业化进程的加快，有可能开发出一些与瘤苗 ASI 相关的新产品，造福于癌症患者，有利于社会经济的发展。这种基础研究—临床试验—开发应用、产业化将序贯地进行，旋式发展。虽然困难甚多，曲折难免，但总的发展速度将大大超过20世纪，前景良好。

（三）单克隆抗体在肝癌治疗中的应用

单克隆抗体是由抗原致敏的某个 B 细胞克隆所产生的抗体。因此通过杂交瘤技术所制备的单抗是杂交瘤细胞所分泌的抗体，它具有高度特异性，能在多种抗原中识别单一的抗原决定簇（表位），其质地均一，纯度高，效价亦高，能重复地大量生产。随着 B 淋巴细胞杂交瘤技术的出现，使众多肿瘤相关抗原得以鉴定，并作为靶部位，用于肿瘤的诊断与治疗，并且取得了相应的进展。单抗应用方式特别是单克隆抗体的导向治疗的开拓以及基因工程抗体和人源抗体的研制，成为单抗疗法的重要研究热点，正在日益受到重视。

单抗技术为肝癌的治疗提供了新的途径，单抗研究在肝癌导向治疗中占有重要的地位。目前有关肝癌单抗的制备有大量报道，利用肝癌特异性单克隆抗体，将放射性同位素、抗肿瘤药物、免疫毒素等"弹头"与其连接，特异性提高肝癌局部的药物浓度，期望提高治疗效果。用于免疫小鼠制备单抗的抗原来自各种与肝癌有关的可溶性抗原、体外培养传代的肝癌细胞株和外科手术切除的肝癌组织。目前 ^{131}I– 铁蛋白抗体和 ^{131}I– 抗人肝癌单克隆抗体已用于肝癌临床治疗。应用阿霉素 – 转铁蛋白受体单抗交联物对裸鼠肝癌模型的实验治疗研究表明肿瘤生长抑制，提示可用于人肝癌的导向治疗。由于 McAb 具有渗透性差、免疫原性强等缺点，导向作用往往被削弱。随着分子生物学技术的发展，现已研制出基因工程抗体，如抗体的人源化改造、单链抗体等，可望克服上述缺点。目前双功能抗体的研究，有望进一步提高对肿瘤细胞的靶向性和杀伤性。以 ^{131}I 和阿霉素为弹头制备肝癌双弹头组合单抗免疫导向结合物，细胞毒实验结果显示其杀伤力显著强于单弹头单抗结合物。构建抗 HBX/ 抗 CD3 双功能抗体介导 LAK 细胞在裸鼠有肝癌模型中能诱导肿瘤细胞的凋亡，有效抑制肿瘤的生长。构建抗 CD3 或 CDl6 与抗 HCC 的双特异性抗体与 LAK 或 PMN– LAK 细胞共同作用，可显著增强对 HCC 的细胞毒作用。

二、肝癌的细胞过继免疫疗法

过继免疫治疗是将体外激活的免疫活性细胞或细胞因子进行免疫性转移，输给肿瘤或感染病毒的宿主，使它们在体内产生协同作用，由免疫活性细胞杀伤、溶解肿瘤细胞或病毒感染的细胞，直接或间接地介导机体的抗肿瘤或抗病毒效应。它是医学生物学、分子生物学、肿瘤学、细胞工程和遗传学技术发展的结果。

（一）免疫活性细胞过继免疫疗法的原则

肿瘤患者不论其所患的是实体瘤还是造血系统的肿瘤，一般都伴有免疫（特别是细胞免疫）功能的低下，结果往往不能抑制自身肿瘤的增殖。因此，要对肿瘤患者有效地进行过继细胞免疫治疗（ACI），在原则上一般应：①将自身的或同种异体（包括成人或胚胎来源）的免疫细胞在体外设法激活（或诱导）、扩增，使其达到足够数量并具备杀瘤活性（特异性或非特异性），然后注入患者体内；②尽量设法解除肿瘤患者的免疫抑制，调动其体内的抗瘤免疫机制并维持甚或继续增强继承性转输的杀伤细胞的抗瘤活性。其中显然涉及许多尚待解决的理论和实际问题。

基本要求：仅就适用于继承性细胞免疫治疗的肿瘤杀伤细胞来说也必须满足以下的基本要求：①对肿瘤细胞有杀伤活性而对正常组织细胞无明显杀伤作用；②杀瘤活性最好有肿瘤特异性（对自身肿瘤细胞或相同组织类型的肿瘤细胞），但广谱的杀瘤活性或 MHC 非限制性细胞毒性也有其甚或更广泛的实用价值；③来源丰富、培养简易、激活方便、增殖迅速，能大量制备以达到临床需要的数量，而且数量的扩增与杀瘤活性的增强最好能同步；④能在体内增殖并保持或进一步增强其抗瘤效应；⑤较多地到达、聚集于肿瘤部位并能穿入肿瘤基质导致肿瘤细胞溶解、凋亡；⑥必须无致热源、无致病源，输注入机体后无明显毒副反应；⑦大量抗瘤效应细胞不会导致宿主免疫应答能力的抑制；⑧在转输同种杀瘤细胞的情况下，不发生明显的移植物抗宿主反应（GVHR）。

过继免疫疗法的效应细胞具有异质性，如 CTL、NK 细胞、巨噬细胞、淋巴因子激活的杀伤细胞（LAK）和肿瘤浸润性淋巴细胞（TIL）等都在杀伤肿瘤细胞中起作用。研究最多的是 LAK 及 TIL。

1. LAK 细胞在肿瘤治疗中的作用

LAK 细胞，为 IL-2 在体外活化和扩增的淋巴细胞对肿瘤细胞有较强的杀伤活性，杀伤瘤谱较广，而且不损伤正常的淋巴细胞，称为淋巴因子激活的杀伤细胞。经 IL-2 激活后的效应 LAK 细胞在体内外对多种肿瘤细胞具有很强的溶解效应。LAK 细胞可通过直接和间接（由 LAK 细胞分泌的某些细胞毒因子如 TNF、IFN-γ 等）两种方式杀伤肿瘤细胞。前者包括：识别结合；杀伤；肿瘤细胞裂解三个时相。目前认为各种肿瘤细胞表面存在一种共同决定簇可被 LAK 细胞所识别，而正常细胞表面无此种决定簇，故不被 LAK 细胞所识别和杀伤。通过观察 LAK 细胞活性，可以推测机体肿瘤免疫的状态，同时对指导临床免疫有重要意义。

LAK 疗法的临床应用及评价：近年来，基因重组 IL-2 和生物反应器等的应用，大大促进了 LAK 细胞的体外激活、培养扩增、体内回输和维持，因而 IL-2/LAK 疗法曾是临床上应用最多的一种 ACI。截至 1990 年 4 月，全世界报道用该疗法治疗的肿瘤患者就已在 3000 例以上。IL-2/LAK 疗法对肾细胞癌、黑色素瘤、非霍奇金淋巴瘤、结直肠癌、膀胱癌、肝癌及癌性胸膜水有一定的疗效，总的有效率为 20% 左右。

IL-2/LAK 细胞治疗肝癌多经肝动脉导管输入，增加局部有效剂量，降低非靶向损耗，提高疗效，减少毒副反应。对于其他疗法无效或禁忌的晚期肝癌经肝动脉应用 IL-2/LAK 治疗或加用肝动脉化疗栓塞仍可有一定疗效，部分病例 NK、LAK 活性增高，AFP 水平下降或肿瘤缩小，生存质量提高，生存期延长。对中晚期肝癌患者经肝动脉化疗栓塞后 1 ～ 2 周施行 LAK 或 CD3AK 过继免疫治疗，其缓解率和生存率均明显提高。采用超声导引经皮穿刺肿瘤病灶内注射 LAK 细胞和 IL-2 治疗肝癌，其中部分消退，表明瘤灶内过继免疫治疗是安全可行的。IL-2/LAK 细胞治疗对肝癌根治性切除术后预防复发有较大的价值，根治性切除术后经肝动脉化疗 / 栓塞 + IL-2/LAK 细胞治疗可明显降低原发性肝癌术后复发率。

有研究表明，手术治疗结合局部应用 LAK/IL-2 疗法可增加肝癌患者的生存率及无瘤生存时间，而对转移性肝癌也有较好的疗效。

2. 肿瘤浸润性淋巴细胞在肿瘤治疗中的作用

肿瘤浸润性淋巴细胞（TIL），为采集肿瘤组织间浸润淋巴细胞，体外培养扩增而成。研究表明 TIL 的杀伤效率高于 LAK，具有肿瘤特异性，且对 LAK 治疗无效的晚期肿瘤仍有一定的治疗效果；用 TIL 进行 ACI 仅需较少量的 IL-2，甚至单用大剂量的 TIL，不用 IL-2 也可显示抗瘤效应；环磷酰胺、放疗可显著增强 TIL 的抗肿瘤效应，而对 LAK 的抗瘤作用无明显影响。wallace 在体内示踪 TIL 与 LAK 细胞时发现，只有当肿瘤部位的活性细胞数达到一定数量后才能显示其治疗效果，TIL 回输后主要积聚在肝脏，提示了 TIL 在肝癌治疗中的进一步应用的有利因素。肝癌切除术后的初步应用提示，肝癌 TIL 治疗安全可行，对减少术后复发和转移可能有较大价值。从 HCC 患者中分离扩增的 TIL 对肝癌细胞具有明显的杀伤活性，根治性切除术后 TIL 治疗随访表明复发率明显降低。TIL 在体外经 CD3 单抗与 IL-2 共同刺激诱导成 CD3-TIL，比单纯 IL-2 诱导的 TIL 具有更强的体外增殖能力和对体内肿瘤细胞的杀伤活性。采用细胞因子体外短期刺激肝癌细胞后与 TIL 共同培养，辅以 CD28 单抗共刺激诱导肝癌特异性 CTL，对 HCC 患者初步临床应用表明其对提高机体的细胞免疫功能及预防肝癌术后复发均具有良好的作用。与 LAK 细胞治疗的比较表明，肝癌特异性 CTL 具有更强的抗肿瘤效应。

应用 LAK 或 TIL 细胞治疗肿瘤国内外发展很快，今后发展的方向是：提高 LAK 细胞的纯度；改变过继转移细胞的体内分布；各种因子联合增加 LAK 活性；特异性 TIL 细胞的研究。

3. 激活的杀伤性单核细胞（AKM）和肿瘤相关性巨噬细胞（TAM）及其在肿瘤治疗中的应用

单核 – 巨噬细胞是另一类重要的免疫细胞，早就发现它们具有自发的杀瘤活性，后者在激活后尤为明显。近年来对激活的杀伤性单核细胞激活的巨噬细胞以及肿瘤组织内浸润的肿瘤相关性巨噬细胞的抗瘤作用受到了重视，并已开始进入 Ⅰ、Ⅱ 期临床试验，获得了一定的疗效。

AKM 对肿瘤的杀伤作用有选择性，即对许多肿瘤细胞（包括人类肿瘤）有杀伤作用，而不杀伤正常细胞；并且与肿瘤细胞的抗原性和增殖周期无关；即使是对化疗、放疗抵抗的肿瘤细胞仍然有效。AKM/TAM 疗法尚处于起步阶段，同样面临着 ACI 的共同难题，即提高效应细胞数量及其杀瘤活性问题。在这方面它比 LAK 和 TIL 疗法更有不足，因为对于 AKM/TAM 来说迄今尚未找到像 IL-2 那样较为理想的激活物，同时大多数激活物只具备激活能力而不具备促进扩增的能力，这在当前就更加限制了 AKM/TAM 在临床上的应用。

细胞因子激活的杀伤细胞（CIK），为多种细胞因子 IL-2、IL-4、IFN、TNF 和 GM-CSF 等诱导的具有更强杀伤活性的淋巴细胞。CIK 细胞是一类非主要组织相容性复合物和非 T 细胞受体限制性的免疫活性细胞，其主要效应细胞为 $CD3^+$、$CD56^+$ T 淋巴细胞。由于多种细胞因子之间的协同作用，使激活的杀伤细胞出现更好的增殖及杀伤活性。CIK 细胞可应用于肝癌等多种实体瘤的治疗。

（二）过继性免疫效应细胞治疗的优点

在各种肿瘤免疫治疗方法中，过继性免疫效应细胞治疗因具有以下的优点而受到人们的重视，为近十多年肿瘤免疫治疗中十分活跃的研究领域：

（1）免疫细胞在体外处理，可绕过体内肿瘤免疫障碍的种种机制，从而选择性地操作抗肿瘤免疫反应。如新鲜分离的肿瘤浸润性淋巴细胞（TIL）往往缺乏抗肿瘤效应，而在体外一定条件下培养一段时间后可恢复特异性抗肿瘤作用；在体外培养条件下，肿瘤抗原特异性耐受的免疫细胞可被逆转。

（2）免疫细胞的活化及效应过程往往由一些细胞因子介导，而目前基因工程可大量克隆不同的细胞因子，也可大量克隆肿瘤抗原或多肽，这使体外活化扩增大量的抗肿瘤免疫细胞更为可行方便。

（3）免疫细胞的体外活化扩增可避免一些制剂体内大量应用带来的严重毒副反应，如 IL-2、TNF-α、IL-4、IL-7、IL-12 等具有抗肿瘤作用，抗CD3 单克隆抗体（MabCD3）的体内应用可激活 T 淋巴细胞，但这些制剂由于其复杂的多种作用，在体内大量应用可导致严重的甚至致死性不良反应，这也是这些因子难以被批准临床使用的重要原因，而在体外操作可避免这些不良反应。

（4）目前已能在体外大量扩增自体或异基因的抗肿瘤免疫细胞，其数量大于肿瘤疫苗在体内激活的效应细胞数量，一些体外培养的免疫细胞已进入临床治疗试验。实验显示肿瘤疫苗在体内应用可增加体内的肿瘤特异性CTL数量，但到一定时候，体内的 CTL 到达平台期而不再增加，这主要由体内存在的特异性及非特异性免疫调节网络限制了 CTL 克隆的扩增。而在体外培养可突破此调节网络，大量扩增免疫效应细胞。

（三）理想的过继性免疫细胞治疗的特点

理想的过继性免疫细胞治疗应具有以下特点：①可大量获得，实验室研究及临床实践显示，临床治疗量的免疫细胞应在 1×10^{10} 以上，甚至达 1×10^{11}；②为肿瘤特异性；③抗肿瘤活性强；④体内应用可耐受；⑤可聚集在肿瘤灶；⑥可在体内存活、增殖。

（四）过继性细胞免疫的研究方向

过继性细胞免疫治疗经十余年的发展，已成为肿瘤生物治疗的五大支柱之一。为使细胞治疗更有效发挥其抗肿瘤作用，尚需在以下方面进行更深入广泛的研究：

1. 促进抗肿瘤细胞的体外增殖

促进抗肿瘤细胞的体外增殖包括：①改进培养条件，调配其他细胞因子，降低 IL-2 用量；②克隆新的效应细胞，如 γT 细胞、NK 细胞等；③用特异性肿瘤抗原或抗原肽刺激前体细胞，尤其是 CTL 细胞，在尚未发现有效肿瘤抗原之前，可调用 IVS 细胞，即在低剂量 IL-2 作用外周血淋巴细胞后，再用灭活的自体肿瘤细胞重复刺激，这类以 CD3$^+$ CD8$^+$ 为主的效应细胞可特异性溶解自身肿瘤细胞。

2. 增强过继性细胞的体内效应

增强过继性细胞的体内效应包括改进细胞到达肿瘤局部途径；与其他治疗

方法联合使用（如化疗、细胞因子疗法）。

3．通过基因修饰淋巴细胞

通过基因修饰淋巴细胞，如进行 TNF、IFN、TCR、IL-2 和 IL-2R 的基因修饰。

经过多年基础与临床试验研究，肿瘤免疫治疗取得了很大进展，呈现出诱人的发展前景。但是由于肿瘤的发生发展过程非常复杂，影响因素多，还有很多问题有待于深入研究解决。

（五）过继性免疫治疗的发展前景

在综合生物疗法中，肿瘤的 ACI 有可能获得创新性进展和良好的应用前景，随着肿瘤抗原（肽、脂类、糖脂等）及其加工递呈途径、T 细胞识别、激活机制研究的深入：通过不同形式的肿瘤抗原 / 肽（自然分离的或人工合成的），按不同方式（体内主动免疫或体外致敏）诱导、分离、扩增的各种 T 细胞，开展 T 细胞治疗；②利用基因工程技术将细胞因子基因导入免疫效应细胞（CTL、TIL 等），并转输入肿瘤宿主体内开展免疫细胞"导向"治疗，使有关的细胞因子基因随 CTL 或 TIL 特异性地导向肿瘤，在局部以自分泌或旁分泌方式协同发挥免疫抗瘤效应，这称为淋巴因子基因疗法；③用癌基因特异产物等抗原基因导入肿瘤细胞中诱导 CTL 产生，或用基因工程技术也可以制备表达 TAA 的重组病毒瘤苗，进行"疫苗"基因疗法。将这些瘤苗主动特异性免疫与其诱导的 CTL 所进行的 ACI 结合起来，也许可能获得更好的疗效；④进一步采用专职抗原递呈细胞特别是以转输 DC 为基础的肿瘤免疫治疗和肿瘤基因治疗，已初步应用于临床并获较显著的疗效，这种"新构思与高技术的巧妙结合"，将为肿瘤的生物学治疗包括 ACI 开辟前景诱人的新途径。

三、肝癌的细胞因子治疗

广义的细胞因子（CKs）是指由机体各种细胞合成和分泌的，具有调控细胞的生长和分化、调节免疫功能和生理活性并参与病理反应的小分子蛋白质多肽。细胞因子包括以往的淋巴因子和单核因子等，但不包括免疫球蛋白和补体以及一般生理性细胞产物。它们大多以自分泌及或旁分泌方式完成细胞自身的功能，参加复杂的细胞 - 细胞调节网络。

CKs 的种类很多，其主要生物学效应包括：①抗感染和抗肿瘤作用；②免疫调节作用；③参与细胞凋亡；④刺激造血细胞增殖分化；⑤促进各种细胞的生长和分化；⑥参与和调节炎症反应等。而细胞因子异常可导致疾病的发生。目前，人们大多根据细胞因子的主要生物学活性将它们分为如下六大类群：白细胞介素、干扰素、肿瘤坏死因子、集落刺激因子、趋化因子和生长因子。细胞因子常用于肝癌治疗者仍为白介素 –2（IL–2）、干扰素（IFN）和肿瘤坏死因子（TNF）。

（一）IL–2

IL–2 是机体最主要、最强有力的 T 细胞生长因子，可通过促使某一特定 T 细胞群体的克隆性扩增，并刺激一些淋巴因子（如 TNF、IFN）的产生，通过 TH 细胞数目及功能的提高来增强整体的免疫功能。IL–2 在体内外均能促进 CTL 细胞、NK 细胞和 LAK 细胞的杀伤活性，在机体的免疫监视和抗肿瘤免疫功能中发挥重要作用。

IL–2 单独或与 LAK（TIL）并用及 / 或与其他细胞因子或药物联合治疗肿瘤，均已进入临床试验。IL–2 治疗最敏感的肿瘤是黑色素瘤及肾癌。对 IL–2 治疗有反应的其他肿瘤有乳腺癌、卵巢癌、结肠癌、小细胞肺癌、淋巴瘤、急性髓性白血病等，但缓解期一般不持久。IL–2 在腹腔、胸腔、颅内、肝动脉、膀胱内局部应用对结肠癌、卵巢癌、恶性胸水、膀胱癌、间皮瘤、头颈部癌有一定疗效。

IL–2 用于治疗肝癌大多经肝动脉局部灌注疗效较明显，目前在临床上多与 LAK 或 TIL 联合过继免疫治疗，或与化疗药物及其他细胞因子等联合应用。肝细胞癌患者姑息切除术后持续灌注 IL–2 并间断注射小剂量阿霉素治疗 6 个月以上，部分病例肿瘤消退或明显缩小，且外周血 NK 和 LAK 活性增加。经肝动脉化疗栓塞同时应用大剂量 IL–2 治疗不能手术的晚期肝癌患者，肿瘤缩小 50% 以上者可达 38.5% ～ 40%，明显优于单用化疗栓塞。IL–2 连续静脉注射同时合用化疗治疗肝癌亦有一定疗效。

近年对 IL–12 的抗肿瘤作用引起重视，实验研究表明 IL–12 增加肝窦淋巴细胞的数量和 CD8[+] NK 细胞亚群的溶细胞活性，大鼠腹腔注射 IL–12 可显著减少肝转移。[1]

（二）IFN

IFN 系统在生物（人、动物、植物以至细菌）中是普遍存在的，因而有人、动物、植物等 IFN 之分；从来源看，有细胞产生的天然 IFN 和重组细菌等产生的重组 IFN 之分；从抗原性看，IFN 可分为 α、β、γ 三型，具有广泛的生物学作用。IFN 治疗恶性肿瘤的作用与以下效应有关：抑制肿瘤病毒的繁殖；抑制肿瘤细胞的分裂，抗增殖效应，诱导细胞分化；上调肿瘤细胞的 MHC 分子表达，降低原癌基因的表达，激活巨噬细胞等。IFN 可明显协同 IL–2 的抗肿瘤作用。几种干扰素的作用有所不同，IFN–α、IFN–β 具有较强的抗病毒作用，但是免疫调节作用明显比 IFN-γ 弱；IFN-γ 的抗病毒作用较弱，但是可作用于免疫系统的多个环节，是调节免疫系统的主要细胞因子。IFN-γ 对肿瘤作用具有双重性，能增强肿瘤细胞的 MHC 抗原表达和细胞毒细胞的溶解作用，激活巨噬细胞及细胞毒细胞（CTL），从而增加 LAK 的抗肿瘤活性。

IFNs 治疗肝癌多与其他治疗方法联合应用。应用 IFN 和阿霉素联合治疗不能手术的原发性肝癌，与单用 ADM 相比，疗效提高，且中位生存期延长。以 IFN 联合肝动脉化疗栓塞治疗中晚期肝癌疗效优于单用肝动脉化疗栓塞。近年来 IFN 阻断肝癌发生的作用引起重视。乙肝肝硬化患者应用 IFN 治疗 6 个月以上，原发性肝癌的发生率与对照组比较显著降低。在肝硬化的慢性活动性丙型肝炎患者应用 IFN-α 治疗并随访 2～7 年，肝功能明显改善，16% 患者 HCV RNA 消失，仅 4% 发生 HCC，而对照治疗对照组中则 38% 发生 HCC，提示 IFN-α 可有效预防 HCC 的发生和复发。

（三）TNF

TNF 是由 TNF-α 和 TNF-β 组成的一种重要的细胞调节因子，参与复杂的细胞因子网络。TNF-α 主要由活化巨噬细胞产生，是 TNF 细胞因子家族的典型代表，在免疫应答过程中发挥重要的调节作用。TNF-β 又称淋巴毒素（LT），由 T 细胞分泌，与 TNF-α 在结构上具有明显的同源性。TNF 抗肿瘤机制包括：直接溶解肿瘤细胞；对毛细血管内皮细胞细胞毒作用；增强 NK 细胞和巨噬细胞的细胞毒作用。目前在肿瘤治疗方面的临床应用主要是对皮肤的恶性肿瘤（某些皮肤癌）、黑色素瘤、kaposi 肉瘤等（难以手术者），毒副反应也较轻（发热、寒战、红肿痛等），多采用瘤内或局部注射方法。

TNF 在肝癌治疗中的应用有待于探索。采用 TNF、胸腺肽和化疗药物联合治疗中晚期肝癌，与单纯化疗对照比较，其肿瘤中位缩小率及一二年生存率均明显提高。TNF 与肝动脉化疗栓塞联合治疗可提高免疫功能，延长生存期，提示 TNF 对肝癌有一定疗效。[①]

---

① 　高世勇，李丹.肿瘤坏死因子与癌症相关研究进展 [J].中国药理学通报，2020，36（09）：1213.

第五节　肝癌的靶向治疗

一、靶向治疗的概述

肝癌的发病机制十分复杂，其发生、发展和转移与多种基因的突变、细胞信号传导通路和新生血管增生异常等密切相关，其中多个关键性环节，正是进行分子靶向治疗的理论基础和重要的潜在靶点。靶向治疗是在细胞分子水平上，针对已经明确的致癌位点（该位点可以是肿瘤细胞内部的一个蛋白分子，也可以是一个基因片段），来设计相应的药物，药物进入体内特异性地与致癌位点结合，阻断控制肿瘤细胞生长、增殖的信号传导通路，从而阻止肿瘤细胞增殖，杀灭肿瘤细胞。这种使用靶向药物的治疗方法称为"靶向治疗"。分子靶向药物治疗在控制 HCC 的肿瘤增殖、预防和延缓复发转移以及提高病人的生活质量等方面具有独特的优势。近年来，应用分子靶向药物治疗 HCC 已成为新的研究热点，受到高度关注和重视。

一般认为，靶向治疗主要适用于：已发生肝外转移的晚期病人；虽为局部病变，但不适合手术切除、射频或微波消融和 TACE 治疗，或者局部治疗失败进展者；弥漫型肝癌，合并门静脉主干和 / 或下腔静脉癌栓的病人。

二、靶向治疗药物

血管的生成在肝癌的发生、发展、预后中发挥着非常重要的作用。抗血管生存分子靶向药物索拉非尼开启了分子靶向治疗的先河，也掀起了分子靶向药物研究的热潮，在随后的 10 年时间里，诸如 Brivanib、Sunitinib、Linifanib、Everolimus、Axitinib 等一大批药物投入研究，但所有这些临床试验均以失败而告终。直到 2017 年以后，随着瑞戈非尼、仑伐替尼、卡博替尼、雷莫芦单抗在治疗进展期肝癌中的研究取得阳性结果，肝癌分子靶向治疗再次焕发新的活力，初步解决了晚期肝癌除了索拉非尼无药可用的困境。

（一）索拉非尼

索拉非尼是美国食品和药物管理局（FDA）于 2005 年批准的全球第一种分子靶向药物，最早是用于治疗晚期肾细胞癌（RCC），于 2007 年被批准用于肝细胞癌（HCC），自此索拉非尼开启了肝癌分子靶向治疗的新纪元。索拉非尼是多靶点、多激酶抑制剂，它一方面可以通过抑制丝氨酸 / 苏氨酸激酶，阻断 RAF/MEK/ERK 通路的下游传导从而发挥抑制肿瘤增殖的抗肿瘤作用；

另一方面，它能抑制血管内皮生长因子受体（VEGFR）1-3、血小板衍生生长因子受体（PDGFR）和上皮生长因子受体（EGFR）抑制肿瘤血管生成而起到间接抑制肿瘤生长和转移的作用，所以索拉非尼有抑制肿瘤血管生成和抑制肿瘤细胞增殖双重抗肿瘤作用。

索拉非尼治疗肝癌的地位是通过在两项著名的Ⅲ期临床试验（SHARP试验、Asia-Pacific试验）确立的。两项试验入组的病人均为接受过全身治疗、ECOG评分0～2分、Child-Pugh分级A级的晚期HCC，所给药物初始剂量为400 mg bid，对照组给予安慰剂。两项研究结果均表明索拉非尼显著延长了病人的中位生存期（mOS，SHARP：10.7比7.9个月；P < 0.001；Asia-Pacific：6.5比4.2个月；P = 0.001 4），并且延长了放射学进展时间（TTRP；mTTRP，SHARP：5.5比2.8个月，P < 0.001；Asia-Pacific：2.8比1.4个月，P = 0.000 5）。最新的一项索拉非尼治疗肝癌的大型真实研究（GIDEON研究）也取得了跟SHARP和Asia-Pacific基本一致的结果。尽管目前为止，索拉非尼仍然是肝癌诊疗指南中推荐的一线分子靶向治疗药物，然而索拉非尼高昂的费用及并不少见的并发症也让很多病人望而却步。

（二）仑伐替尼

仑伐替尼是一种比索拉非尼作用靶点更集中、作用效果更强的新型口服酪氨酸激酶抑制剂，其靶点包括VEGFR1-3，成纤维细胞生长因子受体（FGFR）1-4，PDGFR-α，KIT和RET。一项将仑伐替尼与索拉非尼对比的Ⅲ期临床研究（REFLECT试验）表明，仑伐替尼和索拉非尼主要终点OS分别为13.6和12.3个月，其相对危险度（HR）为0.92（0.79～1.06）低于非劣质性边缘，指定上限为95% CI为1.08。[①] 由此可见，就OS而言仑伐替尼不劣于索拉非尼。此外，按照修订的实体肿瘤疗效评价标准（mRECIST）报告的仑伐替尼和索拉非尼组的PFS分别为7.3和3.6个月，可见仑伐替尼抗肿瘤效果不亚于甚至优于索拉非尼。

在不良反应方面，与索拉非尼组相比仑伐替尼组更常观察到高血压、蛋白尿和甲状腺功能低下，但是手足综合征、腹泻较少见，总体来讲仑伐替尼的不良反应经对症处理后可以缓解，较索拉非尼更容易耐受。基于这些结果，仑伐替尼目前已经成为继索拉非尼后第一个批准用于晚期肝癌一线治疗的药物。

---

①   Kudo M，Finn RS，Qin SK，et al.Lenvatinib versus sorafenib in first-line treatment of patients with unresectable hepatocellular carcinoma：a randomised phas e 3 non-inferiority tial[J].Lancet，2018，391（126）：1173.

（三）瑞戈非尼

瑞戈非尼是氟与索拉非尼结合而形成的产物，因此它的分子结构几乎与索拉非尼相同，并且具有相似但更强的毒性。与其他药物研究不同的是，该药进行了安慰剂对照的Ⅲ期研究（RESORCE 试验），仅包括在索拉非尼治疗下进展的病人，而那些对索拉非尼病人不耐受的病人被排除在外。瑞戈非尼组与安慰剂组的主要终点 OS（10.6 比 7.8 个月；HR = 0.63，P < 0.000 1）差异显著。此外，RESORCE 试验结果显示，索拉非尼 – 瑞戈非尼序贯治疗可延长病人生存时间（序贯治疗 26 比 19.2 个月）。瑞戈非尼是第一个在二线治疗中与安慰剂相比显效的药物，目前我国已经正式将其批准为肝癌的二线治疗。

（四）卡博替尼

卡博替尼也是一种口服多激酶抑制剂，它主要通过抑制 VEGF，c-MET，RET，AXL，TIE2 和 FLT3 的活性发挥抗肿瘤作用。卡博替尼在索拉非尼治疗后也显示出一定疗效，一项Ⅲ期临床研究（CELESTIAL 试验）结果显示，卡博替尼组的中位 OS 为 10.2 个月 [95%CI（9.1，12.0）]、安慰剂组中位 OS 为 8 个月 [95%CI（6.8，9.4）]，与安慰剂相比卡博替尼组显示出显著的生存获益（P = 0.005）。该研究纳入的病人是接受过索拉非尼治疗后疾病进展的、Child–Pugh 分级 A 级的晚期肝癌病人，而在该试验期间，允许病人使用除索拉非尼以外的药物进行全身系统治疗。CELESTIAL 试验后来的结果显示，总体来讲卡博替尼的 OS、ORR、PFS 与瑞戈非尼相当，在不良反应方面，卡博替尼的手足综合征、高血压、乏力、腹泻等不良反应比瑞戈非尼更常见。目前卡博替尼已经写入 2018 欧洲肝病研究协会（EASL）指南，作为索拉非尼治疗失败后的二线治疗选择。

（五）阿帕替尼

阿帕替尼是我国自主研发的一种比索拉非尼选择性和亲和力更高的酪氨酸激酶抑制剂，它主要是通过高度选择性竞争细胞内 VEGFR–2 的 ATP 结合位点，阻断下游信号传导，抑制肿瘤血管内皮细胞增殖、迁移，降低肿瘤微血管密度，促进细胞凋亡而发挥抗肿瘤作用。秦叔奎等人的一项前瞻性、多中心Ⅱ期临床研究结果显示，750 mg 组与 850 mg 组的中位 OS 分别为 9.8 和 9.7 个月，中位进展时间（mTTP）分别为 3.3 和 4.2 个月，疾病控制率（DCR）分别为 48.57% 和 37.25%，由阿帕替尼所引起的不良反应主要有高血压、蛋白尿、手足综合征、乏力等，这些不良反应与索拉非尼、瑞戈非尼和仑伐替尼类似，说明阿帕替尼对晚期肝癌病人存在潜在的生存获益。①目前阿帕替用于肝癌二线治疗的Ⅲ期临床研究已经完毕，但结果尚未公布，值得期待。

关于阿帕替尼联合 TACE 治疗中晚期肝癌也取得重要进展。朱泽民等对2019 年 3 月以前在国内外数据库中公开发表的比较阿帕替尼联合 TACE 与单独TACE 治疗中晚期肝癌的随机对照研究进行荟萃分析，共纳入 8 个研究、486例病人，结果显示，与单独使用 TACE 治疗相比，联合阿帕替尼可以显著改善病人客观缓解率 [OR = 2.88，95% CI（1.80，4.62），P < 0.001]、疾病控制率 [OR = 3.29，95% CI（1.96，5.53），P < 0.000 1]、6 个月生存率 [OR = 2.89，95% CI（1.74，4.80），P < 0.000 1]、12 个月生存率 [OR = 2.37，95% CI（1.46，3.83），P = 0.000 5] 以及 24 个月生存率 [OR = 2.67，95% CI（1.41，5.04），P = 0.002]。近期疗效 [客观缓解率: OR = 2.88，95%CI（1.80，4.62），P < 0.000 1]，而由阿帕替尼导致的手足综合征和蛋白尿发生率较对照组明显升高（P < 0.05），而高血压、乏力、骨髓抑制等与对照组无统计学差异（P > 0.05）。这项荟萃分析说明阿帕替尼联合 TACE 可以改善中晚期肝癌病人近期及远期预后。②

（六）雷莫芦单抗

雷莫芦单抗是目前唯一一个已经上市的 VEGFR-2 特异的重组单克隆人免疫球蛋白 IgG1，它通过阻断其与 VEGF-A、VEGF-C 和 VEGF-D 的结合来抑制 VEGFR-2 活性，从而抑制内皮细胞的增殖、迁移和发挥抗肿瘤作用。起初一项关于雷莫芦单抗随机、双盲、安慰剂对照Ⅲ期临床研究（REACH 试验）结果显示，雷莫芦单抗并不能使索拉非尼治疗难治性或不耐受的晚期肝癌病人生存获益，但是亚分析显示雷莫芦单抗可以提高 AFP 水平 ≥ 400 ng/mL 的病人的生存率。随后开展的 AFP 水平 ≥ 400 ng/mL 的病人的 REACH-2 研究证实了这一点，其结果显示雷莫芦单抗组与安慰剂组的主要终点中位 OS（8.5 比7.3 个月；HR = 0.710；P = 0.019 9）差异显著。这些结果让雷莫芦单抗为难治性或不耐受索拉非尼治疗以及 AFP 水平 ≥ 400 ng/mL 的病人带来了新的希望，目前雷莫芦单抗已经于 2018 年跟卡博替尼一起写入 EASL 指南用于对索拉非尼耐药病人的二线治疗。

① 秦叔逵，白玉贤，欧阳学农；等 . 阿帕替尼一线治疗晚期肝细胞癌的前瞻性、随机、开放、全国多中心 I 期临床试验 [J] 临床肿瘤学杂志，2017，22（12）：1065.

② 朱泽民，谢智钦，赵志坚，等 . 阿帕替尼联合经导管肝动脉化疗栓塞治疗中晚期肝癌疗效及安全性的 Meta 分析 [J]. 中国普通外科杂志，2019，28（7）：808.

三、靶向药物的不良反应及处理

众所周知，药物除了治疗疾病的作用外，还有一定的不良反应，靶向药物也不例外，肝癌的靶向治疗药物主要为索拉非尼。下面以索拉非尼为例介绍一下靶向药物治疗中常见的不良反应及处理。

（一）循环系统不良反应

1. 血压升高

血压升高是索拉非尼治疗过程中最常见的不良反应之一，发生率为 12% ～ 75%，一般在开始治疗后 3 ～ 4 周时出现与药物相关的高血压，多为轻中度。引起血压升高的确切机制尚不清楚。

处理：密切监测血压变化，特别是在治疗的最初 6 周内。一般不需特殊处理，但对血压升高明显或出现相应症状的病人需要进行降压治疗。选用降压药物时，应避免钙拮抗剂如尼群地平等，最好选用血管紧张素转换酶抑制剂如卡托普利、依那普利、贝那普利等，部分对血管紧张素转换酶抑制剂过敏或不能耐受的病人可应用血管紧张素 Ⅱ 受体阻滞剂治疗，如氯沙坦钾、伊贝沙坦等，若经过降压治疗后仍很严重或出现高血压危象应请心内医师指导治疗或停用索拉非尼。

2. 心脑血管意外、血栓性疾病

由于索拉非尼的主要作用就是抑制血管生成，因此有可能引起心脑血管意外、血栓性疾病等。有研究发现和索拉非尼治疗相关的心肌缺血 / 心肌梗死的发生率（2.9%）高于安慰剂组（0.4%）。

处理：发生此类不良反应时应暂时或长期终止索拉非尼治疗。

3. 甲下线状出血

应用索拉非尼治疗的部分病人可出现无痛性指甲下线状出血，足趾较少见。发生机制可能与药物作用于 VEGFR 有关。因 VEGFR 被阻断，使甲床部位的毛细血管生理性修复功能受损。但也有研究者提出通过检测甲床毛细血管功能而监测抗血管生成药物的疗效。

处理：甲下线状出血可随指甲生长逐渐消失，无须特殊处理。

（二）皮肤不良反应

索拉非尼引起的皮肤不良反应比较常见，有些皮肤症状影响病人的生存质量。常见的皮肤反应包括手足综合征、瘙痒、皮疹、湿疹、荨麻疹、皮肤干燥、多形红斑、剥脱性皮炎、痤疮、毛囊炎、脱屑等；皮肤脱色或毛发褪色、脱发。

1. 手足综合征

用药 2 ～ 4 周后掌拓部位出现对称性红斑，疼痛、肿胀，常伴有感觉异常（针刺感或热敏感），在温暖环境中加剧。足部皮损严重时病人可出现跛行。有时红斑也会出现在指端、甲周。皮损还常伴有角化过度和脱屑，发病机制尚不明确。

处理：主要是维持病变部位皮肤完整性，预防皮肤感染发生。应用润肤霜保护病变皮肤，穿柔软的衣服和鞋以减少对皮损的摩擦、挤压，避免手足接触化学类物品等。如病人不能耐受，可先停药 1～2 周后再用药或减少用药剂量，严重病人需终止用药。皮疹常呈剂量依赖性，有些病人减药后再次用药不再出现皮疹。

2. 面部红斑疹

用药 1～2 周后病人颜面"T"形区及头皮部位可出现红色斑疹，常伴有头皮感觉麻木。皮疹随温度增高而加重，一般在用药几周后会减少或消退，其发生机制不清。

处理：绝大多数面部红斑疹病人不需要任何治疗，对部分发生 2～3 级不良反应的病人可局部应用 2% 的酮康唑霜剂或洗剂。

3. 皮肤干燥、脱发或毛发褪色等

抗血管治疗可能引起皮肤干燥、脱发或毛发褪色等，一般在治疗 5～6 周时出现，停止治疗 2～3 周后恢复。其机制可能与阻断毛囊黑色素干细胞或 c-KIT 信号传导通路、影响了与黑色素生成有密切关系的酪氨酸酶（TYR）及其蛋白的活性有关。

处理：避免用力梳头，洗头时动作要轻柔，要使用含蛋白质的软性洗发剂，洗后头发宜自然风干，避免烫发，避免日晒，必要时戴假发。

（三）胃肠道反应

应用索拉非尼治疗过程中会出现胃肠道不良反应。包括：腹泻、恶心、呕吐、胃炎及口腔黏膜炎、消化不良、食欲减退、便秘、胃食管反流、胰腺炎等，较常见的胃肠道不良反应如下。

1. 腹泻

一般为轻中度腹泻。胃肠道不良反应发生的确切机制尚不清楚，可能与索拉非尼进入胃肠道后吸收时间较长，药物在代谢过程中其酸碱度随着变化，此变化可直接刺激胃肠道黏膜引起腹泻等症状。

处理：多数可通过食用少渣、低纤维、易消化饮食得到缓解，一般不需要调整治疗药物的剂量。腹泻次数多时可考虑对症治疗，如口服盐酸洛哌丁胺，首次口服 4 mg，每日剂量不超过 16mg，分次给予。止泻的同时可使用黏膜保护剂如十六角蒙脱石等。

2. 恶心、呕吐及食欲减退

其发生情况及机制与腹泻的发生类似。

处理：通过饮食调节可减轻症状，如药物不与食物同服（宜在进食 1h 前或进食 2h 后服药）。建议吃高蛋白清淡的食物，少量多次吃。轻中度症状可考虑甲氧氯普胺（胃复安）、地塞米松、苯海拉明联合应用提高止吐效果；必要时每天 1 次氯丙嗪治疗也能有效控制恶心、呕吐症状；症状严重时需应用 5-HT3 受体拮抗剂治疗，脱水严重时要适当补充液体及电解质。

3. 口腔黏膜炎、口腔溃疡及胃炎

发生的机制不明确。

处理：每日饭前及睡前刷牙漱口，保持口腔卫生；尽量吃软食，少量多餐，忌吃过硬、过冷、过热及辛辣食物。口腔溃疡较轻时，可用洗必泰口腔溃疡贴膜治疗；对中度或重度口腔疼痛者，可局部用药如 2% 利多卡因、硫糖铝等。出现霉菌感染可用制霉菌素 10 万 U/ml 润漱口腔，并用 3% 的苏打盐水漱口。

（四）造血系统不良反应

造血系统的常见不良反应主要包括贫血、中性粒细胞减少、淋巴细胞减少、血小板减少、增加出血风险等。其确切的机制尚不清楚。

1. 增加出血风险

处理：同时合用抗凝血药物（如华法林）治疗的病人应密切监测出凝血情况，有活动性出血（如胃肠道出血、咳血）倾向的病人应慎用。一旦出血需积极治疗，严重出血时应永久停用索拉非尼治疗。

2. 白细胞及中性粒细胞减少

处理：密切检测白细胞变化，一般不主张输注白细胞。白细胞小于 $1.0 \times 10^9/$ L，中性粒细胞小于 $0.5 \times 10^9/$ L 时可考虑应用抗生素预防感染，并需保护隔离和停药。若出现发热症状及合并感染时应给予广谱抗生素治疗，可考虑输注浓缩白细胞，应用集落刺激因子如粒 / 单细胞集落刺激因子（GM-CSF）及粒细胞集落刺激因子（G-CSF）等。

3. 血小板减少

处理：血小板减少时要密切检测血小板计数变化，同时注意病人的出血症状。一般轻度血小板减少不用特殊处理，或口服升高血小板的药物如升血小板胶囊及氨肽素等，血小板明显降低（血小板小于 $50 \times 10^9/$L）可考虑输注血小板、应用止血药物及激素（泼尼松等）。必要时应用集落刺激因子或注射用重组人白介素 -11，刺激巨核细胞的生长和分化。

（五）其他不良反应

应用索拉非尼治疗过程中，部分病人出现谷丙转氨酶增高，还可出现脂酶、淀粉酶、碱性磷酸酶及胆红素增高等。因此，患有肝脏疾病、黄疸（肝炎肝硬化等）或肾病（肾炎等）的病人应慎用。

全身反应包括乏力、发热、体重减轻、关节和肌肉疼痛以及声音嘶哑等，一般经对症处理后不需停药。

第六节 肝癌的中医治疗

一、中医学对肝癌的认识

在祖国医学文献中，类似肝癌症状及体征的记载是不少的，分别隶属于"脾积""症积""黄疸"等范畴。

2000多年前，祖国医学对肝癌已有认识《难经·五十六难》记载："肝之积，名曰肥气。在左或右胁下，如覆杯，有头足（指边界清楚），久不愈，令人咳逆（指肺转移）皆疟（指有寒热感）。"《难经》中还记载："脾之积，名曰痞气，在胃脘，复大如盘，久不愈，令人四肢不收，发黄疸，饮食不为肌肤。"明·李梴《医学入门》载："脾积，胃脘稍右曰痞气，言阳气为湿所困也，令人黄疸倦怠，饮食不为肌肤。"这些都说明脾积（痞气）的位置在胃脘稍后，即肝区，有肿块，引起黄疸、乏力、消瘦、食欲减退，与肝癌临床有相似之处。隋代巢元方《诸病源候论》中记载："诊得肝疾脉弦而细，两胁下痛，邪走心下，足胫寒，胁下痛引小腹，男子积疝也，女子瘕淋也，身无膏泽，喜转筋，爪甲枯黑，春瘥秋剧，色青也。"又描述说："水饮停滞，积聚成癖，因热气相搏，则郁蒸不散，故胁下满痛，而身发黄，名为癖黄。"宋代《圣济总录》中记有："积气在腹中，久不瘥。牢固推之不移者，症也，此由寒温失宜，饮食不节，致脏腑气虚弱，饮食不消，按之其状如杯盘牢结，久不已，令人身瘦而腹大，至死不消。"这些描述与肝癌临床表现的胁下肿块、消瘦、纳差、腹水等相似，并指出其预后不良。又记载："肝黄，病人目如丹赤，口燥热渴，气力衰劣，身体青黄，眼中血出，气息急者，不堪医，先灸肝俞，服知母汤（知母、柴胡、茵陈、鳖甲、常山）及灸烙百会""血黄，鼻中出血，大小便亦下血，心间烦闷，腹中有块；痛如虫咬，吐逆喘粗，服茅根汤（茅根、生地、刺蓟），治血黄烦闷，心腹痛，结块，心烦吐逆"。还提到："肝气塑盛，胁下结块，腹内引痛，大小便赤涩，饮食减少。"对肝癌的临床症状和治疗作了记述。

二、病因病机

（一）病因

1. 情志因素

多因情志不舒、喜怒失常、忧愁和暴怒等精神情绪变化，导致气机不畅，血行受阻，日积月累而见脏腑功能失调，抵抗力减弱。在营养缺乏，或饮食不节，或寒温不调时，或嗜酒过度，或邪毒外侵等因素下诱发而成。

2. 外邪侵袭

由于湿热等六淫之邪留滞经脉，聚于脏腑，致使气滞血瘀，或气血失调，或肝肾阴虚，日久而成。也有学者认为局部癌肿是热毒、积滞、瘀血、痰饮等在一定条件下相互聚结而成。其病机则是"因病致虚"。即病人虽可同时具有邪毒积聚和气血虚弱的表现，但其病因病机的基础是外邪入侵。

3. 正气虚弱

正气亏虚是肿瘤发生的重要基础因素。《灵枢·百病始生》云："壮人无积，虚则有之。"正气亏虚才可能诱发疾病。正虚由于程度和阶段不同，可能有显露和隐蔽的两种情况存在，再加上外感六淫疫病、饮食失调、七情内伤、脏腑虚损（主要是脾虚）、气血失和等因素而引发肿瘤。

4. 内外因素结合

内因为主，癌肿是由内因和外因相互作用而产生的病理产物。病人正虚和邪实共存，但以正虚为主，病机是因虚致病，本虚标实，故临床表现为全身性虚、局部性实的疾病。

（二）病机

1. 早期

病在肝脏，肝病及脾，正盛，邪毒尚不强大，其主证及病机如下。

（1）肝郁脾虚：两胁或右胁胀痛、坠痛，胸闷不舒，生气后加重，纳呆恶心，气短乏力，消瘦，腹大胀满，舌淡，苔白，脉弦细。肝主疏泄条达，肝气不舒，阻于胁络，则见两胁或右胁胀痛、坠痛；疏泄失常，气机不畅，则胸闷不舒，生气后加重；肝郁乘脾，脾运失职，故见纳呆恶心，腹大胀满，气短乏力；生化乏源，则形体日渐消瘦衰竭。

（2）气滞血瘀：胁痛如刺，痛引腰背，定着不移，入夜更剧，胁下癥块巨大，舌质紫暗，有瘀点瘀斑，脉沉细或涩。气郁日久，必生瘀血，阻于肝络，不通则痛；瘀血阻络则胁痛如刺，痛引腰背，定着不移；肝血为阴，夜为阴时，故入夜痛剧。

2. 中期

病在肝脾两脏，波及于胆，邪盛，正气渐衰，湿热瘀毒既为病理产物，又为邪气，其主证及病机如下。

（1）湿热结毒：病势加剧，发热汗出，口干口苦，心烦易怒，身目皆黄，胁肋刺痛，腹胀腹满，恶心纳少，便干尿赤，舌质红，舌苔黄腻，脉弦滑或数。气有余便是火，肝郁日久化热化火，火热蕴于肝胆，致口干口苦，心烦易怒；湿热阻于胆道故身目发黄；脾虚湿热内蕴则见腹胀腹满，恶心纳少；舌脉均为瘀毒湿热之征。

（2）脾虚湿困：腹大胀满，如囊裹水，上腹结块，身重纳呆，神疲乏力，便溏或腹泻，小便短少，肢沉足肿，舌淡胖，苔白腻，脉沉细或濡。脾虚不能运化水湿，水湿停于中焦，则腹大胀满，如囊裹水，便溏或腹泻；水湿日久成积，可见上腹结块；脾主四肢，水湿内停，则身重纳呆，肢沉足肿，神疲乏力；舌脉为一派脾虚湿困之象。

3. 晚期

正气衰败，邪毒鸱张，病由肝、脾波及肾脏，先天之脏受损，病及终末，其主证及病机如下。

（1）肝肾阴虚：胁肋隐痛，绵绵不休，纳少消瘦，低热盗汗，五心烦热，头晕目眩，黄疸，尿赤，或腹胀如鼓，青筋暴露，呕血，便血，皮下出血，舌红，少苔，脉虚细而弱。毒热之邪属阳，阻于肝胆易耗伤肝阴，日久肝血亏耗，气阴两虚，故胁肋隐痛；肝肾同源，肝阴亏损必伤肾阴，阴虚内热，血热妄行，兼以邪毒内蕴，故见烦热、低热、黄疸、尿赤、呕血、便血、皮下出血；肝气横逆，脾虚不运，水湿不化，瘀血内停，则腹胀如鼓，青筋暴露。

（2）脾肾阳衰：腹大胀满，如果暮尤甚，脘闷纳呆，神疲畏寒，肢冷水肿，腰酸便溏，小便短少，面色晦暗，舌淡胖有齿痕，脉沉细无力。脾肾阳衰，不能主水行水，水湿内停，则腹大胀满，浮肿；肾虚则腰酸，脾虚则脘闷纳呆，神疲便溏；阳气不达四末则畏寒肢冷，水为阴，入暮阴气渐盛，诸证加重；苔、脉为一派气虚阳衰表现。

目前中医对肝癌的病因病机的认识尚未完全统一，上述观点具有一定的代表性，也反映了该病的多因素病因和复杂的病机，但其共性可能仍是历代医家所描述的机体"正气不足"和外来的"邪气滞留"。总之，中医认为肝癌的病因病机与肝的疏泄功能异常密切相关，而痰、瘀、湿、毒是肝癌产生的主要病理基础，情志不舒助病情发展，所以，肝癌的基本病机为正虚邪实，正虚以脾虚为主，邪实以痰、瘀湿、毒为要。

三、治疗方法

中医中药治疗能够改善临床症状，提高机体的抵抗力，减轻放化疗不良反应，提高病人的生活质量。

（一）辨证论治

1. 肝郁脾虚证

主症：上腹肿块胀闷不适，消瘦乏力，倦怠短气，腹胀纳少，进食后胀甚，口干不喜饮，大便溏数，小便黄短，甚则出现腹水、黄疸、下肢浮肿。

舌脉：舌质胖、舌苔白，脉弦细。

治法：健脾益气，疏肝软坚。

方药：逍遥散合四君子汤加减。党参15g、白术15g、茯苓15g、桃仁9g、柴胡10g、当归10g、白芍15g、八月札15g、川朴10g、栀子10g、莪术9g、生甘草6g等。

2. 肝胆湿热证

主症：头重身困，身目黄染，心烦易怒，发热口渴，口干而苦，胸脘痞闷，胁肋胀痛灼热，腹部胀满，胁下痞块，纳呆呕恶，小便短少黄赤，大便秘结或不爽。

舌脉：舌质红、舌苔黄腻，脉弦数或弦滑。

治法：清热利湿，凉血解毒。

方药：茵陈蒿汤加味。绵茵陈20g、栀子10g、大黄10g、金钱草15g、猪苓15g、柴胡10g、白芍15g、郁金10g、川楝子6g、枳壳10g、半枝莲15g、七叶一枝花15g、车前草10g、泽泻10g等。

3. 肝热血瘀证

主症：上腹肿块石硬，胀顶疼痛拒按，或胸胁疼痛拒按，或胸胁炽痛不适，烦热，口干唇燥，大便干结，小便黄或短赤，甚则肌肤甲错。

舌脉：舌质红或暗红，舌苔白厚，脉弦数或弦滑有力。

治法：清肝凉血，解毒祛瘀。

方药：龙胆泻肝汤合下瘀血汤加减。龙胆草10g、半枝莲15g、栀子10g、泽泻10g、木通6g、车前子10g（包煎）、生地黄15g、柴胡10g、桃仁9g、莪术9g、大黄10g、茜根15g、丹皮15g、生甘草6g等。

4. 脾虚湿困证

主症：腹大胀满，神疲乏力，身重纳呆，肢重足肿，尿少。口粘不欲饮，时觉恶心，大便溏烂。

舌脉：舌淡，舌边有齿痕，苔厚腻，脉细弦或滑或濡。

治法：健脾益气，利湿解毒。

方药：四君子汤合五皮饮加减。黄芪 20g、党参 15g、白术 15g、茯苓皮 15g、香附 10g、枳壳 10g、陈皮 6g、大腹皮 10g、冬瓜皮 10g、泽泻 10g、薏苡仁 20g、龙葵 10g、桃仁 9g、莪术 9g、半枝莲 15g、甘草 6g 等。

5. 肝肾阴虚证

主症：臌胀肢肿，蛙腹青筋，四肢柴瘦，短气喘促，唇红口干，纳呆畏食，烦躁不眠，溺短便数，甚或循衣摸床，上下血溢。

舌脉：舌质红绛、舌光无苔，脉细数无力，或脉如雀啄。

治则：清热养阴，软坚散结。

方药：一贯煎加味。生地 15g、沙参 10g、麦冬 10g、当归 10g、枸杞子 15g、桑椹子 15g、川楝子 6g、赤芍 15g、鳖甲 15g（先煎）、女贞子 15g、旱莲草 15g、丹皮 10g 等。

（二）中药制剂

除了采用传统的辨证论治、服用汤剂之外，我国药监部门业已批准了若干种现代中药制剂如槐耳颗粒可用于手术切除后的辅助治疗（证据等级 1）。另外，榄香烯、华蟾素、康莱特、康艾、肝复乐、金龙胶囊、艾迪、鸦胆子油以及复方斑蝥胶囊等用于治疗肝癌（证据等级 4），具有一定的疗效，病人的依从性、安全性和耐受性均较好，但是需要进一步规范化临床研究以获得高级别的循证医学证据支持。

（三）中医特色疗法

1. 针灸治疗

根据病情及临床实际可选择应用体针、头针、电针、耳针、腕踝针、眼针、灸法、穴位埋线、穴位敷贴、耳穴压豆和拔罐等方法。

针灸治疗的取穴以肝俞、足三里为主穴，配以阳陵泉、期门、章门、三阴交等；穴位敷贴以章门、期门、肝俞、内关、公孙主穴，疼痛者配外关、足三里、阳陵泉；腹水配气海、三阴交、阴陵泉等。

2. 其他治疗

根据病情酌情使用活血化瘀、清热解毒等中药、中成药进行外敷治疗、中药泡洗、中药熏洗等。

参考文献

[1] 陈敏山 . 肝癌多学科治疗陈敏山 2019 观点 [M]. 北京：科学技术文献出版社，2019.

[2] 陈焕朝，李宏 . 肝癌的治疗与康复 [M]. 武汉：湖北科学技术出版社，2016.

[3] 彭彦辉 . 肝癌多学科综合诊疗学 [M]. 石家庄：河北科学技术出版社，2017.

[4] 邵国良，任正刚 . 肝癌临床多学科综合诊断与鉴别诊断 [M]. 沈阳：辽宁科学技术出版社，2017.

[5] 杜运生，周宁新 . 肝癌外科治疗新进展多维组合设计治疗 [M]. 北京：人民军医出版社，2012.

[6] 高立明 . 肝胆胰恶性肿瘤非手术治疗 [M]. 天津：天津科学技术出版社，2015.

[7] 杨东昌 . 实用肝胆外科学 [M]. 长春：吉林科学技术出版社，2019.

[8] 栾绍海 . 现代肝胆外科手术与微创应用 [M]. 北京：科学技术文献出版社，2018.

[9] 卜子英 . 肿瘤非手术靶向治疗 [M]. 北京：中国科学技术出版社，2018.

[10] 玄宁 . 常见肿瘤的治疗与护理 [M]. 南昌：江西科学技术出版社，2018.

[11] 白致远，党冬梅，张蕊 . 血清 5 项指标联合诊断在乙肝相关性肝癌中的诊断价值 [J]. 延安大学学报（医学科学版），2021，19（02）：73-75.

[12] 曹毛毛，雷林，曾红梅，等 . 农村地区肝癌高危人群肝病流行病学特征分析 [J]. 中国肿瘤，2021，30（04）：280-285.

[13] 桂淑坤 . 肝癌肝切除术患者术后并发胸腔积液的原因及护理 [J]. 医疗装备，2016，29（24）：157-158.

[14] 程里礼，陈本栋，赵国忠 . 甲胎蛋白疫苗在肝癌中的研究进展 [J]. 中华肝脏病杂志，2020（02）：183-184-185-186-187.

[15] 池艳琳，卿吉琳，陈柳燕，等 . 新型免疫分子 TIM-4 的结构、配体及其在恶性肿瘤中的研究进展 [J]. 医学综述，2021，27（11）：2129-2134.

[16] 丛文铭，吴孟超．肝癌分子病理诊断新思路与临床治疗新策略 [J]. 中华医学杂志，2014，94（20）：1521–1523.

[17] 程树群，孙居仙．肝癌合并门静脉癌栓的诊治进展 [J]. 中国普外基础与临床杂志，2019，26（05）：513–518.

[18] 吴鸿淞，韦朋余，李登辉，等．甲胎蛋白检测肝细胞肝癌的临床应用价值 [J]. 检验医学与临床，2021，18（12）：1809–1811+1824.

[19] 丁惠国，屠红，曲春枫，等．原发性肝癌的分层筛查与监测指南（2020 版）[J]. 肝癌电子杂志，2021，8（01）：1–15.

[20] 颜朗，严骏，何天时．CRP、CEA 及 AFU 联合检测在肝癌早期诊断中的价值和准确率评价 [J]. 系统医学，2021，6（07）：82–84.

[21] 丁晓毅，王征，石洁，等．中国肝癌多学科综合治疗专家共识 [J]. 临床肝胆病杂志，2021，37（02）：278–285.

[22] 高世勇，李丹．肿瘤坏死因子与癌症相关研究进展 [J]. 中国药理学通报，2020，36（09）：1209–1213.

[23] 韩利峰，唐秀丽，程秀莲，等．原发性肝癌血供特点与病理学特性的相关性研究 [J]. 中西医结合肝病杂志，2020，30（03）：258–260+264.

[24] 胡广梅，钟日辉，黄利思，等．甲胎蛋白、α–L–岩藻糖苷酶、糖链抗原 125 血清检测在原发性肝癌筛查及鉴别诊断中的价值 [J]. 中国卫生检验杂志，2020，30（17）：2052–2055.

[25] 黄旦华．多项肿瘤标志物联合检测在肝癌中的诊断效能 [J]. 医疗装备，2021，34（11）：52–53.

[26] 姜林，张依娜，付君．多项肿瘤标志物联合应用对肝癌的诊断价值 [J]. 癌症进展，2018，16（02）：199–201+238.

[27] 廖功诚，张道明，房爱萍，等．原发性肝癌首诊患者 TNM 分期的关联因素 [J]. 热带医学杂志，2018，18（04）：458–462.

[28] 廖元宇，白玉贤．PD–1/PD–L1 抑制剂治疗晚期肝细胞癌的机制及研究进展 [J]. 现代肿瘤医学，2021，29（11）：1989–1993.

[29] 刘佳妮，徐西伟，邓云，等．肝癌免疫治疗联合放射治疗进展 [J]. 中华介入放射学电子杂志，2021，9（02）：204–209.

[30] 刘少兴，朱旭．肝动脉灌注化学治疗中晚期肝癌进展 [J]. 中国介入影像与治疗学，2020，17（10）：632–635.

[31] 刘晓龙，邢丽.CT与超声造影对肝癌患者诊断特异度及敏感度的影响 [J].中国药物与临床，2021，21（12）：2053-2055.

[32] 陆录，钦伦秀.美国癌症联合委员会肝癌分期系统（第8版）更新解读 [J].中国实用外科杂志，2017，37（02）：141-145.

[33] 马婧，王霄，宋争放，等.肝癌AASLD、EASL、JSH指南及中国诊疗规范的比较 [J].肿瘤预防与治疗，2019，32（11）：1031-1038.

[34] 彭雪楠，周爱萍.肝癌免疫治疗及生物标志物研究进展 [J].肝癌电子杂志，2020，7（04）：17-22.

[35] 秦叔逵，白玉贤，欧阳学农等阿帕替尼一线治疗晚期肝细胞痛的前瞻性、随机、开放、全国多中心Ⅰ期临床试验 [J].临床肿瘤学杂志，2017，22（12）：1057-1065.

[36] 邵松.肝动脉灌注化疗联合栓塞介入治疗原发性肝癌的价值 [J].中国实用医药，2021，16（12）：149-151.

[37] 孙惠川，谢青，荚卫东，等.肝癌转化治疗中国专家共识（2021版）[J].中国实用外科杂志，2021，41（06）：618-632.

[38] 覃文周，曾灏，翟缨.肝癌早期诊断标志物的研究进展 [J].中国医药科学，2020，10（24）：47-50.

[39] 田大治，张炜琪，蒋文涛.肝癌分子靶向治疗的现状与展望 [J].国际生物医学工程杂志，2020，43（05）：400-405.

[40] 王洁，杨建波，桂林，等.原发性肝癌诊断常用血清学标志物的研究进展 [J].西南医科大学学报，2021，44（01）：96-99.

[41] 王俊青.肝癌病因的流行病学浅谈 [J].肝博士，2019（02）：39-40.

[42] 王雪莹，寇长贵，张扬雨，等.肝癌高危人群的确定和筛查策略 [J].国际流行病学传染病学杂志，2021，48（02）：153-157.

[43] 魏永宝，杨金瑞，尹焯，等.miR-223生物学功能及在肿瘤中作用 [J].创伤与急诊电子杂志，2016，4（03）：166-184+151.

[44] 相迪，戴建国.原发性肝癌的综合治疗研究进展 [J].山东医药，2017，57（20）：111-113.

[45] 许文涛，景婧，王仲霞，等.肝癌治疗新时代中西医结合治疗策略探析 [J].中西医结合肝病杂志，2019，29（06）：564-566.

[46] 杨晓丹，韩涛，郑振东.原发性肝癌治疗的研究进展 [J].中国临床实用医学，

2018（03）：1–2.

[47] 姚建妮，周毅，袁观斗，等 . 免疫疗法在肝细胞癌中的应用研究进展 [J]. 中华实验外科杂志，2020，37（10）：1785–1789.

[48] 应倩，汪媛 . 肝癌流行现况和趋势分析 [J]. 中国肿瘤，2020，29（03）：185–191.

[49] 张红霞，单华 . 磁共振动态增强在肝癌诊断及临床分期应用价值 [J]. 影像研究与医学应用，2020，4（24）：120–122.

[50] 张晓坤，司徒瑞儒 . 甲胎蛋白、甲胎蛋白异质体 3 比率、高尔基体蛋白 73 联合检测在原发性肝癌诊断中的价值 [J]. 实用医学杂志，2021，37（08）：1068–1071.

[51] 张晓妮，胜利 .IL–12 抗肿瘤作用机制的研究进展 [J]. 医学综述，2018，24（02）：301–305.

[52] 张晓平 . 原发性肝癌患者流行病学与临床特点分析 [J]. 现代养生，2019（12）：121–122.

[53] 颜朗，严骏，何天时 .CRP、CEA 及 AFU 联合检测在肝癌早期诊断中的价值和准确率评价 [J]. 系统医学，2021，6（07）：82–84.

[54] 蔡小云，林群 . 肝细胞生长因子在肿瘤疾病中的作用研究进展 [J]. 福建医药杂志，2021，43（01）：134–136.

[55] 高斯媛，王丽萍，夏佳，等 .IDO、IL–10 和 TGF–β 在丙型肝炎、肝硬化和肝细胞癌中的作用 [J]. 现代消化及介入诊疗，2020，25（11）：1445–1449.

[56] 胥峰，何松 . 肝细胞生长因子与肝硬化及肝癌的研究进展 [J]. 重庆医学，2020，49（24）：4217–4221.

[57] 鲁丽娟，王田园，陈欣菊 . 转化生长因子 β 在肝癌中的机制研究 [J]. 临床医药文献电子杂志，2019，6（81）：189–191.

[58] 徐子惠 . 高尔基体糖蛋白 –73 联合甲胎蛋白检测在原发性肝癌诊断中的应用价值 [J]. 中国民康医学，2020，32（18）：105–107.

[59] 张学文，孟子辉 . 肝癌的临床分期系统和手术适应证的把握 [J]. 肝癌电子杂志，2015，2（01）：4–9.

[60] 张玉梅，张志明 . 原发性肝癌系统化疗的治疗进展 [J]. 中国医药指南，2015，13（32）：30–31.

[61] 赵颖，孟成立 . 超声造影诊断原发性肝癌的价值和增强 CT 对比观察 [J]. 中国 CT

和 MRI 杂志，2021，19（01）：123-125.

[62] 中华人民共和国卫生和计划生育委员会医政医管局.原发性肝癌诊疗规范（2019
年版）[J].传染病信息，2020，33（06）：481-500.

[63] 周鹏新，史峥.PIVKA-Ⅱ、TSGF 和 CA125 联合检测在肝癌筛查及诊断中的应
用价值[J].中国卫生工程学，2021，20（01）：118-119.

[64] 周泽文，刘颖春，向邦德，等.原发性肝癌的全球展望：流行情况、危险因素
和人群归因分值[J].中国癌症防治杂志，2021，13（01）：14-21.

[65] 朱泽民，谢智钦，赵志坚，等.阿帕替尼联合经导管肝动脉化疗栓塞治疗中晚
期肝癌疗效及安全性的 Meta 分析[J].中国普通外科杂志，2019，28（7）：798-
808.

[66] 孙惠川，谢青，荚卫东，等.肝癌转化治疗中国专家共识（2021 版）[J].中国实
用外科杂志，2021，41（06）：618-632.

[67] 姆尼热·阿卜力米提，谭遥，伊斯刊达尔·阿布力米提.肝细胞肝癌放射治疗
研究进展[J].现代肿瘤医学，2021，29（10）：1817-1821.

[68] 曾昭冲，陈一兴.原发性肝癌放射治疗专家共识（2020 年版）[J].临床肝胆病杂志，
2021，37（02）：296-301.

[69] 涂强，游骁翔，胡绫光，等.TACE 联合放射治疗在 HCC 合并 PVTT 患者中的治
疗效果评价[J].江西医药，2021，56（05）：646-647+658.

[70] 屈振杰，崔琴.分析联合应用肝动脉介入栓塞化疗（TACE）和射频消融（RFA）
治疗原发性肝癌的临床疗效[J].中西医结合心血管病电子杂志，2020，8（36）：
72+80.

[71] 焦守斐，李冠群，张东欣，等.肝细胞癌切除术后复发再次手术切除的疗效分析[J].
中华肝胆外科杂志，2020，26（05）：335-338.

[72] 秦建民.肝细胞癌切除术后复发的原因与防治策略[J].世界华人消化杂志，
2019，27（23）：1407-1418.

[73] 刘东锋旋，张峰旋，潘贤成旋，等.18F-FDG PET/CT 双时相显像在肝癌诊断中
的应用价值探讨[J].实用肝脏病杂志，2016，19（04）：463-466.

[74] 汤玉鹏，黄新辉，赖永平，等.原发性肝癌术后复发影响因素的临床分析[J].中
国现代药物应用，2016，10（10）：103-104.

[75] OBI S，SATO S，KAwAI T.Curent saus of hepatic aterial nusion chemotherapy[J].
Liver Cacer，2015，4（3）：188-189.

[76] Kudo M，Finn RS，Qin SK，et al.Lenvatinib versus sorafenib in first-linetreatment of patients with unresectable hepatocellular carcinoma：a randomised phas e 3 non-inferiority tial[J].Lancet，2018，391（126）：1163-1173.